SpringerWienNewYork

Marius Nickel

Ängste, Zwänge und Belastungsreaktionen

Unter Zusammenarbeit von
Ulrich Förstner,
Melanie Schatz,
Marjeta Simek

SpringerWienNewYork

Univ.-Prof. Dr. med. Oec. med. Marius Nickel

Klinik Bad Aussee, Bad Aussee, Österreich

© 2008 Springer-Verlag/Wien
Springer-Verlag Wien New York ist ein Unternehmen von
Springer Science+Business Media
springer.at

Layout: Springer-Verlag, Wien
Textkonvertierung und Umbruch: Grafik Rödl, Pottendorf
Druck: Strauss GmbH, 69509 Mörlenbach, Deutschland
Gedruckt auf säurefreiem, chlorfrei gebleichtem Papier – TCF
SPIN: 12026876

Bibliografische Information der Deutschen Nationalbibliothek
Die Deutsche Nationalbibliothek verzeichnet diese Publikation in der Deutschen Nationalbibliografie; detaillierte bibliografische Daten sind im Internet über http://dnb.d-nb.de abrufbar.

ISBN 978-3-211-72010-3 Springer-Verlag Wien New York

Vorwort

„Die Angst erfüllt den Zweck, durch möglichst rasche Aktivierung maximale körperliche Kraft verfügbar zu machen, um in Gefahrsituationen je nach Einschätzung der eigenen Kräfte entweder anzugreifen oder fliehen zu können."

So beschrieb Freud (1985) im Jahre 1926 in seinem Aufsatz „Hemmung, Symptom und Angst" eine der sogenannten primären Emotionen, die Angst: angeborene Reaktionsmuster, die beim Menschen auf der motorischen, der physiologischen und der subjektiv-psychologischen Reaktionsebene ablaufen. Eine zweckmäßige und lebensrettende Fähigkeit, die als Reaktion auf bestrafende aversive Reize entfaltet wird. So trägt Angst zur Überlebensfähigkeit des Menschen signifikant bei. Wenn jedoch die Bedrohung vorbei ist, soll auch die Empfindung von Angst aufhören.

Ein Übermaß an Angst bewirkt Lähmungen der körperlichen und seelischen Abwehrfunktionen. Diese, als pathologisch einzustufende Angst liegt auch dann vor, wenn auf der Realebene keine Gründe für ihr Auftreten auszumachen sind (Mentzos, 1984).

In diesem Buch habe ich mich bemüht, das Phänomen Angst nicht nur anhand von Basisinformationen zu erfassen, sondern auch der Tatsache Rechnung zu tragen, dass heutzutage in der Regel die Angstbehandlung, insbesondere im stationären Rahmen sowohl multimethodal, als auch multimodal durchgeführt wird. Das Anliegen der einzelnen Kapitel war es, für den täglichen, praktischen Gebrauch zum einen die operationalisierte Diagnostik und differentialdiagnostischen Überlegungen auf Basis von DSM-IV (American Psychiatric Association, 1994) und ICD-10 (World Health Organisation, 1991) möglichst zusammengefasst für verschiedene Störungsbilder aufzuzeigen, zum anderen die multimodalen Behandlungsmöglichkeiten, möglichst gestützt durch Fallbeispiele dem Leser anschaulich zu machen.

Ich danke herzlich Herrn Dr. Ulrich Förstner, Frau Mag. Melanie Schatz und Frau Dr. Marjeta Simek für ihre kompetente Arbeit, die sie bei Entstehung dieses Buches geleistet haben, sowie meinen Assistentinnen Frau Rosemarie Bruckthaler und Frau Birgit Gottschmann für ihre unermüdliche Unterstützung bei der Erstellung des Manuskriptes.

Marius Nickel
Bad Aussee, November 2007

Die Autoren

Univ.-Prof. Dr. med. Oec. med. Marius Nickel

Ärztlicher Direktor, Facharzt für Psychiatrie und Psychotherapie, Facharzt für Psychosomatische Medizin und Psychotherapie

Psychoanalytiker (DGPT)

Klinik Bad Aussee für Psychosomatik und Psychotherapie an der Medizinischen Universität Graz,

Sommersbergseestraße 395, 8990 Bad Aussee

Dr. med. Ulrich Förstner

Oberarzt, Facharzt für Psychiatrie und Psychotherapie

Klinik Bad Aussee für Psychosomatik und Psychotherapie an der Medizinischen Universität Graz,

Sommersbergseestraße 395, 8990 Bad Aussee

Mag. phil. Melanie Schatz

Leitende Psychologin

Klinik Bad Aussee für Psychosomatik und Psychotherapie an der Medizinischen Universität Graz,

Sommersbergseestraße 395, 8990 Bad Aussee

Dr. med. Marjeta Simek

Oberärztin, Fachärztin für Psychosomatische Medizin und Psychotherapie

Klinik Bad Aussee für Psychosomatik und Psychotherapie an der Medizinischen Universität Graz,

Sommersbergseestraße 395, 8990 Bad Aussee

Inhalt

1. Ätiologie der Angsterkrankungen aus verschiedenen Perspektiven

Ende des 19. Jh. wurde von Freud (1985) bereits der Begriff der Angstneurose geprägt. Der Begriff Neurose beinhaltet eine bestimmte angenommene Ätiologie. Freud selber hat seine eigenen Theorien zur Entstehung im Laufe seines Lebens immer wieder überarbeitet, erweitert und relativiert. Prinzipiell geht man in der psychoanalytischen Krankheitslehre davon aus, dass Neurosen durch negative Entwicklungsbedingungen in den vulnerablen Phasen der Kindheitsentwicklung entstehen. In den ersten Lebensjahren wird das heranwachsende Individuum vor bestimmte Entwicklungsaufgaben gestellt, die zunächst Angst auslösen. Durch eine adäquate Unterstützung der Umwelt ist das Kind in der Lage, diese Herausforderung zu verarbeiten und die damit zusammenhängende Angst zu verringern und zu integrieren. Erfährt das Kind in dieser Zeit aber Enttäuschungen, Entbehrungen, Kränkungen, dann kommt es in der Persönlichkeitsentwicklung zu Entwicklungsdefiziten oder zu einem ungelösten konflikthaften Erleben, das ins Unbewusste verdrängt wird. Wenn dann im Erwachsenenleben eine ähnliche Konfliktsituation auftritt, kann sich die unbewusste Psychodynamik reaktualisieren oder eine kompensierte Ich-Schwäche dekompensieren und so zur Symptombildung führen. Die Symptombildung ist nämlich ein neuerlicher Versuch, den Konflikt und die damit verbundene Konfliktangst unbewusst zu halten. Im Gegensatz zu den meisten anderen neurotischen Störungen wird bei den Angststörungen trotz der weiterhin unbewusst gehaltenen Konfliktangst doch auch eine Angst auf bewusster Ebene erlebt, die sich als Panik, Phobie oder übertriebene Sorge äußern kann (Riemann, 1961; Mentzos, 1984; Tress et al., 1985; Ermann, 2007; Klußmann und Nickel, im Druck).

Eine Panikstörung wird häufig ausgelöst durch das innere Erleben einer diffusen Gefährdung. So dass von außen betrachtet, in den psychosozialen Situationen der Betroffenen oft kein triftiger Grund für das Auftreten der Panikattacken gefunden wird. Erst bei der Analyse der Psychodynamik kann deutlich werden, dass bestimmte harmlose Situationen ein bestimmtes Konflikterleben reaktivieren (Pirèe, 2003).

Das Auftreten der Panikstörung mit Agoraphobie wird damit erklärt, dass die diffusen Ängste an bestimmte Situationen phobisch gebunden werden. Dies würde nach einem Konditionierungsvorgang ablaufen, d.h. die jeweilige Situation, in der die Panikattacke auftrat, wird mit dem Angsterleben verknüpft, mit der Folge, dass diese Situation von nun an angstauslösend wirkt (Tress et al., 1985; Schmidt-Traub, 2000; Ermann, 2007).

Ausgehend davon, dass diffuse Ängste eher als Zeichen von Ich-Schwäche gesehen werden und spezifische Ängste als Produkt von Ich-Stärke, da hier das Ich in der Lage ist, die diffusen Ängste an einen angstauslösenden Reiz zu binden, gibt es zur Entstehung der generalisierten Angststörung zwei Theorien. Zum einen könnte es sich um eine Generalisierung von Panikstörungen handeln, zum anderen könnte es sekundär zu einer Schwächung des Ich durch Erschöpfen der Abwehrkräfte bei phobischen Störungen kommen und so wieder eine Generalisierung der Ängste verursachen (Menzos, 1984).

Bei den phobischen Angststörungen sind die Ängste an einen bestimmten angstauslösenden Reiz gebunden. Ermann (2007) schildert zwei unterschiedliche Modelle: Bei dem Mechanismus der phobischen Angstverarbeitung würde am Anfang eine angsterregende unbewusste Vorstellung stehen, dabei könnte es sich um ein unbewusst erlebtes Bedürfnis oder einen Affekt gegenüber einer anderen Person handeln, die aber Konflikte auslösen, z.b. Bedürfnis nach sexueller Hingabe oder Affekte wie Hass, Wut, Verliebtheit. An die Stelle des ursprünglichen Bedürfnisses oder Affektes würde dann zunehmend die Angst davor auftreten. Das ist der Abwehrmechanismus der Verkehrung. In einem zweiten Schritt wird die Angst durch Verschiebung vom Objekt des Bedürfnisses bzw. Affektes auf ein an sich neutral erlebtes äußeres Objekt abgelenkt. Die ursprüngliche Vorstellung wird dadurch unbewusst gehalten. Das zweite Modell ist die phobische Angstbindung. Dabei wird eine zunächst diffuse Angst mit Hilfe von Konditionierungsvorgängen mit einer bestimmten Situation, in der sie auftritt, verknüpft und durch Vermeidungsverhalten verstärkt. Diese ursprüngliche Angst ist neurotisch, d.h. sie hat ihren Ursprung in einem neurotischen Konflikt oder einem Entwicklungsdefizit.

Abhängigkeit versus Autonomie ist das Leitthema für Menschen mit Angsterkrankung. Der grundlegende Konflikt besteht zwischen Strebungen nach mehr Autonomie einerseits und nach Sicherheit und Geborgenheit andererseits. Das starke Streben der Phobiker nach Autonomie hänge damit zusammen, dass Patienten mit Panikstörung oder Agoraphobie keine Einschränkung in der Bewegungsfreiheit ertragen können, weil sie dann aus keiner Gefahr mehr zu fliehen imstande sind. Darunter können alle Situationen fallen, in denen sie sich selbst nicht mehr frei über Zeit und Raum bestimmen können. Der Phobiker erlebt sich in seinem Streben nach Unabhängigkeit blockiert, wenn von den äußeren Gegebenheiten her ein unmittelbares Fluchtverhalten, das Erreichen eines sicheren Ortes oder die Absicherung von Notrettungsmaßnahmen nicht möglich ist (Riemann, 1961; Mentzos, 1984; Tress et al., 1985; Bandelow, 2006).

Die Lerntheorie liefert drei unterschiedliche Modelle (Essau et al., 1998; Schmidt-Traub und Lex, 2005; Schulte, 1976), wie Ängste entstehen können:

1. Aversive Lernerfahrungen, die nach dem Zwei-Faktoren-Modell im ersten Schritt über eine klassische Konditionierung dazu führen, dass ein Angsterleben mit einem zunächst neutralen Reiz verknüpft wird. Diese erlernte Furcht wird im zweiten Schritt über Vermeidungsverhalten, welches im Sinne des operanten Lernens zur negativen Verstärkung der Furcht führt (zuverlässige Furchtreduktion durch Vermeidung der auslösenden Situationen) verstärkt und aufrechterhalten.
2. Soziale Lernprozesse durch Beobachtung ängstlicher Modelle.

3. Furchterwerb oder -verstärkung über Ankündigung möglicher negativer Konsequenzen, also z.B. durch die Übermittlung negativer Nachrichten.

Die Lerntheorie geht zudem davon aus, dass erlernte Ängste und Phobien wieder verlernt werden können, z.B. durch Reizkonfrontationsübungen. Neuere Theorien gehen sogar davon aus, dass Phobien vor allem dann auftreten können, wenn bestimmte positive Lernerfahrungen im Umgang mit zur Furcht disponierenden Situationen (z.B. Höhe, Wasser, Schmerzerfahrungen) nicht ausreichend gemacht wurden, eine Art Furchtimmunisierung somit nicht erfolgt ist.

Aus Familienuntersuchungen ergeben sich Hinweise, dass neben den spezifischen individuellen Lernerfahrungen auch genetische Faktoren eine gewisse Rolle spielen (Hettema et al., 2001).

Entwicklungsstudien zeigen zudem ein erhöhtes Risiko von Kindern mit unsicherem Bindungsverhalten oder „Verhaltensgehemmtheit" an Angststörungen einschließlich Phobien zu erkranken, was zum einen auf den Einfluss der Eltern-Kind-Beziehung zum anderen auf Temperamentfaktoren schließen lassen kann (Prior et al., 2000).

Neurobiologische Untersuchungen weisen zudem auf die Übererregbarkeit des Kampf-Flucht-Systems bei zu Angststörungen disponierten Patienten hin (Amaral, 2000; Okun, 2007; Pauli et al., 1997). Es wird aktiv, wenn aversive Reize auftreten (z.B. extremer Lärm, unerwartete Attacken usw.). Speziell das Kampf-Flucht-System, aber auch das Verhaltenhemmsystem („behavioral inhibition system", BIS) sind an der Auslösung und der Modulierung von Angst- bzw. Furchtreaktionen maßgeblich beteiligt. Auf der Verhaltensebene bewirken sie unkonditionierte und konditionierte Flucht sowie defensive Aggression. Während Angst eine unspezifische physiologische und auch zentralnervöse Überaktivierung initiiert, bewirkt Furcht als Folge einer konkreten Gefahrwahrnehmung spezifische motorische, physiologische und subjektive Reaktionen mit der Auslösung von Bewältigungsmaßnahmen. Neurophysiologische Forschungsergebnisse zeigen, dass pathologische Angst- bzw. Furchtreaktionen durch umschriebene abnorme Aktivitäten in limbischen Strukturen, insbesondere in Amygdala und Hippocampus bedingt werden. Für die sofortige Auslösung der Furchtreaktion ist eine neuronale Schnellverbindung zwischen Thalamus und Amygdala verantwortlich, bevor die höheren neokortikalen Zentren involviert sind, was die Reaktionszeit verkürzt.

Bisherige Untersuchungen konnten jedoch noch nichts darüber aussagen, ob diese Übererregbarkeit

- durch genetische Faktoren moduliert wird;
- durch spezifische Lernerfahrungen sensitiviert wurde;
- durch unkontrollierbare Stressoren (im Sinne nicht spezifischer Lernerfahrungen) in kritischen Lebensabschnitten aktiviert wurde;
- aus einer fehlenden Herabregulierung einer angelegten Furchtdisposition

durch positive Lernerfahrungen mit den gefürchteten Objekten resultiert.

Die systemische Theorie geht davon aus, dass Angstsymptomatik nicht durch ein initiales Ereignis, sondern durch das Vermeidungsverhalten entsteht. Diese versuchten Lösungen, mit denen der Furcht vor auslösenden, beängstigenden, emotionalen, kognitiven, somatischen Reaktionen begegnet wird, führt zu einer Verschlimmerung der Symptomatik und auch letztendlich zu deren Stabilisierung auf einem höheren Schweregradniveau bis zur vollständigen Generalisierung der Angstwahrnehmung und der Reaktion auf die Realität. Wobei der Zustand der Hilflosigkeit entsteht. Dabei kann der Versuch, ein Problem zu lösen, zur Aufrechterhaltung des Problems beitragen. Permanent werden Angehörige und Personen in der Umgebung aufgefordert, unterstützend einzugreifen und zur Seite zu stehen. Dadurch beeinflusst der Zustand des angenommenen Krankseins auch die zwischenmenschliche Kommunikation und führt zur Verstärkung und Aufrechterhaltung der Störung. Die Doppelbotschaft, die beim Patienten ankommt, ist, ich helfe dir und schütze dich, weil ich dich liebe und ich helfe dir und schütze dich, denn du bist krank. Diese redundante Wiederholung festigt sich immer weiter. Die

Überzeugung krank zu sein führt zu einer selffulfilling prophecy und zu einer Verschlimmerung der Symptome. Aus dieser Perspektive sind Angsterkrankungen nicht auf eine bestimmte Einzelursache zurückzuführen, sondern als Resultat eines komplexen Prozesses zu betrachten (Eder, 2003; Wittmund, 2005).

Angstpatienten berichten von einem ersten echten oder imaginären Unwohlsein oder Angstgefühl, begleitet von kognitiven und somatischen Symptomen, häufig in Situationen, in denen sich die Patienten mit ihren Empfindungen allein, schwach und wehrlos fühlten. Als Folge dieser Erfahrung greift der Patient auf zwei versuchte Lösungen zurück: Vermeidung und Suche nach Unterstützung. Diese beiden dysfunktionalen Lösungsversuche konstruieren eine Situation, in der der Patient unfähig ist, sich auf etwas Neues einzulassen, auszuprobieren und sich außerhalb seiner Sicherheitszone zu bewegen. Dadurch verliert er völlig die Fähigkeit, alleine Erfahrungen zu machen und etwas zu unternehmen. Dabei zeigt sich eine therapeutische Intervention effektiv, die zur Veränderung der beiden beschriebenen versuchten Lösungen beiträgt, die die Rekursivität unterbricht und damit die Stabilität des gesamten perzeptiv-reaktiven Systems der Angstpatienten (Öst, 2000; Schmidt-Traub, 2003).

2. Diagnostik

2.1 Internationale Klassifikationssysteme psychischer Störungen

Seit einigen Jahren werden Erkrankungen, auch die psychischen Erkrankungen, mit Hilfe der Internationalen Klassifikation psychischer Störungen (International Classifikation of Mental Disorders, ICD), eines einheitlichen Klassifikationssystems der World Health Organisation (WHO) diagnostiziert. Aktuell bindend ist die zehnte Version (ICD-10) dieses Manuals (World Health Organisation, 1991).

Die ICD ist ein operationalisiertes, also vorwiegend deskriptiv orientiertes diagnostisches System. Das Kapitel V (F) der ICD-10, „Psychische und Verhaltensstörungen" basiert in seiner Konzeption weitgehend auf dem Diagnostischen und Statistischen Manual Psychischer Erkrankungen, DSM der American Psychiatric Association (Konermann und Zaudig, 2003).

Zur Diagnosestellung auf Störungsebene müssen genau definierte diagnostische Kriterien auf der Symptom- und Syndromebene, die durch spezifische Ein- und Ausschlusskriterien ergänzt werden, erfüllt sein. Die Diagnosen werden nach dem Komorbiditätsprinzip mit Berücksichtigung von Zeit- und Verlaufsaspekten, sowie der Einteilung nach Schweregrad und nach der multiaxialen Logik gestellt. Was bewusst außer Acht gelassen wurde, sind ätiologische Überlegungen jeglicher Art. Trotz aller Kritik scheint sich diese Strategie zu bewähren. Es ist nämlich dadurch möglich gewesen, eine Kommunikationsebene zu schaffen, die sich jenseits aller psychiatrisch-psychotherapeutischen Schulen befindet (Robins et al., 1991; Merikangas und Stevens, 1998).

Die Amerikanische Psychiatrische Vereinigung (APA) ist der Herausgeber des Diagnostischen und Statistischen Manuals Psychischer Störungen (DSM), das aktuell in seiner vierten Version (DSM-IV) (American Psychiatric Association, 1994) vorliegt. Das DSM gibt explizite und operational definierte diagnostische Kriterien in einem multiaxialen Beschreibungssystem mit deskriptivem Ansatz. Auch hier bemühte man sich um weitgehende Neutralität hinsichtlich ätiologischer Vorannahmen. Durch seine hervorragende Ausarbeitung ist es zum Standardwerk in der psychiatrischen und psychologischen Ausbildung geworden.

2.2 Angststörungen in der ICD-10 und im DSM-IV

Im Bereich der Angststörungen besteht nach ICD-10 und DSM-IV eine deskriptive Bezeichnung des Auslösers bzw. der auslösenden Situation, was nicht zu verwechseln ist mit der Ätiologie der Erkrankung. Zu berücksichtigen sind der Quer- und Längsschnittbefund, die Mindesthäufigkeiten, die Dauer der einzelnen symptombelasteten Perioden und die psychosoziale Beeinträchtigung.

Die Art, in der sich die Angst entfaltet, kann von Mensch zu Mensch, aber auch bei ein und der gleichen Person von Zeit zu Zeit variieren. Immer jedoch beinhaltet die Angstreaktion eine psychische und eine physische Komponente, die unterschiedlich ausgeprägt und in ihrem Auftreten uneinheitlich in der Quantität und Zusammensetzung sein kann.

Im Kapitel V (F) der ICD-10 werden unter der Überschrift „Neurotische, belastungs- und somatoforme Störungen" unter anderem Angststörungen zusammengefasst (World Health Organisation, 1991).

Das DSM-IV bietet sowohl die Zwangsstörungen als auch die posttraumatischen Störungen unter den Angststörungen an (American Psychiatric Association, 1994). Zudem wird hier die Angst im Rahmen einer körperlichen Erkrankung oder die substanzinduzierte Angst gleichrangig

ANGSTSTÖRUNGEN NACH ICD-10 UND DSM-IV

ICD-10		DSM-IV	
F40	**Phobische Störungen**		
F40.00	Agoraphobie	300.29	Agoraphobie ohne Panikstörung
F40.01	Agoraphobie mit Panikstörung	300.21	Panikstörung mit Agoraphobie
F40.1	Soziale Phobien	300.23	Soziale Phobie
F40.2	Spezifische Phobien	200.29	Spezifische Phobie
F41	**Andere Angststörungen**		
F41.0	Panikstörung	300.01	Panikstörung ohne Agoraphobie
F41.1	Generalisierte Angststörung	300.02	Generalisierte Angststörung
F41.2	Angst und depressive Störung gemischt		
F41.3	Andere gemischte Angststörung	293.89	Angststörung bei körperlicher Erkrankung Substanzinduzierte Angststörung
F42	**Zwangserkrankungen**	300.3	
F43	**Reaktionen auf schwere Belastungen**		
F43.0	Akute Belastungsreaktion	308.3	Akute Belastungsstörung
F43.1	Posttraumatische Belastungsstörung	300.81	Posttraumatische Belastungsstörung
F40.9, F41.9	Angststörung, nicht näher bezeichnet	300.00	

TABELLE 1

mit anderen Störungen beschrieben. In der ICD-10 werden die zwei letzten Kategorien anders, nämlich bei der Beschreibung der zugrunde liegenden Störung platziert.

Da die im DSM-IV umgesetzte Auffassung auch der Auffassung und der Erfahrung des Autors entspricht, werden in diesem Buch nacheinander alle Angsterkrankung abgehandelt, inklusive Zwangsstörungen, Reaktionen auf schwere Belastungen, Angststörungen bei körperlicher Erkrankung und Angststörung, die durch Substanzeneinnahme induziert werden kann. Trotz jedoch der konzeptuellen Unterschiede sind beide Systeme im Hinblick auf die diagnostischen Kriterien für die Angststörungen sehr gut miteinander vergleichbar (s. Tabelle 1).

Das DSM schildert die Definitionen der einzelnen Angsterkrankungen in einer gut zugänglicher Weise (American Psychiatric Association, 1994):

- Als Panikattacke wird ein abgrenzbarer Zeitraum bezeichnet, in dem starke Besorgnis, Angstgefühle oder Schrecken plötzlich einsetzen und häufig mit dem Gefühl drohenden Unheils einhergehen. Während dieser Attacken treten Symptome auf wie Kurzatmigkeit, Palpitationen, Brustschmerzen oder körperliches Unbehagen, Erstickungsgefühle oder Atemnot und die Angst, „verrückt zu werden" oder die Kontrolle zu verlieren.
- Als Agoraphobie wird die Angst vor oder das Vermeiden von Plätzen oder Situationen bezeichnet, in denen eine Flucht schwer möglich (oder peinlich)

wäre, oder in denen im Falle einer Panikattacke oder panikartiger Symptome keine Hilfe zu erwarten wäre.

- Panikstörung ohne Agoraphobie ist durch wiederholt auftretende unerwartete Panikattacken gekennzeichnet, über die langanhaltende Besorgnis besteht.
- Als Panikstörung mit Agoraphobie wird das gemeinsame Vorliegen von wiederholt auftretenden unerwarteten Panikattacken und Agoraphobie bezeichnet.
- Als Agoraphobie ohne Panikstörung in der Vorgeschichte wird das Vorliegen von Agoraphobie und panikartigen Symptomen ohne unerwartete Panikattacken in der Vorgeschichte bezeichnet.
- Soziale Phobie bezeichnet klinisch bedeutsame Angst, die durch die Konfrontation mit bestimmten Arten sozialer oder Leistungssituationen ausgelöst wird und oft zu Vermeidungsverhalten führt.
- Als Spezifische Phobie wird eine klinisch bedeutsame Angst beschrieben, die durch die Konfrontation mit einem bestimmten gefürchteten Objekt oder einer bestimmten Situation ausgelöst wird und häufig zu Vermeidungsverhalten führt.
- Die generalisierte Angststörung ist durch eine mindestens 6 Monate anhaltende, ausgeprägte Angst und Besorgnis charakterisiert.
- Die Zwangsstörung ist durch Zwangsgedanken (die zu deutlicher Angst und Unbehagen führen) und/oder Zwangshandlungen (die dazu dienen, die Angst zu neutralisieren) gekennzeichnet.

- Die Posttraumatische Belastungsstörung ist durch das Wiedererleben einer sehr traumatischen Erfahrung gekennzeichnet. Sie geht einher mit Symptomen eines erhöhten Arousals und der Vermeidung von Reizen, die mit dem Trauma assoziiert sind.
- Die Akute Belastungsstörung ist durch Symptome gekennzeichnet, die der Posttraumatischen Belastungsstörung gleichen und die als direkte Folgewirkung einer extrem traumatischen Erfahrung auftreten.
- Eine Angststörung aufgrund eines medizinischen Krankheitsfaktors ist durch vorherrschende Angstsymptome gekennzeichnet, die als direkte körperliche Folge eines medizinischen Krankheitsfaktors angesehen werden.
- Eine Substanzinduzierte Angststörung ist durch ausgeprägte Angstsymptome gekennzeichnet, die als direkte körperliche Folge einer Droge, eines Medikaments oder einer Exposition gegenüber einem Toxin angesehen werden.
- Nicht näher bezeichnete Angststörung erlaubt die Kodierung von Störungen, bei denen Angst und phobisches Vermeiden ausgeprägt sind, die jedoch die Kriterien für eine bestimmte Angststörung dieses Kapitels nicht erfüllen (oder bei denen Angstsymptome vorhanden sind, über die unzureichende oder widersprüchliche Informationen vorliegen).

2.3 Diagnosestellung

Die Diagnosestellung in der alltäglichen klinischen Praxis erfolgt nach ICD-10-Leitlinien (World Health Organisation, 1991). In zweifelhaften Fällen ist es oft jedoch weiterbringend die ICD-10-Forschungskriterien (World Health Organisation, 1994) und/oder DSM-IV-Kriterien (American Psychiatric Association, 1994) zu benutzen.

2.4 Diagnostische Hilfsmittel zur Diagnostik der Angsterkrankungen

Im klinischen Alltag ist die gründliche Anamnese, ergänzt um einen angemessen langen Beobachtungszeitraum Basis jeder diagnostischen Überlegung. Die ICD-10 bietet für die Diagnosestellung eine gute Struktur der Symptomaufzählung, die oft aber nicht ausreichend ist. Dann sollten die Forschungskriterien für die ICD-10 oder das DSM herangezogen werden und/oder diagnostische Hilfsmittel.

Eine gute Einführung in die Struktur der jeweiligen Störungen bieten Fallbücher für Psychiatrie, wie z.B. das DSM-IV- und ICD-10-Fallbuch von Saß et al. (2000).

Welche der Hilfsmittel, nosologisch oder syndromal ausgerichtet herangezogen werden, ist eine klinische Entscheidung, die jedoch maßgeblich von ökonomischen und Zeitvariablen beeinflusst werden.

Hilfreich für den Praktiker sind u.a. die „Internationalen Diagnose Checklisten (ICDL) für ICD-10" von Hiller et al. (1995), das „Diagnostische Interview bei psychischen Störungen (DIPS)" von Margraf et al. (1991) sowie das „Strukturierte Klinische Interview für DSM-IV (SKID)" von Wittchen et al. (1997).

Für den Praktiker ist der Gebrauch der allgemeinen Angstskalen, wie z.B. des Trait-State Anxiety Inventory, der Taylor Manifest Anxiety Scale oder der Hamilton Anxiety Scale (alle dt. in CIPS, Collegium Internationale Psychiatriae Scalarum, 1986 zu finden), unter diagnostischen Gesichtspunkten wenig hilfreich. Störungsspezifische, syndromale Selbst- und Fremdeinschätzungsinventare sind zur Feststellung des Schweregrades, zur Interventionsplanung, sowie zur Verlaufs- und Ergebnisbeobachtung sinnvoller. Folgende Auswahl ist im deutschsprachigen Raum erhältlich:

- „Fragebögen zu körperbezogenen Ängsten, Kognitionen und Vermeidung" von Ehlers et al. (1993);
- „Panik und Agoraphobie Skala" von Bandelow (1997);
- „Social Interaction Anxiety Scale (SIAS)" von Stangier et al. (1999);
- „Social Phobia Scale (SPS)" Stangier et al. (1997);
- „Liebowitz Social Anxiety Scale (LSAS)" von Stangier und Heidenreich (1997);
- „Fear Survey Schedule" von Schulte (1976);
- „Interview zur GAS" von Becker und Margraf (2002).

2.5 Neurobiologie

Heute wird davon ausgegangen, dass psychische Erkrankungen auf dysfunktionalen Veränderungen von Neuronennetzwerken im Gehirn und das vor allem im limbischen System beruhen. Das limbische System ist unter anderem an der Steuerung und dem Ausdruck von Stimmungen und Gefühlen beteiligt (Schiepek et al., 2003).

Das limbische System besteht aus dem limbischem Kortex, den limbischen Kerngebieten in Vorderhirn und Hirnstamm und den zugehörigen Faserbahnen. Im inneren Ring des limbischer Kortex befinden sich der Hippocampus mit Gyrus dentatus, Cornu ammonis und Subiculum. Im äußeren Ring befinden sich der Gyrus parahippocampalis und der Gyrus cinguli. Zu den limbischen Kerngebieten werden Corpus amygdaloideum, Nucleus interstitialis striae terminalis, Nuclei septales, Nucleus accumbens, Nucleus basalis, Corpus mamillare, Nuclei habenulares, aber auch die Nuclei anteromediales thalami sowie der Nucleus interpeduncularis, der Nucleus tegmentalis dorsalis und die aminergen und cholinergen Kerne des Hirnstamms gezählt. Die Faserbahnen umfassen Fornix prae- und postcommissuralis, Tractus perforans, Striae longitudinales, Commissura hippocampi, Commisura anterior, Cingulum, Tractus nuclei diagonalis, Stria terminalis, Basale Mandelkernstrahlung, Stria medullaris, Tractus mamillo-thalamicus, Tractus mamillo-tegmentalis, Tractus habenulo-interpeduncularis, Tractus telencephalicus medialis, Fasciculus longitudinalis dorsalis (Schiepek et al., 2003).

Nach Roth (1996) nimmt die Amygdala bei der Produktion und Steuerung von Emotionen anatomisch wie funktionell eine wichtige Rolle ein. Sie soll das Zentrum der furcht- und angstgeleiteten Verhaltensbewertung sein. Im Aufbau der Amygdala unterscheidet man eine kortikomediale Kerngruppe, die überwiegend olfaktorische Informationen verarbeitet, eine basolaterale Kerngruppe, die an der Furchtkonditionierung beteiligt ist und den Zentralkern, einen Sitz für angeborene Affekte. Die Amygdala kann direkt bzw. indirekt über den Hypothalamus und das periäquäduktale Grau (PAG), welche beide ebenfalls Zentren für angeborene Affektzustände sind, auf das hormonale und vegetative System Einfluss nehmen. Sie kann so zur Aktivierung des Sympatikus und Parasympatikus und zur Aktivierung des dopaminergen, noradrenergen und cholinergen Systems (Erhöhung des Wachheitszusatndes und der Verhaltensbereitschaft), der Kreislauf- und Atemfunktionen, der Verteidigungs- und Fluchtreaktionen und der Ausschüttung von Kortikosteroiden bei Stressreaktion (über Hypothalamus, Hypophyse und Nebennierenrinde) führen. Da in der Amygdala sensorische Informationen (über Thalamus) und kontextuelle Gedächtnisinhalte (über die Hippokampusformation) über bestimmte negative Ereignisse mit den genannten angeborenen vegetativen und affektiven Furchtreaktionen gekoppelt werden, stellt die Amygdala auch den Knotenpunkt zwischen erlernter (d.h. konditionierter) und angeborener Furcht auf der einen Seite und den damit verbundenen autonom-vegetativen Reaktionen auf der anderen Seite dar (Schiepek et al., 2003).

Neuromodulatoren wie Noradrenalin, Serotonin, Dopamin und Acetylcholin stehen in einer engen Wechselbeziehung zum limbischen System. Die Transmitter Glutamat, Gamma-Aminobuttersäure und Glycin vermitteln relativ schnell, also im Millisekundenbereich die ablaufende synaptische Übertragung. Die Neuromodulatoren arbeiten wesentlich langsamer, im Bereich von Sekunden und beeinflussen über intrazelluläre Signalketten die Wirkung der Transmitter (Schiepek et al., 2003).

Das noradrenerge neuromodulatorische System vermittelt sowohl Erregung und unspezifische Aufmerksamkeit als es auch eine Komponente des Stress-Systems darstellt. Es hat seinen Ausgangsort im Locus coeruleus der lateralen retikulären Formation und übt mittels Noradrenalin auf alle Teile des limbischen Systems und des assoziativen Kortex Einfluss aus. Das serotonerge System geht von dem Raphe-Kern des Hirnstamms aus und wirkt mittels Serotonin auf das limbische System und den Kortex dämpfend, beruhigend und Wohlbefinden auslösend. Das antreibende und belohnende dopaminerge System hat seinen Ausgangsort im ventralen tegmentalen Areal im Mittelhirn und dem Nucleus accumbens im Endhirn und beeinflusst mittels Dopamin überwiegend den präfrontalen und orbitofrontalen Kortex. Das gezielte Aufmerksamkeit überbringende cholinerge System des basalen Vorderhirns sendet Acetylcholin in den Hippokampus, in die Amygdala und in den assoziativen Kortex (Roth, 1996; Schiepek et al., 2003).

Dysfunktionalen Veränderungen von Neuronennetzwerken in bestimmten limbischen Zentren, zum Beispiel in Form einer abnormen Erhöhung oder Erniedrigung von Neuromodulatoren (Dopamin oder Serotonin) oder Neuropeptiden (Arginin-Vaspopressin, Oxytozin) können zu psychischen Erkrankungen führen. Diese Veränderungen des Aktivitätszustandes in limbischen Zentren können in bildgebenden Verfahren (PET, fMRT) nachgewiesen werden (Schiepek et al., 2003).

3. Epidemiologie

3.1 Einleitung

Last (1995) bezeichnet Epidemiologie als „die Untersuchung der Verteilung und der Determinanten von gesundheitsbezogenen Zuständen oder Ereignissen in umschriebenen Bevölkerungsgruppen sowie die Anwendung dieser Ergebnisse zur Steuerung von Gesundheitsproblemen". Abhandlungen, die in der darauffolgenden Zeit ausgearbeitet wurden unterscheiden eine deskriptive (Häufigkeit und Verlauf von Krankheiten in untersuchten Populationen) und eine analytische (Faktoren der Krankheitsentstehung und -verlaufs) Epidemiologie (Lieb et al., 2003).

Klare Falldefinition, also die diagnostisch fassbaren Störungsmerkmale stellt eine essentielle Voraussetzung für die reliable und valide Untersuchung von psychischen Störungen in epidemiologischen Studien dar. Eine ebenfalls wichtige Rolle spielt dabei die Fallidentifikation, also die zur Fallerkennung verwendete Methode. In den letzten Jahrzehnten konnten erhebliche Fortschritte in der Ausarbeitung dieser beiden zentralen Voraussetzungen gemacht werden (Müllner, 2002; Lieb et al., 2003).

3.2 Häufigkeit von Angststörungen

Die Auftretenshäufigkeit von Angststörungen in der Allgemeinbevölkerung wurde in relativ vielen Studien untersucht. Umfangreiche epidemiologische Studien konnten die Häufigkeit von allen Angststörungen im Erwachsenenalter Lebenszeitprävalenzen zwischen ca. 5,0% und ca. 29% belegen (Robins et al., 1991; Regier et al., 1993; American Psychiatric Association, 1994; Lieb et al., 2003), wobei die Spezifische (ca. 5–10%) und die Soziale Phobie (ca. 3-12%) in der Allgemeinbevölkerung am häufigsten auftreten (American Psychiatric Association, 1994; Lieb et al., 2003).

Die Ermittlungen im Bereich der Panikstörung ergeben relativ einheitlich die Lebenszeitprävalenzen zwischen 1% und 4% und im Bereich der Agoraphobie zwischen etwa 2% und 6% (American Psychiatric Association, 1994; Lieb et al., 2003).

In einer vergleichbaren Größenordnung bewegen sich auch die Lebenszeitprävalenzen für die generalisierte Angststörung und die Zwangsstörung (American Psychiatric Association, 1994; Lieb et al., 2003).

Die posttraumatische Belastungsstörung wird epidemiologisch praktisch erst seit den neunziger Jahren des letzten Jahrhunderts in Studien erfasst (Lieb et al., 2003). Für den europäischen Raum werden Lebenszeitprävalenzen zwischen ca. 1% und 3% angegeben (Lieb et al., 2003). Bezeichnend ist, dass für diese Erkrankung die US-amerikanischen Studien über Häufigkeiten zwischen ca. 7% und 12% berichten (Regier et al., 1990; Regier et al., 1993).

3.3 Erstmanifestationsalter

Angststörungen zählen zu den sich relativ früh manifestierenden psychischen Erkrankungen.

Andrade et al. (2000) konnten im Rahmen der Analysen des International Consortium of Psychiatric Epidemiology (ICPE) ermitteln, dass Angsterkrankungen schon in der Kindheit, etwa ab dem 5 Lebensjahr autretten, wobei etwa Hälfte der Personen, die irgendwann im Verlauf ihres Lebens eine Angststörung entwickeln, unter einer erstmaligen Manifestation vor dem Eintritt in das Erwachsenenalter leiden. Die Hochrisikozeit liege etwa zwischen 10 und 25 Jahren. Nur ca. 10% bis 20% aller Patienten entwickeln die Störung erst nach dem 35. Lebensjahr. Ähnliche Zahlen werden auf Basis von Ergebnissen der bundesdeutschen Gesundheitssurvey berichtet.

3.4 Soziodemografische Faktoren und Risikofaktoren

Soziodemografische Faktoren als Risikofaktoren für das Auftreten von Angststörungen wurden bis jetzt kaum untersucht. Bestimmte soziodemografische Merkmale kommen gehäuft bei Patienten mit Angststörungen vor und sind somit als Korrelate und nicht als Risikofaktoren, deren vorzeitiges Auftreten nachgewiesen sein müsste, zu verstehen (Regier et al., 1993; Lieb et al., 2003).

3.4.1 Soziodemografische Faktoren

Angststörungen werden bei Frauen etwa doppelt so häufig festgestellt, als bei Männern, wobei Geschlechtsunterschiede am wenigsten bedeutsam bei der Zwangsstörung zu sein scheinen (American Psychi-

atric Association, 1994; Lieb et al., 2003).

Allein lebende, geschiedene und verwitwete Menschen zeigen eine höhere Prävalenz für Angsterkrankungen, als diese, die verheiratet sind, oder diese, die allein leben und nie verheiratet waren (Regier et al., 1993; Lieb et al., 2003).

Nach Jacobi et al. (2002) gehen Angststörungen mit einer erhöhten Rate von Arbeitslosigkeit und einer häufigeren Tätigkeit als Hausmann/-frau geringerer Bildung und schlechteren finanziellen Lage einher.

3.4.2 Risikofaktoren

3.4.2.1 Familiengenetische Faktoren

Familiäre Belastung mit einer psychischen Störung wird als einer der wichtigsten Risikofaktoren für Entwicklung einer psychischen Erkrankung, u.a. einer Angststörung angesehen (Lieb et al., 2000; Hettema et al., 2001). Zu diesem Thema gibt es eine reihe von methodisch gut durchgeführten Untersuchungen. Unter anderen konnten Lieb et al. (2002) und Kendler et al. (1992) zeigen, dass Kinder von Eltern mit einer Major Depression, verglichen mit Kindern aus nicht belasteten Familien, nicht nur häufiger an affektiven Störungen, sondern auch an Angststörungen leiden.

3.4.2.2 Behavioral Inhibition

Manche Menschen reagieren auf neue Situationen mit anfänglicher Hemmung und Zurückhaltung. Diese Disposition, als behavioral Inhibition bezeichnet ist stabil, früh im Leben erkennbar, vermutlich genetisch bedingt (Kagan et al., 1984), sowie bei Kinder von Eltern mit einer Angststörung häufiger feststellbar, als bei Kinder von Eltern ohne eine Angststörung (Rosenbaum et al., 1991).

Epidemiologischen Studien enthalten selten Daten über dieses Phenomen (Lieb et al., 2003), bekannt ist jedoch, dass zwischen dem Vorliegen einer Behavioralen Inhibition in der Kindheit und der späteren Entwicklung einer Angststörung ein deutlicher Zusammenhang besteht (Wittchen, 1986; Hayward et al., 1998; Prior et al., 2000; Biedermann et al., 2001).

3.4.2.3 Belastende Lebensereignisse

Belastende Lebensereignisse, insbesondere in der Kindheit liegende Gewalt- und Missbrauchserfahrungen wurden als potenzieller Risikofaktor in der Entstehung von Angststörungen in zahlreichen epidemiologischen Studien untersucht (Lieb et al., 2003). Ein Zusammenhang bestand fast immer (Molnar et al., 2001; MacMillan et al., 2001; Nickel et al., 2004). Lebensereignisse wie Scheidung der Eltern, Tod eines Elternteils, frühe Trennung von den Eltern konten in diesem Kontext nicht eindeutig beurteilt werden (Lieb et al., 2003), wobei darauf hingewiesen werden soll, dass Lebensereignisse relativ unspezifische Risikofaktoren sind und somit nicht nur mit Angststörungen, sondern auch mit anderen, insbesondere affektiven, Störungen assoziiert (Fergusson et al., 1996; MacMillan et al., 2001; Nickel et al., 2004).

3.4.2.4 Elterliches Erziehungsverhalten und familiäre Umgebung

Es gibt bis heute keine eindeutigen statistischen Bestätigungen für einen Zusammenhang zwischen dem familiären Klima und späterer Entwicklung von Angststörungen (Regier et al., 1993; Lieb et al., 2003). Für die Soziale Phobie konnten zwar Lieb et al. (2000) sowohl elterliche Überbehütung, als auch elterliche Zurückweisung mit einer höheren Lebenszeitprävalenz verbinden, jedoch es fehlen Untersuchungen, die empirische Evidenz für das vorzeitige Auftreten von Angsterkrankungen in Abhängigkeit von Erziehungsverhalten mittels eines prospektivlongitudinalen Designs nachweisen könnten (Lieb et al., 2000a).

3.4.2.5 Somatische Sensibilität und Angstsensibilität

In der Angstforschung hat sich eingebürgert, von einer somatischen Sensibilität und einer Angstsensibilität bei Personen auszugehen, die zu Panikattacken neigen. Panikpatienten mit somatischer Sensibilität haben eine erhöhte Wahrnehmungsbereitschaft für körperliche Empfindungen, seien es Herzbeschleunigung (Herzrasen), vestibuläre Veränderungen (Schwindel), neurologische Reaktionen im Gefäßbereich (Kreislaufschwankungen, systolischer Blutdruckanstieg) oder Veränderung des Atemrhythmus (Luftnot, Hyperventilation). Zur Überprüfung dieser somatischen Sensibilität ließen Zoellner und Craske (1999) Panikpatienten und

Kontrollpersonen die eigenen Herzschläge vor und nach Einnahme einer ihnen unbekannten Flüssigkeit (Koffein) zählen. Die Panikpatienten konnten ihre Herzrate wesentlich genauer einschätzen. Aufgrund dieser gesteigerten Empfindsamkeit in der Wahrnehmung von körperlichen Reaktionen nimmt es nicht Wunder, wie schnell Panikpatienten Gefahr für Leib und Leben heraufkommen sehen und ihr Sicherheitsgefühl gegenüber dem eigenen Körper verlieren als Personen mit einer weniger differenzierten somatischen Sensibilität.

Panikpatienten haben eine erhöhte Angstsensibilität, da sie häufiger harmlose körperliche Reize als potenziell bedrohlich erleben. Der Begriff Angstsensibilität geht auf Reiss (1986) zurück und gilt als eine persönliche Eigenschaft und als wesentlicher Bestandteil der Vulnerabilität für panische und phobische Angst. Angstsensible Personen beachten körperliche Empfindungen verstärkt (Aufmerksamkeits-Bias). Sie nehmen sie besonders früh wahr, neigen dazu, sie negativ verzerrt zu bewerten, und können sich besonders gut an sie erinnern (Gedächtnis-Bias), Angstsensibilität ist demnach eine erhöhte interozeptive Wahrnehmungsbereitschaft bei gleichzeitiger Befürchtung von katastrophalen somatischen Erregungssymptomen. Sie ist eine psychologische Eigenschaft und hat eine hereditäre Komponente. Eine faktorenanalytische Studie der Angstsensibilität von 12–18-Jährigen, die mit dem revidierten Childhood Anxiety Sensitivity Index untersucht wurden, ergab laut Muris (2002) vier untergeordnete Faktoren, die den bei Panik- und Agoraphobie-Patienten häufig beobachteten Angstthemen – Angst vor Ohnmacht, Sterben und Tod, Angst vor Verrücktwerden und Angst vor dem Urteil der Leute – sehr nahe kommen: Angst vor kardiologischen Symptomen, vor öffentlich wahrnehmbaren Reaktionen, vor dem Verlust der kognitiven Kontrolle und vor Atemsymptomen.

In einer Untersuchung der Wechselwirkung von Serotonin Transporter Gen (5-HTT) und Angstsensibilität an einer Versuchsgruppe (72 Personen aus der Normalbevölkerung) konnten Schmidt et al. (2000) während einer Kohlendioxyd-Reizung (von 35%) demonstriert werden, wie die Gruppe vom Genotyp L eine stärkere Angstreaktion auf die biologische Reizung vorhersagen ließ als die Genotyp-Gruppe S. Personen mit erhöhter Angstsensibilität und Zugehörigkeit zur Gruppe L neigten auch zu deutlich mehr Herzrasen.

3.4.2.6 Andere Risikofaktoren

Neben den hier vorgestellten Risikofaktoren gibt es noch weitere, die im Kontext von Angststörungen diskutiert werden, wie z.B. autonome Reaktivität, Stressreaktivität, prä- und perinatale Risikofaktoren, Selbstwertgefühl, soziale Unterstützung. Für die meisten dieser Faktoren konnte bislang jedoch keine empirische Evidenz aus epidemiologischen Studien vorgelegt werden.

4. Komorbidität

4.1 Einleitung

Angsterkrankungen zeigen sowohl in klinischen als auch in epidemiologischen Studien ausgeprägte Komorbidität (American Psychiatric Association, 1994): Mehr als zwei Drittel der Angstpatienten zeigen im Verlauf ihres Lebens Symptome mindestens einer weiteren psychischen Störung (Robins et al., 1991). Beispielsweise berichtete Kessler (2001) die höchsten Komorbiditätsraten für die Panikstörung (92%) sowie die generalisierte Angststörung (91%).

4.2 Komorbidität mit anderen Störungen

4.2.1 Komorbidität mit affektiven Störungen

Angststörungen sind eng mit Affektiven Störungen assoziiert (Wittchen et al., 2000; Kessler, 2001). Angstpatienten, am stärksten die mit einer generalisierten Angststörung zeigen im Vergleich zu Personen ohne Angststörung eine nahezu fünffach erhöhte Neigung eine Major Depression zu entwickeln (Kessler, 2001).

4.2.2 Komorbidität mit Substanzstörungen

Ungefähr ein Fünftel der Patienten mit einer Angststörung, ohne dass bestimmte Subtypen sich besonders hervorheben würden, zeigen zusätzlich eine deutliche

Alkoholabhängigkeit und etwa 15% die Kriterien für die Abhängigkeit von illegalen Drogen (Kessler et al., 1996; Swensen et al., 1998).

Über die Komorbidität von Angststörungen mit Nikotinabhängigkeit liegen bis heute eher wenige Befunde vor, jedoch es fällt ein überzufällig häufiges gemeinsames Auftreten von Nikotinabhängigkeit und Angststörungen auf (Sonntag et al., 2000; Jonnson et al., 2000).

4.2.3 Komorbidität innerhalb der Angststörungen

Bei vielen Personen mit einer spezifischen Angststörung können lebenszeitbezogen Kriterien für eine weitere Angststörung nachgewiessen werden (American Psychiatric Association, 1994). Die Panikstörung und die generalisierte Angststörung, sowie die Panikstörung und die Agoraphobie scheinen besonders häufig zusammen aufzutreten (Regier et al., 1993; American Psychiatric Association, 1994).

4.2.4 Komorbidität mit anderen psychischen Störungen

Assoziationen zwischen Angststörungen und somatoformen Störungen, Essstörungen, psychotischen Störungen und Persönlichkeitsstörungen werden zwar hin und wieder aufgezeigt, die Datenlage ist jedoch eher unvollständig. Wittchen und Vossen (2003) haben in einer Metaanalyse über die höchsten Komorbiditätsraten für somatoforme Störungen berichtet.

4.3 Zeitliche Komorbiditätsmuster

4.3.1 Zeitliche Komorbiditätsmuster mit affektiven Störungen

Angststörungen, insbesondere die soziale Phobie und spezifische Phobien treten in der Regel vor den komorbiden Affektiven Störungen auf (Merikangas et al., 1996; Kessler, 2001). Oft jedoch wird darüber berichtet, dass sich Panikstörung und die generalisierte Angststörung eher im gleichen Jahr oder nach der Major Depression manifestieren (Merikangas et al., 1996; Kessler, 2001).

4.3.2 Zeitliche Komorbiditätsmuster mit Substanzstörungen

Ebenfalls scheint bestätigt, dass bei über der Hälfte von Personen mit einer Angst- und Alkohol/Drogenstörung primär Angststörungen, am häufigsten die soziale Phobie und spezifische Phobien auftreten (Kessler et al., 2003). Analog können Nikotinabhängigkeit bzw. regelmäßiges Rauchen in meisten Fällen erstmalig vor der Angststörung datiert werden (Johnson et al., 2000).

5. Behandlung von Angsterkrankungen

5.1 Formen der Psychotherapie

5.1.1 Psychoanalyse und tiefenpsychologisches Verfahren

Psychoanalyse als Wissenschaft, die das Erleben und Verhalten als Zusammenwirken von bewussten und unbewussten Prozessen erforscht wurde Ende des 19. und Anfang des 20. Jahrhunderts vom Wiener Neurologen Sigmund Freud entwickelt. Seitdem wurden in der Psychoanalyse unterschiedliche Theorien zur Entstehung von psychischer Gesundheit bzw. Krankheit formuliert, die als psychoanalytische Persönlichkeitslehre bzw. psychoanalytische Krankheitslehre bezeichnet werden (Ermann, 2007). Die wichtigsten Aspekte des komplexen psychischen Erlebens werden von der Triebpsychologie, der Ich-Psychologie, der Objektpsychologie und der Selbstpsychologie zu erklären versucht.

Die Psychoanalyse als psychotherapeutische Behandlungsmethode hat zum Ziel die an der Symptomatik als ursächlich erkannten unbewussten Konflikte aufzulösen bzw. im Falle von ursächlichen Entwicklungsdefiziten eine Nachreifung der Persönlichkeit zu bewirken. Der Patient soll die meist unbewussten Zusammenhänge zwischen seinem Symptom und der bisherigen Entwicklung zusammen mit dem Analytiker entdecken und auflösend bearbeiten. Um dies zu erreichen wird die psychoanalytische Methode angewandt, d.h. die freie Assoziation von Seiten des Analysanden, die gleichschwebende Aufmerksamkeit und ständige Analyse der Übertragung und Gegenübertragung auf Seiten des Analytikers (Senf und Broda, 2007). Der Analysand der auf einer Couch bequem liegt wird vom Analytiker aufgefordert alles zu sagen was ihm gerade einfällt, er soll nichts auslassen, es gibt keine tabuisierten Inhalte, dies wird als freie Assoziation bezeichnet. Der Analytiker der meist hinter der Couch sitzt, soll sich stets in der so genannten Haltung der gleich schwebenden Aufmerksamkeit befinden und die durch den Analysanden während des therapeutischen Prozesses offenbarten Inhalte „deuten". Deutungen sind Hypothesen des Analytikers zu den unbewussten Wünschen, Emotionen und Motiven des Patienten, die sich hinter seinem manifesten Erleben und Verhalten verbergen. Den Inhalt und Zeitpunkt dieser Deutung wählt der Analytiker seiner Erfahrung nach selbst aus. Seine besondere Konzentration ist stets der Beziehung des Analysanden zu ihm gewidmet, denn in dieser spiegeln sich mittels des Phänomens der Übertragung typische emotionale Beziehungsmuster des Analysanden wieder. Diesen Mustern zugrunde liegende Defizite sollen vom Analytiker gefunden und im Kontext der analytischen Beziehung interpretiert werden. Letztendlich gewinnt der Patient auf diese Weise Einsicht in die unbewussten Hintergründe seines Leidens (Ermann, 2007). Ein wichtiger Bestandteil der psychoanalytischen Behandlung ist ihre überaus beachtliche Dauer und Frequenz: sie findet über einige Jahre zwei- bis fünfmal wöchentlich statt.

Aus der Psychoanalyse hat sich die tiefenpsychologisch fundierte Psychotherapie abgeleitet. Diese gründet ebenfalls auf der Persönlichkeits- und Krankheitslehre der Psychoanalyse, verfolgt ebenso das Ziel, Gesundung oder zumindest Symptomreduktion über Einsicht und eine positive Beziehungserfahrung zu erreichen. Unterschiede bestehen im äußeren Rahmen und der Behandlungstechnik. Therapeut und Analysand treffen sich ein- bis zweimal wöchentlich und sitzen sich gegenüber. Die Therapiedauer ist zeitlich begrenzt. Der Therapeut ist deutlich aktiver, kann nicht-deutende Interventionen anwenden und versucht die Übertragung gering zu halten und die Behandlung auf die aktuellen Konflikte des Patienten zu fokussieren (Ermann, 2007).

Zu erwähnen ist noch die Kurztherapie, in der ein umschriebener Konflikt bearbeitet wird und zwar auf ein begrenztes Therapieziel hin. Dabei wird ein eher kurzer Zeitrahmen, meistens maximal bis zu 40 Stunden, vereinbart.

Grundsätzlich sind weder die Psychoanalyse noch die tiefenpsychologischen Verfahren in ihrer Behandlungstechnik störungsspezifisch ausgerichtet. Entscheidendes Kriterium für die Anwendung der tiefenpsychologischen Behandlungsmethode ist die Ich-Reife des Patienten. So könnte bei ich-schwachen Patienten statt der Konfliktaufdeckung und Deutung der Abwehr eher die Abwehrstärkung und Vermittlung von Fähigkeiten notwendig sein. Allerdings zeichnet sich eine Entwicklung zu störungsspezifischen Therapieverfahren ab, wie z.B. die Übertragungsfokussierte Psychotherapie.

5.1.2 Verhaltenstherapie

Die Verhaltenstherapie geht davon aus, dass psychische Störungen auf fehlgeleiteten Lernprozessen beruhen und gründet damit ihr Erklärungs- und Behandlungsmodell auf lerntheoretischen Grundlagen. Dabei sind anfangs das Modell des klassischen Konditionierens von Pawlow und das Modell des instrumentellen/operanten Konditionierens von Skinner ausschlaggebend gewesen. Das Modell des klassischen Konditionierens besagt im wesentlichen, dass ein zunächst neutraler Reiz, der gleichzeitig mit einer außerordentlichen Belastung auftritt, mit dieser verknüpft wird, so dass in späterer Folge nur dieser Reiz ausreicht um eine emotionale Reaktion auszulösen. Bei der Lerntheorie Skinners sind die Konsequenzen, die einem Verhalten folgen, für die weitere Steuerung des Verhaltens entscheidend. Es geht also um das Prinzip der Verhaltensänderung durch Belohnung bzw. Bestrafung. Ein weiterer Grundstein der Verhaltenstherapie ist das Modellernen. Demnach können sogar komplexe Verhaltensweisen durch Beobachtung und Nachahmung eines Vorbilds erworben werden. Auch die Attribution, aus der Sozialpsychologie stammend, nimmt einen wichtigen Platz ein. Durch Attributionen werden bestimmten (unkontrollierbaren, angstauslösenden etc.) Ereignissen bestimmte Ursachen und Erklärungen zugeschrieben mit dem Ziel ein Gefühl der subjektiven Kontrolle darüber zu erlangen. Im Zuge der so genannten kognitiven Wende rückten kognitive Modelle in den Vordergrund von Entstehungstheorien psychischer Störungen und Behandlungsstrategien. Die wichtigsten drei Vertreter dieser kognitiv-verhaltens-therapeutischen Richtung sind A. Ellis mit der „Rational-Emotive-Therapie", die irrationale Bewertungen als zentral sieht, A.T. Beck mit der „Kognitiven Therapie", ursprünglich speziell auf Depressionen ausgerichtet, die ihm zu Folge in der „ko-gnitiven Triade" ihren Ursprung haben, und D. Meichenbaum mit der „Kognitiven Verhaltenstherapie", der die Fähigkeit zur Selbstverbalisation in der Verhaltenssteu-rung als zentral sieht. Heute sind in der „Kognitiv-behavioralen Therapie" sowohl die klassisch verhaltenstherapeutischen als auch die kognitiven Erklärungs- und Therapiemodelle einander ergänzend zu-sammengeführt worden (Reinecker et al., 2004; Senf und Broda, 2007).

Am Beginn einer verhaltenstherapeu-tischen Behandlung steht üblicherweise eine *Verhaltensanalyse* (Reinecker et al., 2004), in der die Probleme des Patienten in Abhängigkeit zu ihren aufrechterhalten-den Bedingungen und im Hinblick auf ihre Konsequenzen erforscht werden. Zen-tral dabei ist die Bedingungsmodell nach *F. Kanfer* (1996): das sogenannte *SORKC-Modell*. Die Buchstaben stehen für:

- S: Reize, Situationen
- O: Organismus (Kognitionen und biolo-gisch-somatische Bedingungen)
- R: Reaktionen, Verhalten
- K: Kontingenzen, (regelhafte Verknüp-fung zwischen Situationen, Verhalten und Konsequenzen)
- C: Konsequenzen

Inzwischen steht in der Verhaltensthera-pie die Bezeichnung Verhalten nicht nur für die äußerlich beobachtbaren Verhal-tensweisen, sondern umfasst auch kogni-tive, emotionale und physiologische Pro-zesse. Nach der Erfassung der Problematik mittels des Bedingungsmodells wird eine Zielanalyse durchgeführt. In der Zielana-lyse werden die Therapieziele gemeinsam mit dem Patienten entwickelt, wobei dar-auf geachtet wird, dass die Ziele erreich-bar sind und nach der Therapie aufrecht-erhalten werden können. Aufgrund der Verhaltens- und Zielanalyse wird ein The-rapieplan ausgearbeitet, der unter ande-rem festlegt, an welcher der Variablen des Bedingungsmodells mit welcher Therapie-methode angesetzt wird. Grundsätzlich kann man sagen, wenn man auf die Va-riable S Einfluss nehmen will, werden Konfrontations- und Bewältigungsver-fahren angewandt, bei der Variable O kommen kognitive Verfahren zum Tragen, die Variable R wird durch Modelllernen verändert und die Variable C durch ope-rante Methoden. Oft sind auch Strategien zum Aufbau von Therapiemotivation not-wendig (Reinecker et al., 2004).

Ein weiteres Analysefeld ist die Thera-peut-Klient-Beziehung, der heutzutage in der Verhaltenstherapie viel Platz einge-räumt wird, nachdem sie in der Anfangs-zeit eine eher untergeordnete oder unspe-zifische Rolle einnahm (Reinecker et al., 2004; Weeks, 2007).

Die Behandlungsstrategien werden in-dividuell auf die Probleme der Person an-gepasst. Um Veränderungen zu bewirken, ist es nicht zwangsläufig notwendig, die

Ursprünge des psychologischen Problems genau zu ergründen. Gerade bei gut definierten psychischen Störungen wie Zwang oder Phobie hat sich herausgestellt, dass Heilungen möglich sind, ohne genaue Analyse der Entstehungsbedingungen, wenn man die verhaltenstherapeutischen Behandlungsmanuale befolgt, ohne dass es zu Symptomverschiebungen kommt. Andererseits spricht innerhalb der VT auch nichts dagegen, eine genauere Analyse der Störungsätiologie oder der therapeutischen Beziehung vorzunehmen, wenn die manualisierten Standardmethoden versagen. Dies ist auch immer dann angebracht, wenn auf Seiten des Patienten ein ausgeprägtes Interesse an der Entstehung seiner Störung zu erkennen ist, und dadurch seine Behandlungsmotivation verbessert werden kann (Reinecker et al., 2004; Weeks, 2007).

Übergeordnetes Prinzip ist dabei die Hilfe zur Selbsthilfe, das heißt der Patient soll in der Therapie lernen, wieder selbst mit dem eigenen Leben zurechtzukommen (Reinecker et al., 2004; Weeks, 2007).

5.1.3 Systemische Therapie

In der Systemischen Therapie werden psychische Störungen als Produkt der Interaktion zwischen Subjekt und Realität, als Folge der Art und Weise, wie die Person die Realität aus ihrer Perspektive und mit Hilfe ihrer Instrumente des Wissenserwerbs und ihrer sprachlichen Mittel wahrnimmt, betrachtet. Dieses äußerst komplexe System, mit dem der Mensch zu sich selbst, zu anderen und zur Umwelt in Beziehung tritt, wird als perzeptiv-reaktives System bezeichnet, das Repräsentationen von Wirklichkeiten konstruiert, die im Rahmen einer psychischen Störung zu dysfunktionalen Reaktionen führt. In der Therapie geht es darum, herauszufinden, wie das Problem in seiner Dynamik und seinen Prozessen funktioniert, welchen Regeln und Mechanismen es unterliegt und wie es am effektivsten zu lösen ist. Die Frage WIE das Problem funktioniert ist primär und nicht WARUM es existiert. Aufgrund dieses Focus geht die Systemische Therapie davon aus, sich auf die Entwicklung rascher und wirksamer Lösungen, anstatt sich auf die Ursachensuche zu konzentrieren. Dabei werden Aussagen vom Patienten und den Angehörigen herangezogen sowie die Schwierigkeiten, die in der Interaktion von Therapeut und Patient als zu lösendes Problem definiert werden. Systemische Therapie benutzt bewusst das Wort Problem an Stelle von Krankheit. So soll auch gegenüber Patienten von Problemen und nicht von Krankheiten gesprochen werden, um eine therapeutische Realität zu schaffen, die auf Lösungen ausgerichtet ist. Diese entpathologisierende Wirkung auf Symptome ist durch dieses kommunikative Umdefinierungsmanöver eine eigenständige therapeutische Intervention (Häuser und Eher, 2000).

Bei der Entstehung und Aufrechterhaltung von psychischen Störungen wird von einer zirkulären Kausalität ausgegangen, einer Vorstellung von Unidirektionalität und linearer Kausalität. Dadurch nimmt der Prozess durch die wechselseitige Rückwirkung seiner Variablen die Form eines zirkulären Widerhalles an. Ist ein zirkulärer Prozess in Gang gekommen, liegt die Betonung nicht auf Auslöser und Folgen, sondern auf Ursachen und Wirkungen. Das System wird in seiner Gesamtheit untersucht, das Ganze wird als mehr und als anders als die Summe seiner Teile gesehen. Durch die isolierte Betrachtung einzelner Variablen, würde die Gesamtheit zerstört und führte zu Ergebnissen, die nicht zum Verständnis des Systems beitragen könnten. Voraussetzung für ein Verständnis jeder einzelnen Komponente oder Funktion des Systems ist ein Verständnis des Systems als Ganzes. Um eine Situation zu verändern und sie in Richtung auf eine vollständige Überwindung der Störung zu steuern, ist die Kenntnis der Ursachen des Problems oder seiner Entwicklung im Verlauf der Zeit wenig hilfreich. Als unterstützend wird hingegen erlebt, zu untersuchen, wie der Patient im Hier und Jetzt seine Realität wahrnimmt und darauf reagiert. Dabei wirken Strategien, die in die Funktionsweise des dysfunktionalen perzeptiv-reaktiven Systems eingreifen (Wittmund, 2005).

5.2 Integrative Therapie

Therapie mit ausschließlich monomethodalem Vorgehen – unabhängig von der praktizierten Therapieschule – führt zu einem reduzierten Therapieerfolg oder gar einem Misserfolg und eine rein symptomorientierte Therapie bei Angststörungen sollte um die Arbeit an Beziehungsthemen erweitert werden. Praktiker haben die Bedeutung dieser Problematik stets betont. Auch die aus der Therapieforschung be-

kannte große Zahl von Nonrespondern weist auf eine nötige Erweiterung rein monomethodalen Vorgehens hin. Da die Auffälligkeiten in der Beziehungsgestaltung wesentlich über eine reine Funktionalität hinausgehen und vermutlich eher eine Schwäche im Selbst der Patienten reflektieren, ist die Klärung und Bewusstwerdung innerer Prozesse und in der Folge eine Stärkung des Selbst notwendig (Butollo et al., 1999).

Aus verschiedenen Studien in den letzten zwanzig Jahren geht hervor, dass immer mehr Psychotherapeuten Kombinationen verschiedener Methoden unterschiedlicher Therapieschulen anwenden und sich mehreren Therapieschulen gleichzeitig zugehörig fühlen. Die Zahl derer, die sich als integrativ oder eklektisch bezeichnen, nimmt nicht nur in amerikanischen, sondern auch in deutschen Studien zu. Bereits 1977 bezeichneten sich 54,97% der Psychologen aus einer Zufallsstichprobe von APA-Mitgliedern der Klinischen Sektion als eklektisch in ihrer Orientierung. In einer Neuauflage dieser Studie beschrieb sich wiederum die Mehrheit der Befragten als eklektisch. In einer anderen Studie aus dem deutschsprachigen Raum zeigte sich, dass „eklektische Hauptorientierung" bereits zu Beginn der Berufstätigkeit und auch heute das am häufigsten anzutreffende Muster ist (Garfield und Kurtz, 1977).

Diese Ausrichtung spiegelt sich auch in den Veröffentlichungen zum Thema wieder. Es gab zwar schon immer integrative oder eklektische Ansätze und zentrale Veröffentlichungen zur Integration, aber erst in den letzten 20 Jahren wurde ein verstärktes Interesse deutlich.

Auch wenn entsprechend dieser Ergebnisse, die positiven Seiten der Psychotherapieintegration überwiegen, gab es doch schon immer heftige Kritik an den verschiedenen Formen des Eklektizismus und der Integration. Kritiker bezeichnen den Eklektizismus als „Mischmasch von Theorien", als „unordentliche Sammlung von Prozeduren" und als „Restragout aus Therapien". Dabei wird betont, dass keine Therapiemethode weiterhin nur deswegen angewendet werden darf, weil sie schon lange Zeit benutzt wird. Vielmehr bedarf es einer rigorosen Überprüfbarkeit der verwendeten Methoden. Da die mangelnde empirische Absicherung bestimmter eklektischer Ansätze immer noch gilt, handelt es sich hierbei um einen wichtigen Kritikpunkt. Ähnlich wird darüberhinaus argumentiert, dass ein Eklektizismus, der nur geringfügig von Forschungsergebnissen gestützt wird und theoretisch wenig integriert ist, möglicherweise auf eine schlechte therapeutische Ausbildung oder einen Mangel an fundiertem Wissen zurückzuführen sei.

Eklektizismus wird wie folgt zu erklären versucht: Bei der Konstruktion von theoretischen Systemen kommt es zu einer Auslese und der geordneten Kombination vereinbarer Elemente aus verschiedenen Quellen, wobei diese aus sonst unvereinbaren Theorien und Systemen stammen können. Kennzeichnend für den Eklektizismus ist aber das Bemühen in allen Lehren oder Theorien gültige Elemente zu finden und sie zu einem harmonischen Ganzen zu kombinieren. Das sich ergebende System soll dabei für eine konstante Revision offen sein. Es handelt sich dabei um eine Integration des Prozesses der Auslese von Konzepten, Methoden und Strategien aus einer Vielfalt von gängigen, brauchbaren Theorien. Es kommt zu einer Vermischung von Techniken unterschiedlichster Herkunft (Eysenk, 1970).

Ungeklärt bleibt aber auch nach diesen Definitionsversuchen, auf welcher Ebene sich die kombinierten Elemente oder Analyseeinheiten befinden und wie die Verknüpfungsregeln zwischen den Elementen aussehen. Integrative Prozesse werden auch auf der Ebene innerpsychischer Prozesse angesiedelt. So sprechen manche Therapeuten dann von Integration, wenn ein Ansatz kognitives Erleben, Verhalten und Emotionen im Zentrum hat. Gegenpol dazu wären dann Ansätze, deren Interventionen hauptsächlich in einem einzigen Bereich liegen, wie z.B. dem Verhalten. Letzterer Integrationsbegriff ist nicht gültig, da psychische Prozesse interdependent sind und eher von Wechselwirkungen und Rückmeldeschleifen gekennzeichnet sind, als von linearen Wirkungen (Polster und Polster, 1983).

Bezüglich der Verknüpfungsformen können verschiedene Wege gedacht werden: Einzelne Elemente werden nach verschiedenen Bedingungen kombiniert, wobei die hinter den Interventionen stehenden Veränderungsmodelle nicht berücksichtigt werden, oder einzelne Elemente werden auf dem Hintergrund eines neuen Theoriegefüges kombiniert und stehen damit in einem neuen Sinneszusammenhang. Damit wären solche Verknüpfungen nicht integrativ, die Ansätze blieben unverbunden nebeneinander stehen (Senf und Broda, 2007).

Kernidee dieses Ansatzes ist, die „zentralen" gemeinsamen Komponenten der verschiedenen Therapieformen zu ermitteln. Einzelne Autoren vermuten, dass die gemeinsamen Wirkfaktoren mehr Ergebnisvarianz aufklären als die spezifischen Effekte der einzelnen Therapieverfahren. Es wird – nach Durchsicht von Veröffentlichungen aus der Psychotherapieforschung – argumentiert, dass 30% der Ergebnisvarianz von Psychotherapie auf die gemeinsamen Faktoren zurückzuführen sei, und zwar insbesondere auf die „working alliance"; 15% der Ergebnisvarianz basierten auf therapiespezifischen Technikenvariablen, 40% auf Veränderung außerhalb der Therapie und 15% auf Erwartungseffekt (Lambert, 1992).

Den gemeinsamen Therapiefaktoren zugerechnet werden z.B. die therapeutischen Basisvariablen der Gesprächstherapie wie Empathie, Wärme, bedingungslose Wertschätzung, aber auch die Ermunterung, neue Erfahrungen zu machen. Es werden weiter unterstützende Faktoren (Vertrauen, Struktur, Identifikation mit dem Therapeuten), Lernfaktoren (Feedbackeinsicht, Rat geben), korrektive emotionale Erfahrung und handlungsorientierte Faktoren (Realitätstestungsmodelle) bearbeitet. Die gemeinsamen Faktoren treffen für fast alle therapeutischen Situationen unabhängig von der Art der Therapie zu. Diese Faktoren sind: eine definierte Beziehung zwischen einem so-

zialen sanktionierten Helfer und einem Hilfe Suchenden; ein formalisiertes Behandlungsangebot in einem Rahmen, der Ort und Zeit festlegt, ein Behandlungsrationale, das das Vorgehen für den Patienten verständlich und vorhersehbar macht und dazu führt, dass der Patient positive Erwartungen bezüglich seiner Heilung entwickelt (Frank, 1993).

Eine Kernannahme des Modells ist, dass Interventionen aus allen Therapieschulen herangezogen werden können, wenn sie zum Patienten passen. Interventionen sind also nicht an das spezifische Veränderungsmodell der entsprechenden Therapieschule gebunden, sondern können auch losgelöst davon verwendet werden (Butollo et al., 1999).

Um eine möglichst optimale Passung zwischen Therapietechnik und Patient zu erreichen, werden folgende Richtlinien empfohlen: Anhand der Komplexität des Problems wird entschieden, ob eher konfliktbezogene oder symptomorientierte Behandlungsziele angestrebt werden. Die Schwere der Problematik bestimmt u.a. in welcher Reihenfolge Symptomthemen behandelt werden und in welcher Intensität die Stunden erfolgen. Der Copingstil bestimmt, welches Funktionsniveau am meisten betroffen ist. Effektive Interventionen werden danach gewählt, ob sie dem Funktionsniveau entsprechen (Beutler und Clarkin, 1990).

Dabei sollten die Copingstile und Interventionen in der folgenden Weise kombiniert werden: Einem internalisierten Copingstil empfehlen sich Interventionen, die emotionale Regung und Bewusstheit fördern. Bei einem externalisierenden Copingstil sollten Methoden verwendet werden, die zu einer schnellen Verhaltensänderung führen. Bei einem repressiven Copingstil sollten Interventionen erfolgen, die Einsicht in eigenes Verhalten und Erleben vermitteln. Methoden zur Förderung kognitiver Selbstkontrolle sind bei einem zyklischen Copingstil angezeigt. Das Reaktanzniveau bestimmt, wie direktiv der Therapeut in der Behandlung vorgehen kann (Beutler und Clarkin, 1990).

Generell betonen die Autoren, dass sich Patienten während der Behandlung verändern, so dass die Anpassung der Interventionen an den momentanen Stand des Patienten immer wieder durch den achtsamen Therapeuten vorgenommen werden muss (Beutler und Clarkin, 1990; Grepmair und Nickel, 2008).

Das Wissen über Angststörungen ist in den letzten 15 Jahren dramatisch angewachsen. Es wird von einem 10-fachen Anstieg entsprechend der Abstracts in der Literaturdatenbank „Psyclit" im Zeitraum von 1981 bis 1990 berichtet (Norton et al., 1995). Auch die Entwicklung von spezifischen Therapieprogrammen und die Evaluation der Effektivität ist in den letzten Jahren weit vorangeschritten und dies nicht nur im Bereich der Verhaltenstherapie. Neben diesem beeindruckenden Erkenntniszuwachs nehmen sich die Fortschritte in der Modellbildung bei Angststörungen vergleichsweise bescheiden aus, wenngleich das biopsychologische Modell der Panikstörung empirisch relativ gut abgesichert und etabliert werden konnte (Butollo et al., 1999).

Im Bereich der Therapie sind trotz der beachtlichen Erfolgsraten von Verhaltenstherapie bei Angststörungen einige Probleme noch nicht gelöst. So zum Beispiel aus versorgungspolitischer Perspektive der substantielle Anteil von Nonrespondern in der Therapie. Für die Therapieprozessforschung stellt sich die Frage, wie es zu verstehen ist, dass vollkommen unterschiedliche Interventionsweisen mit zugrunde liegenden dysfunktionalen Störungsmodellen einen ähnlichen Erfolg bewirken. Dieses Problem wird in der Fachliteratur (Marten und Barlow, 1993) als Äquivalenzparadoxon diskutiert:

- Jede Therapierichtung aktiviert nicht nur die beabsichtigten Wirkfaktoren, sondern auch unbeabsichtigt jene, die von der Theorie nicht explizit berücksichtigt werden.
- Nicht alle Wirkfaktoren werden von jeder Therapierichtung gleichermaßen aktiviert.
- Deshalb profitieren unterschiedliche Patienten von unterschiedlichen Therapieformen (Frage der differenzierten Indikation).
- Der ideale Therapeut vermag potenziell alle Wirkfaktoren zu aktivieren und seine Strategien an den individuellen Fall anzupassen. Unabhängig davon, ob man bereit ist, den hohen Anforderungen eines solchen Ideales Folge zu leisten, lässt sich daraus leicht die Forderung nach einer Integration psychologischer Modellvorstellungen zur Ätiologie und Aufrechterhaltung psychiatrischer Störungsbilder ableiten.

Je nach Schulrichtung werden bisher Angststörungen in unterschiedlichen theoretischen Zusammenhängen betrachtet. Jede Theorie weist dabei charakteristische Stärken und Schwächen auf. Persönlichkeits- und biographisch orientierte Modelle werden der Komplexität der klinischen Phänomene besser gerecht, sind empirisch aber schwer überprüfbar. Die Annahmen behavioraler und kognitiver Ansätze können sich dagegen auf Laboruntersuchungen stützen, in denen beispielsweise angstähnliche Symptome erfolgreich induziert werden. Ob reale Angststörungen auf die gleiche Weise entstehen, kann damit aber letztlich nicht entschieden werden. Der Therapeut in der klinischen Praxis befindet sich in dem Dilemma, sich für einen Ansatz entscheiden zu müssen. Folgt er dabei dem behavioralen Modell, stößt er sehr rasch auf Schwierigkeiten in der realen Therapie mit realen, unselektierten Patienten, für die das Modell keine Orientierung anbietet. Stützt er sich dagegen auf ein psychodynamisches, tiefenpsychologisches Modell, setzt er sich teilweise dem Vorwurf der Unwissenschaftlichkeit aus. Die anklingende und oft beklagte Forschungspraxiskluft kann durch wissenschaftlich begründete integrative Modelle überbrückt werden. Für einen solchen Brückenschlag spricht im Übrigen auch die erstaunliche Konsistenz komplexer Modelle und des klinischen Feinmaterials über alle Therapieschulen hinweg. Diese Tatsache verlangt geradezu danach, das Zusammenwirken von Faktoren bestimmter Modelle mit den Faktoren anderer Modellen zu beschreiben.

Die Notwendigkeit eines integrativen Modells der Angststörung ergibt sich somit aus Defiziten der Theorienbildung und Defiziten in der Therapieentwicklung. In einem integrativen Modell sollen Komponenten bewährter Modelle um wichtige Aspekte der Störungsbilder erweitert werden, nämlich um entwicklungspsychologische Aspekte sowie Aspekte der Persönlichkeit und der Beziehungsgestaltung (Grawe, 1998).

Studien zur Effektivität der Therapie bei Angststörungen gibt es überwiegend bei der kognitiven Therapie, psychodynamische Studien wurden erstmalig 2007 beschrieben (Hunot et al., 2007). Ein bedeutender Anteil von Agoraphobikern, nämlich 25–40% derer, die die Therapie nicht abgebrochen haben, zeigen nur wenig oder keine Veränderungen aufgrund der Konfrontationstherapie. In der Übersicht über Erfolgsquoten wurde festgestellt, dass 60–75% der behandelten Phobiker sich verbessern, während nur 4–18% völlig symptomfrei werden. Diese Statistik basiert ausschließlich auf jenen Patienten, die die Behandlung beendet haben. Agoraphobische Patienten sind für ihre häufigen Therapieabbrüche bekannt, mit Raten, die in einigen Studien an die 30% heranreichen und bei Hinzunahme primärer Drop outs im Vorfeld der Behandlung und vorher anzusiedeln sind (Hunot et al., 2007).

In diesem Licht betrachtet geben die publizierten Erfolgsmaße zwischen 60 und 80% ein günstiges Bruttobild ab, realistische Nettoschätzungen gehen davon aus, dass nur etwa die Hälfte der im Rahmen von Forschungsstudien behandelten Agoraphobiker sich verbessern (Hunot et al., 2007). Günstige Nettoquoten von um die 80% werden für die Behandlung berichtet. Langzeitkatamnesen belegen ein stark ansteigendes Rückfallrisiko für Agoraphobiker ab fünf Jahre nach der Behandlung, wenn zusätzlich eine Persönlichkeitsstörung vorliegt. Zusammenfassend sieht man sich auf dem Gebiet der Angsttherapie mit der folgenden Tatsache konfrontiert: Die Wirksamkeit von Exposition kann mittlerweile in den Rang eines Faktums erhoben werden (Schneider und Markgraf, 1998). Die hohen Erfolgsraten der Expositionsbehandlung müssen für die Praxisverhältnisse korrigiert werden, da a) die Stichproben gewöhnlich selektiert sind und nicht den epidemiologischen Verhältnissen bezüglich Komorbidität und dem zusätzlichen Vorliegen von Persönlichkeitsstörung entsprechen und b) die Drop-out-Rate in Rechnung gestellt werden muss. Die hohe Quote von Patienten mit Langzeitresidualphänomenen (Restangst) und die beträchtliche Rate von Nonrespondern bzw. Drop outs vor allem bei repräsentativen Patienten mit Mehrfachdiagnosen widersprechen der Annahme von Angst als einem isolierten Phänomen. Damit wird auch die Angemessenheit von standardisierter Behandlung unabhängig von individuellen Voraussetzungen des Patienten in Frage gestellt. Die Diskussion zwischen Verfechtern von störungsspezifischer versus individualisierter Verhaltenstherapie im deutschsprachigen Raum ergab relativ übereinstimmend, dass die Anwendung von Störungswissen notwendig, aber nicht unbedingt hinrei-

chend ist (Hunot et al., 2007; Frank, 1993; Beutler und Clarkin, 1990). Die Zukunft der Verhaltenstherapie wird in der Anwendung des spezifischen Störungswissens, in einer um Aspekte der Lerngeschichte, der Beziehungsgestaltung, der Persönlichkeit erweiterten Sichtweise des individuellen Falles liegen. Auf diesem Hintergrund wird für eine psychologische Therapie plädiert, welche je nach individuellem Fall sowohl symptomorientierte als auch klärungsorientierte Interventionen vermag. Beziehungsorientierte Therapieverfahren ohne verhaltenstherapeutische Elemente sind für viele Fälle ebenfalls erfolgreich (Bassler und Leidig, 2005). Auch dies ist als Beleg für ein komplexes psychologisches Wirkungsgefüge bei Angststörungen zu werten. Gerade die Tatsache, dass erfolgreiche Angstkonfrontation überaus stark auf andere Lebensbereiche ausstrahlt und auch dort zu Verbesserungen führt, legt nahe, dass mit der Exposition komplexere psychologische Zusammenhänge beeinflusst werden. Dabei ist auch an eine Gefühlsdifferenzierung zu denken und eine Modifikation dysfunktionaler Schemata bzw. Überlebensregeln (Butollo et al., 1999).

Als übergeordneter Wirkfaktor kann das Einüben von „Awareness" vermutet werden (Butollo et al., 1999). Trotz notwendiger Beteiligung anderer Faktoren wie z.B. der Lerngeschichte, der Beziehungsgestaltung und Persönlichkeit, wird diesen Aspekten in der Theoriebildung relativ wenig Aufmerksamkeit gewidmet. Bei den Patienten selbst steht das Referenzsymptom der Angst im Vordergrund. Für die Thera-

pie kann die Ausblendung anderer Phänomene als der Angst anfangs von Vorteil für
sowohl den Patienten als den Therapeuten
sein (Bassler und Leidig, 2005).

5.3 Angststörungen und deren Behandlung in der stationären Psychosomatik

Pathologische Ängste werden von ange-
messenen Ängsten folgendermaßen abgegrenzt: Pathologische Ängste sind unangemessen gegenüber den Bedrohungs-
quellen und in der Symptomausprägung
(Intensität, Persistenz). Sie beeinträchtigen im Beruf und den sozialen Aktivitäten
und erzeugen Leiden.

Psychotherapie versteht sich als ein in-
teraktioneller Prozess zur Beeinflussung
von Angsterkrankungen und damit verbundenen Leidenszuständen, die für be-
handlungsbedürftig gehalten werden. Die
Beeinflussung der Symptome erfolgt durch
psychologische Techniken verbal und non-
verbal, in Richtung auf ein definiertes
Ziel, wie die Symptombesserung oder eine
Strukturänderung der Persönlichkeit. Dafür ist eine tragfähige therapeutische Beziehung die Grundvoraussetzung (Schmidt-
Traub et al., 2005).

Die Angstbehandlung der Patienten in
der stationären Psychosomatik erfolgt im
Einzel- und Gruppentherapeutischen Setting. Einzeltherapie erfolgt mit zwei
Terminen pro Woche, bei zusätzlicher Kri-
senintervention falls notwendig. Angsttherapie in der Gruppe findet zweimal
wöchentlich statt, ebenso die Nonverbalen

Therapien wie Atem-, Tanz-, Gestaltungs-
und Musiktherapie.

Je nach Strukturniveau und Therapieziel der Patienten erfolgt die Zuordnung
zur Basispsychotherapiegruppe Soziale
Kompetenz, um die Abgrenzungsfähigkeit
zu verbessern oder Interaktionelle Gruppe,
um die Form der Beziehungsgestaltung zu
reflektieren. Ebenfalls zweimal pro Woche.

Die Diagnostik der Patienten erfolgt
nach ICD-10, die Gruppengröße sollte
höchstens bei acht Personen liegen, als
ideal hat sich eine Gruppengröße von 4
Personen erwiesen. In einer überschau-
baren Gruppe fühlen sich die Mitglieder
frei, arbeiten engagiert mit, kommen häufiger mit der Schilderung ihrer Angst-
abbauentwicklung zu Wort und haben
immer noch ausreichend soziale Modelle,
von denen sie ein angstfreies Verhalten
lernen können. Die Gruppe ist offen.

Angstpatienten werden ganzheitlich in
ihrer leib-seelischen Einheit wahrgenommen, diagnostiziert und therapiert. Entsprechend liegt der Behandlung ein Men-
schenbild zugrunde, nach dem das Individuum zu autonomem Denken, Fühlen und
Handeln fähig ist. Angstpatienten haben
in unterschiedlichem Maße an Selbstständigkeit eingebüßt: Infolge der Angststörung sind sie auf mehr soziale Unterstützung angewiesen und haben eine enorme
Risikoscheu und Personenabhängigkeit
entwickelt. Damit sie wieder angstfrei und
unabhängig werden, ist die Förderung von
Eigenständigkeit folglich das herausra-
gende Therapieziel (Schmidt-Traub, 2000).

Als therapeutisch wirkungsvoll – mit
Langzeitwirkung, belegt durch Katamne-

se- und Follow-up-Studien – haben sich international folgende Angstbehandlungsmethoden bei Angstpatienten durchgesetzt: Kognitive Methoden zum Abbau von Katastrophendenken und zur positiven Selbstverbalisation, gestufte oder massierte Exposition in vivo und in sensu, interozeptive Exposition zur Gewöhnung an die physiologischen Auslöser einer Panikattacke, Relaxationstechniken zur Abschwächung des autonom gesteuerten Erregungspegels, Atemtechniken zur Vorbeugung gegen Hyperventilation (Schneider und Markgraf, 1998).

Angstpatienten sollen ihre Expositionsschritte nach Möglichkeit alleine durchführen, dabei wird auf Selbstregulation und Selbsthilfe schon bei den ersten Schritten zum Angstabbau geachtet. Zielvorstellung dabei ist, dass derjenige, der seine hartnäckige Angstproblematik selbstständig überwindet, nicht nur in Angstsituationen autonomer, selbstsicherer und zuversichtlicher zu handeln vermag (Schmidt-Traub et al., 2005).

In die Therapieplanung fließen neben den Patientenwünschen ebenso Informationen über Angststörungen und psychologische Edukation ergänzt durch medizinische Information ein. Die Bewältigung von Angststörungen fällt leichter, wenn der Patient eine klare Vorstellung von Entstehung, Verlauf und Behandlung der Angst entwickelt. Aus diesem Grunde werden in der Angstgruppe viele Informationen über die Angststörungen und über das psychoendokrinoimmunologische Netzwerk geboten. Sie werden im Rahmen der Gruppe erarbeitet und als Hausaufgabe durchgelesen. Eine sachlich gehaltene, detailreich und realitätsnah gestaltete Edukation führt bei Angstpatienten zur kognitiven Umstrukturierung und hat eine emotional erleichternde und motivierende Wirkung. Da Angstdeterminanten komplex sind, werden die Informationen über Ängste themenzentriert aufgeteilt und in mehreren Gruppensitzungen vorgestellt. Inhalte sind unter anderem Angstkreislauf, Angstkurve, Stressmodell und die drei Ebenen, die kognitive, physiologische und motorische, des Angsterlebens (Schneider und Markgraf, 1998).

Im Rahmen der Angstbehandlung werden die Patienten instruiert, ein Angsttagebuch-Selbstbeobachtungsprotokoll zu führen. Dabei lernen die Patienten die drei Ebenen der Angst kennen. Durch diese Wahrnehmungsschulung wird den Patienten die Bedeutung der genauen Beobachtung von unerwünschtem Verhalten verdeutlicht, wodurch eine funktionale Bedingungsanalyse erst möglich wird. Ohne Bedingungsanalyse kann eine Zielanalyse und Therapieplanung nicht vorgenommen werden, denn ohne genaue Kenntnis der vorausgehenden Ereignisse sowie der auslösenden und aufrechterhaltenden Bedingungen des problematischen Verhaltens und seiner Folgeerscheinungen kann die Angst nicht gezielt und Erfolg versprechend angegangen werden. Zudem vergrößert die Selbstbeobachtung den eigenen emotionalen Abstand zum Problemverhalten. Im Therapieverlauf gibt die Selbstbeobachtung ein Feedback über Fortschritte und Stagnationen (Schmidt-Traub et al., 2005).

Die Konfrontations- oder Expositionsbehandlung gehört zu den am meisten eingesetzten und wirkungsvollsten Angstbehandlungsverfahren. Sie ist leicht erlernbar und zeigt dauerhafte Wirkungen. Durch häufig wiederholte, individuell gestufte Konfrontation mit der konkreten (in vivo) Angstsituation setzt sich der Patient mit ihr ganz aktiv auseinander. In der Folge kommt es zur Habituierung der Angstsituation. Wichtig ist, dass die Exposition von Anfang an alleine durchgeführt wird, so dass sich die Patienten an ein eigenständiges Risikoverhalten gewöhnen. Ohne kognitive Vorbereitung ist jedoch eine Konfrontation nicht möglich. Begonnen wird mit einer leichten, selbstgewählten Situation. Die emotionale Erfahrung einer gelungenen Bewältigung ist für die meisten Patienten ein Schlüsselerlebnis. In den Gruppensitzungen werden Konfrontationserfahrungen ausgetauscht und besprochen und Angstsituationen hierarchisiert (Schmidt-Traub et al., 2005).

Zudem erlernen die Patienten die progressive Muskelrelaxation nach Jacobson (1938) zweimal wöchentlich in der Gruppe als Entspannungsverfahren und Selbstkontrollverfahren zum Aushalten der Angst. Gemeinsam wird in der Angstgruppe willkürlich hyperventiliert und aufgrund der Sauerstoff-Kohlendioxid-Unausgewogenheit werden physiologische Symptome provoziert. Die Rückbildung der Symptome wird beobachtet und verbalisiert. Wirkmechanismen werden erläutert und auf die Neigung zur katastrophisierenden Fehlinterpretation wird hingewiesen. Danach wird die Bauchatmung als Hilfsmittel zur Korrektur oder Verhinderung von Hyperventilieren trainiert.

Zudem werden Copingsstrategien zur Konzentrationslenkung während der Anstiegsphase erarbeitet. Innerhalb der ersten dreißig Sekunden bis eineinhalb Minuten eines Panikanfalls lässt sich damit die Intensität der Panik auffangen und die Motivation des Patienten, in eine Angstsituation hineinzugehen, steigern. Erarbeitet werden körperbezogene Strategien wie Bauchatmung oder körperliche Aktivitäten. Ebenso vorwärts oder rückwärts zählen, lesen, Muskelübungen, Beobachten von Personen, Auslagen, Bäumen; Riechen, Schmecken eines scharfen Bonbons, Betasten eines Knopfes, Revue passieren lassen einer Passage aus einem Film oder Roman, Pläne erstellen, singen, pfeifen, Musik hören usw.

Grundsätzlich ist das wichtigste Ziel der Angstbehandlung, sich nicht mehr von der Angst diktieren zu lassen, was der Patient zu tun oder zu lassen hat. Im Rahmen der Angstbehandlung werden systematische Denkfehler bei der Wahrnehmung, Bewertung und Befürchtung von Angstsituationen, eine fehlerhafte Informationsverarbeitung und negative Konzepte analysiert und besprochen. Die Einteilung erfolgt in willkürliche Schlussfolgerungen, selektive Verallgemeinerung, Übergeneralisierung, dichotomes- Alles oder Nichts-Denken ohne Abstufungen und Personalisierung. Es werden Angstthemen hinter dem Panikerleben (Angst vor Kollaps, Herz- oder Erstickungstod, Kontrollverlust, Verrücktwerden und vor dem negativen Urteil der Leute) thematisiert. Zudem werden befürchtete Folgen durchgesprochen. Die fehlerhafte Information wird reattribuiert und neu bewertet. Es werden Selbstinstruktionen für optimistisch formulierte Kognitionen entwickelt (Bassler und Leidig, 2005).

Neben dem ständigen Erfahrungsaustausch wird auch ein geeignetes Gesundheitsverhalten zur Stärkung von Psyche, Hormonsystem und Immunsystem erarbeitet. Die bestehende Abhängigkeit von Bezugspersonen im Hinblick auf Zuwendung und fürsorgliches Verhalten wird beleuchtet und die Fähigkeit zur Selbstabgrenzung von den Bezugspersonen als wichtige soziale Kompetenz unterstrichen. Auch Kommunikationshilfen, insbesondere Fähigkeiten wie Kritik üben, hinnehmen, Wünsche äußern und Nein sagen werden erläutert. Das Stressmanagement wird erleichtert durch die Hilfe von Problembewältigungsstrategien (Bassler und Leidig, 2005).

Zur Rückfallprophylaxe wird erarbeitet, dass Stressoren nicht vorhersehbar sind, dass Rückfälle auftreten können und wie damit umzugehen ist. Zudem werden Angstbewältigungsressourcen betont.

Durch die Angstbehandlung in der Gruppe wirken Gruppendynamik und Modellverhalten der Gruppenteilnehmer motivierend, sie mobilisieren Ideen und Ressourcen für die Gestaltung von Angstkontrolle oder Problemlösungen und regen zu Imitationsverhalten an. Die Angstpatienten können aus einer großen Reihe von Bewältigungsverfahren und therapeutischen Vorgehensweisen eine individuelle Auswahl treffen und ihre Erfahrungen bei

der Umsetzung mit der Gruppe und den Therapeuten diskutieren. Jeder Mensch hat individuell bevorzugte Aufnahme- und Handlungsmöglichkeiten, von denen er zum Teil nicht einmal weiß, und diese gilt es bei jedem Einzelnen herauszufinden. Nicht alle Angstpatienten können beispielsweise gleichermaßen konzentriert mit kognitiven Methoden arbeiten, manch einer kommt besser mit körperbezogenen Vorgehensweisen, wie sportlicher Betätigung, Muskelentspannung und Atemtechnik, voran (Bassler und Leidig, 2005).

Die Wirksamkeit der Angstbehandlung beim Einzelnen oder in der Gruppe hängt nicht zuletzt vom Therapeutenverhalten ab. Je aufrichtiger, interessierter und empathischer, je zuversichtlicher, klarer und interaktionsfähiger der Therapeut agiert, desto eher entsteht eine tragfähige Therapeut-Patient-Beziehung. Aufmerksamkeit, Sensibilität und Freundlichkeit, aber auch eine angemessene emotionale Distanz im Umgang verstärken das Bemühen und die Fortschritte des Angstpatienten. Auch Transparenz und didaktisches Geschick des Therapeuten haben eine große Auswirkung auf den Erfolg der Therapie: Je verständlicher und durchsichtiger die notwendigen Informationen vermittelt werden, je aktueller und wissenschaftlich abgesicherter das edukative Material, je genauer auf Rückmeldungen, Ideen und therapierelevante spontane Äußerungen eingegangen wird, und je sorgfältiger an funktionalen Bedingungs- und Zielanalysen gearbeitet wird, desto kompetenter und selbstsicherer werden Angstpatienten bei der Bewältigung ihrer Angst (Schmidt-Traub, 2000).

6. Phobische Störungen

6.1 Agoraphobie ohne Panikstörung (ICD-10: F40.0; DSM-IV: 300.22)

6.1.1 Einleitung

Für diejenigen, die das Privileg hatten, den Unterricht der griechischen Sprache zu genießen, bedeutet der Begriff Agoraphobie zunächst etwas anderes als heutzutage damit in der Diagnostik der psychischen Erkrankungen ausgedrückt werden soll. Es handelt sich hier nämlich nicht nur um die Furcht vor den offenen, weiten und freien Plätzen (Agora bedeutet, aus dem Griechischen übersetzt: der Markt), sondern auch um die Angst vor Menschenansammlungen, engen Gassen, engen und überfüllten Geschäften etc. (World Health Organisation, 1991; American Psychiatric Association, 1994).

In leichteren Verläufen ist es meist ausreichend, wenn die Betroffenen die Angst machende Umgebung verlassen. Es gibt jedoch Patienten, die schon beim Verlassen eines als sicher empfundenen Ortes, etwa der eigenen Wohnung, sofort von schwerer Angst ergriffen werden. Es sind auch Fälle bekannt, in denen die bloße Anwesenheit einer anderen Person Angst mindernd wirkt. Dabei kann es sich um Personen handeln, die in einer ernsten Lebenslage nicht unbedingt eine suffiziente Hilfe leisten könnten. Irrationalerweise können es auch manchmal kleine Kinder, oder sogar in seltenen Fällen bestimmte Gegenstände sein (American Psychiatric Association, 1994).

In klinischen Einrichtungen weisen fast alle Personen mit Agoraphobie (über 95%) aktuell (oder in der Vorgeschichte) auch die Diagnose einer Panikstörung auf. Dagegen werden in epidemiologischen Studien höhere Prävalenzraten für Agoraphobie ohne Panikstörung in der Vorgeschichte als für Panikstörung mit Agoraphobie berichtet. Jedoch scheinen Probleme bei der Erhebung der Häufigkeitsrate in den epidemiologischen Studien für die erhöhten Werte verantwortlich zu sein (siehe auch 3.2. und 3.3.; American Psychiatric Association, 1994).

6.1.2 Besondere Merkmale

Die Störung tritt bei Frauen häufiger auf, als bei Männern. Im diagnostischen Vorgehen soll die kulturelle Zugehörigkeit geprüft werden um sicher zu stellen, ob eine uneingeschränkte Teilnahme am öffentlichen Leben vorausgesetzt werden kann (American Psychiatric Association, 1994; Arrindell et al., 2003).

6.1.3 ICD-10 Forschungskriterien für Agoraphobie ohne Panikstörung in der Vorgeschichte

Die ICD-10-Forschungskriterien (World Health Organisation, 1994) beschreiben die Agoraphobie wie folgt:

A. Deutliche oder anhaltende Furcht vor oder Vermeidung von mindestens zwei der folgenden Situationen:
   1. Menschenmengen

2. Öffentliche Plätze
3. Alleinreisen
4. Reisen mit weiter Entfernung von zu Hause
B. Wenigstens einmal nach Auftreten der Störung müssen in den gefürchteten Situationen mindestens zwei Angstsymptome aus folgender Liste gemeinsam aufgetreten sein, dabei mindestens ein Symptom aus 1 bis 4.
 1. Symptome autonomer Erregung
 2. Palpitationen, Herzklopfen oder beschleunigter Puls
 3. Schweißausbrüche
 4. Fein- oder grobschlägiger Tremor
 5. Mundtrockenheit
 6. Symptome in Brust und Abdomen
 7. Atembeschwerden
 8. Beklemmungsgefühl
 9. Schmerzen oder Missempfindungen in der Brust
 10. Übelkeit oder Missempfindungen im Abdomen
 11. Symptome des Bewusstseins
 12. Schwindel-, Unsicherheits-, Benommenheitsgefühl
 13. Gefühle, dass Dinge unwirklich sind (Derealisation) oder „selbst weit entfernt" oder „nicht richtig da" zu sein
 14. Allgemeine Symptome
 15. Furcht, die Kontrolle zu verlieren oder verrückt zu werden oder Schwäche
 16. Angst, zu sterben
 17. Hitzewallungen oder Kälteschauer (Depersonalisation)
 18. Gefühllosigkeit oder Kribbelgefühle

C. Es besteht eine deutliche emotionale Belastung durch das Vermeidungsverhalten, oder die Angstsymptome; die Betroffenen haben die Einsicht, dass diese übertrieben und unvernünftig sind.
D. Die Symptome beschränken sich ausschließlich oder vornehmlich auf die gefürchteten Situationen oder Gedanken an sie.
E. Häufigstes Ausschlusskriterium: Die Symptome des Kriteriums A sind nicht bedingt durch Wahn, Halluzinationen oder andere Symptome der Störungsgruppen organische psychische Störung (F0), Schizophrenie und verwandte Störungen (F2), affektive Störungen (F3) oder eine Zwangserkrankung (F42) oder sie sind nicht Folge einer kulturell akzeptierten Anschauung.
Das Vorliegen oder Fehlen einer Panikstörung (F41.0) kann mit der fünften Stelle angegeben werden: F40.00 Agoraphobie ohne Panikstörung/F40.01 Agoraphobie mit Panikstörung.

6.1.4 Diagnostische Kriterien für Agoraphobie ohne Panikstörung in der Vorgeschichte nach DSM-IV

Das DSM-IV (American Psychiatric Association, 1994) beschreibt Agoraphobie ohne Panikstörung in der Vorgeschichte wie folgt:

A. Es liegt eine Agoraphobie vor, die sich auf die Angst vor dem Auftreten panikähnlicher Symptome bezieht (z.B. Benommenheit oder Durchfall).

B. Die Kriterien für eine Panikstörung waren nie erfüllt.

C. Das Störungsbild geht nicht auf die direkte körperliche Wirkung einer Substanz (z.B. Droge, Medikament) oder eines medizinischen Krankheitsfaktors zurück.

D. Falls ein medizinischer Krankheitsfaktor vorliegt, so ist die unter Kriterium A beschriebene Angst deutlich ausgeprägter, als dies normalerweise bei diesem medizinischen Krankheitsfaktor zu erwarten wäre.

Patienten mit dieser Symptomatik und diesem Krankheitsbild haben eine Agoraphobie (Kriterium A). Die „panikähnlichen Symptome" schließen alle Symptome mit ein, die bei Panikattacken aufgelistet sind sowie andere beeinträchtigende oder auch schambesetzte Symptome (wie den plötzlichen Verlust der Blasenkontrolle, Umfallen etc.). Ein Patient hat beispielsweise die Angst, einen geschlossenen Raum – Kirche, Kino oder CT- zu betreten, da er befürchtet, dann benommen und schwindlig zu werden oder die Kontrolle über den Körper oder die Körperfunktionen zu verlieren.

6.1.5 Diagnosestellung nach differentialdiagnostischen Überlegungen

Die wesentlichen symptomatischen Merkmale der Agoraphobie ohne Panikstörung sind denen der Panikstörung mit Agoraphobie ähnlich, mit der Ausnahme, dass sich die Angst auf das Auftreten stark beeinträchtigender oder extrem peinlicher panikähnlicher Symptome oder eher auf Panikattacken mit unvollständiger Symptomatik als mit vollständiger Symptomatik bezieht (American Psychiatric Association, 1994; Moller, 2003; Herran et al., 2006).

Differentialdiagnostische Erwägungen hinsichtlich der Panikstörung werden wissenschaftsgeschichtlich durch kontroverse Positionen zum ätiologischen Zusammenhang beider Störungen bestimmt. Nach Klein entsteht eine Agoraphobie erst als Folge einer Panikstörung, die vor allem biologische Ursachen hat. Die DSM-Klassifikation schließt sich dieser Auffassung an und räumt der Diagnose Panikstörung Priorität ein. Deshalb heißen die Störungen dann auch „Panikstörung mit Agoraphobie" und „Panikstörung ohne Agoraphobie" sowie als letzte Möglichkeit „Agoraphobie ohne Panikstörung in der Vorgeschichte". In der ICD-10 begegnet man den Störungen gleichwertiger. Es ist jedoch festzustellen, dass beide Störungen sehr häufig zusammen auftreten. Primäres Merkmal der Unterscheidung ist die Situationsgebundenheit des Auftretens des Angstzustandes. Bei der Agoraphobie treten die Angstzustände gut vorhersagbar in bestimmten Situationen auf, die dem Patienten bekannt sind, d.h. die Auslöser sind sehr gut zuzuordnen (American Psychiatric Association, 1994; Herran et al., 2006).

Die Unterscheidung zur generalisierten Angststörung (GAS) gelingt in der Regel gut. Patienten mit generalisierter Angststörung weisen nicht diese konkreten situationsgebundenen Ängste mit daraus resultierendem Vermeidungsverhalten auf. Wenn bei der GAS ein Vermeidungsverhalten zu beobachten ist, dann nicht wegen Befürchtungen, einen physischen oder psychischen Schaden zu erleiden, sondern weil GAS-Patienten davon ausgehen, die entsprechende Aktivität „nicht zu schaffen", und zwar im Sinne von Situationen nicht aushalten zu können oder in einen unerträglichen physischen Zustand zu geraten. Wichtig ist deshalb die Feststellung der Gedanken und Phantasien der Patienten (American Psychiatric Association, 1994; Moller, 2003; Herran et al., 2006).

Ebenfalls soll beachtet werden, dass andere Gründe für das Vermeidungsverhalten von der Agoraphobie ohne Panikstörung in der Vorgeschichte abgegrenzt werden sollen. Im Falle von der so genannten sozialen Phobie vermeiden Menschen soziale Situationen oder Leistungssituationen, in denen sie Angst haben, sich in einer Weise zu verhalten, die demütigend bzw. beschämend für sie sein könnte (American Psychiatric Association, 1994).

Bei einer spezifischen Phobie werden bestimmte, gefürchtete Objekte oder Situationen gemieden (American Psychiatric Association, 1994; Moller, 2003).

Während einer depressiven Episode können Patienten aufgrund von Apathie, Energieverlust und Anhedonie es vermeiden ihre Wohnung zu verlassen (American Psychiatric Association, 1994).

Patienten, die an einer wahnhaften Störung leiden oder während einer psychotischen Episode auftretende Verfol-

gungsängste zeigen, können ebenfalls ein starkes Vermeidungsverhalten entwickeln. Dieses hindert den Patienten daran, bestimmte Orte aufzusuchen, bestimmte Gegenstände zu berühren, sich auf Situationen einzulassen (American Psychiatric Association, 1994).

Es gibt auch durchaus realistische Befürchtungen, die Menschen mit somatischen Erkrankungen zur Vermeidung von peinlichen oder gefährlichen Situationen bewegen können. Hier sollte eine Diagnose der Agoraphobie ohne Panikstörung nur dann gestellt werden, wenn das Vermeidungsverhalten oder die Angst eine Ausprägung erreichen, die durch die Schwere der Erkrankung nicht begründet werden kann. In solchen Fällen sollen die sekundären Krankheitsgewinne, wie eine verstärkte Aufmerksamkeit der Umgebung oder das Erlangen von sozialen Begünstigungen nicht ganz außer Acht gelassen werden (American Psychiatric Association, 1994; Herran et al., 2006).

6.1.6 Verlauf

Zugängliche Fallberichte zeigen, dass Agoraphobie über Jahre anhalten und die Lebensgestaltung deutlich beeinträchtigen kann (American Psychiatric Association, 1994; Herran et al., 2006).

6.1.7 Behandlung

6.1.7.1 Verhaltenstherapie

Die systematische Forschung über die Effektivität von Konfrontationsverfahren in der Therapie von Angststörungen ist sehr ausführlich untersucht worden. Bei ca. 80% aller Studien wurden Katamnesedaten erhoben. Die Konfrontation in vivo bei phobischem Vermeidungsverhalten erwies sich als die Methode der Wahl. Dabei zeigen die Ergebnisse der Studien zur massierten Konfrontation konsistent sehr starke Wirkungen auf die Hauptsymptomatik, aber auch auf individuell definierte andere Zielsymptome, allgemeines Wohlbefinden sowie Arbeit und Freizeit (Grawe und Braun, 1994).

Vor allem bei schweren Phobien sind massive Konfrontationen langfristig wirksamer, dabei beginnt die Therapie mit Situationen, die mit hoher Wahrscheinlichkeit starke Angst auslösen werden. Mehrere Stunden Konfrontation täglich an mehreren Tagen hintereinander (massierte Übung) scheint die schnellsten und stabilsten Erfolge zu bewirken. Für massierte Reizkonfrontationen gibt es jedoch auch Kontraindikationen bei real gefährlichen Situationen wie Auto fahren und Berg steigen, bei einer Komorbidität mit einer körperlichen Erkrankungen, die die körperliche Belastbarkeit nennenswert einschränkt, z.B. Epilepsie (Bartling et al., 1992).

Im Rahmen der Vorbereitung auf Konfrontationsübungen wird ein Erklärungsmodell für die Angstproblematik dem Patienten vermittelt, aus dem das therapeutische Vorgehen abgeleitet wird. Grundlage bildet die Zweifaktorentheorie der Angst (s. Kap.I). Das Erklärungsmodell beruht auf individuellen Symptomen, Verhaltensweisen, Befürchtungen und Erklärungsschemata der Patienten. Der Patient muss erkennen, dass Vermeidungsverhalten zentral für die Aufrechterhaltung seiner Ängste ist und diese letztendlich stabilisiert. Vermeidung führt nur kurzfristig zu einer Angstreduktion. Langfristig verstärkt die Vermeidung jedoch die Angst, da sich dem Patienten jedes Mal von neuem bestätigt, dass die Situation gefährlich geworden wäre, wenn er länger in der Situation geblieben wäre. Darüber hinaus wird der Patient darauf hingewiesen, dass es in der Angstsituation zwar wichtig ist, nicht zu vermeiden, die letztendliche Entscheidung liegt jedoch einzig und alleine beim Patienten. Er wird vom Therapeuten ermuntert, in der Situation zu bleiben, der Patient hat jedoch die Sicherheit dies für sich entscheiden zu können. Wichtig in der Konfrontationssituation ist, dass der Patient keine Sicherheitsverhaltensweisen mit sich trägt (Beruhigungstablette, Handy etc.). Das würde dem Patienten eine kognitive Vermeidungsstrategie ermöglichen (Schneider und Markgraf, 1998).

In der Behandlung von Ängsten ist eine Rückfallprophylaxe besonders wichtig, da diese oft einen stark fluktuierenden Verlauf zeigen, in dem Perioden sehr häufiger Anfälle mit anfallsfreien Phasen abwechseln können. Rückfällen wird durch eine Reihe von Maßnahmen entgegengewirkt. Wichtig ist, dass die Patienten erworbene Strategien selbstständig außerhalb der Therapiesituation einsetzen können, ohne eine Abhängigkeit zum Therapeuten zu entwickeln. Dies ist auch hilfreich für eine bessere Generalisierung der Therapieeffekte. Zudem wird die Möglichkeit von Fluktuationen und Rückschlägen mit den

Patienten thematisiert, die aber nicht als Katastrophe interpretiert werden sollen. Zur Klärung dient das Diathese-Stress-Modell, das auch gleichzeitig zur Reduktion von Stressoren und Konflikten im Alltag motiviert. Auch Hausaufgaben in möglichst vielen realen Situationen und praktisch relevanten Situationen dienen zur Generalisierung und zur Verhütung von Rückfällen. Es ist wichtig, Eigenverantwortung der Patienten von Anfang an zu fördern und deren eigene Entscheidungen in die Therapieplanung früh genug einzubeziehen (Schneider und Markgraf, 1998).

6.1.7.2 Systemische Therapie

Zu Beginn der Behandlung liegt der Focus darauf, den Teufelskreis der Angst zu unterbrechen, der durch versuchte Lösungen der agoraphobischen Person aufrechterhalten wird. Als Technik zur Beendigung dieser dysfunktionalen Lösungsversuche werden im ersten Stadium der Behandlung folgende Schritte angewandt: Eine indirekte Verschreibung (Tagebuch) zur Verschiebung der Aufmerksamkeit des Patienten weg von seinem Symptom und eine strategische Umdeutung (Angst vor Hilfe), wobei die Energie des Symptoms gegen sich selbst gerichtet wird, indem durch die Erzeugung von Angst eine Veränderung des Verhaltens herbeigeführt wird, das durch Angst ausgelöst worden war. Es wird die Anweisung gegeben, das System innerhalb einer vorgegebenen, zeitlich und räumlich festgelegten virtuellen Sequenz durch Ausführung bestimmter

Handlungen unter Suggestion absichtlich zu verschlimmern. Diese Strategie wird die Verschreibung des Symptoms genannt. Dadurch gewinnt der Patient in paradoxer Weise Kontrolle über das Symptom oder wird völlig davon befreit (absichtliche Verschlimmerung des Symptoms in einem halbstündigen Ritual). Unter Anleitung des Therapeuten kann der Patient einige konkrete Erfahrungen machen, die ihm unbestreitbar vermitteln, dass er nun alle Situationen, die für ihn vorher stark Angst besetzt waren, überstehen kann. Eine gut geplante und sorgfältig vermittelte Abfolge solcher Verschreibungen, bringen den Patienten dazu, die Angst davor sich frei zu bewegen, zu überwinden und aus der Einsamkeit und Vermeidung heraus zu kommen (Eher et al., 1997).

Weiter wird der Patient darin bestärkt, persönliche Ressourcen wieder aufzunehmen, die er aufgrund der unkontrollierbaren Symptome lange Zeit nicht mehr ausgeübt hat. Der Patient wird dann über die Strategien aufgeklärt. Es werden mit ihm die Taktiken und Techniken, die in der Therapie eingesetzt werden, thematisiert (Watzlawick, 1981).

Die Behandlung der Agoraphobie im Rahmen der systemischen Psychotherapie lässt sich wie folgt beschreiben (Nardone, 2003):

1. Stadium

Die Bedeutung der ersten Sitzung für Personen mit Angsterkrankungen ist eine wichtige Phase der Therapie. Es ist sehr wichtig, so früh wie möglich mit den zentralen therapeutischen Strategien zu beginnen und den Patienten zu motivieren, sich auf eine Veränderung einzulassen. Wichtig ist auch, dem Patienten sehr genau zuzuhören, wenn er seine Symptome schildert, wobei es darauf ankommt, sich dem Kommunikationsstil in den Ausdrucks- und Wahrnehmungsweisen des Patienten anzupassen (Tracing). Als erstes liegt der Focus auf der Realitätswahrnehmung des Patienten und den darauf folgenden Reaktionen. Weiter wird dem Patienten vermittelt, dass durch Unterstützung und Vermeidung das Symptom nicht bewältigt wird, sondern dass das im Gegenteil langfristig eine chronifizierende Wirkung haben kann. Etwaige Insuffizienzgefühle und Abhängigkeitsgefühle, die der Patient dadurch erlebt, werden thematisiert. Durch die Mitteilung, dass Unterstützung und Vermeidungsverhalten Symptom verschlimmernd sein kann, verändert sich die Art und Weise, wie der Patient sein dysfunktionales Beziehungssystem wahrnimmt (Reframing). Durch diese Neuwahrnehmung entsteht im Patienten oft die Angst vor dem Empfangen von Unterstützung, da das Empfangen von Unterstützung eine Zunahme der Symptomatik bewirken kann.

Daneben ist bei diesen Reframing zu betonen, dass der Patient nicht sofort in der Lage sein wird, auf die Gefühle mit bisher eingesetzten Vermeidungsstrategien zu reagieren. Das ist eine paradoxe Anweisung, welche die Empfänglichkeit der Patienten erhöht. Der Patient ist darauf bedacht, dem Therapeuten zu beweisen, dass er sofort ohne schädliche Hilfe die Situation bewältigen kann und dass er mit dem Therapeut gemeinsam an der Überwindung seiner Symptome arbeiten will. Danach kommt es zur ersten Hausaufgabe (Verhaltensverschreibung), die der Patient in seinem Alltagskontext ausführen soll. Der Patient wird darüber unterrichtet, dass es ein Beobachtungsstadium ist und es sich bei der Aufgabe um eine Untersuchungsmethode handelt, die nach strikten Regeln durchzuführen ist, um einen Aufschluss für die Situation zu bringen. Hintergrund dessen ist, den Patienten davon abzuhalten, während der Ausführung auf Effekte der Aufgabe zu achten, da dies die Wirksamkeit der Verschreibung beeinträchtigen könnte (Nardone, 2003).

Die Verschreibung lautet wie folgt: „Jedesmal und sei es hundertmal am Tag, wenn sich eine Krise anbahnt, in der Sie in Panik geraten, Angst aufsteigen fühlen usw., nehmen Sie dieses Tagebuch aus der Tasche und schreiben alles auf, was passiert. Dabei halten Sie sich genau an die vorgegebene Anleitung und beantworten alle gestellten Fragen. In der nächsten Sitzung geben Sie mir die Seiten über die vergangene Woche und ich werde sie mir genau ansehen." Das Tagebuch besteht aus einem speziellen Block, den die Patienten zusammen mit der Anleitung ausgehändigt bekommen. Er besteht aus äußerst langweiligen Fragebögen mit etwa 10 Spalten, in denen Datum, Ort, Situation, Gedanken, Symptome und dergleichen festzuhalten sind. Mindestens fünf Minuten werden bei jeder Krise zum Ausfüllen eines Fragebogens benötigt (Nardone, 2003).

Dadurch kommt es zu einem Aufbruch der rigiden Reaktion, Realitätswahrnehmung und einer Auflösung des fast kontraproduktiven sozialen Unterstützungssystems. Die Verschreibung und die in den ersten Sitzungen geschehenen Umdeutungen verschieben die Aufmerksamkeit des Patienten vom Symptom zur Aufgabe und verhindern, dass er auf seine üblichen, erfolglosen Lösungsversuche zurückgreift. Die Verpflichtung, Gedanken, Ereignisse sorgfältig festzuhalten, führt zu einer völlig neuen Reaktion auf die Angst: Das Führen des Tagebuchs bei jedem Auftreten von Angst ist so mühsam, dass der Angstpatient von seiner ursprünglichen Reaktion befreit wird. Und indem der Patient zu der Ansicht gebracht wurde, dass Hilfe zu suchen und zu empfangen, die Symptome verschlimmern wird, wurde seine Angst durch eine andere, stärkere, ersetzt. Die neue Angst immobilisiert die alte und bringt damit Bewegung in die dysfunktionale Situation. Es wird mit der Angst gegen die Angst gearbeitet (Nardone, 2003).

2. Stadium

In der zweiten Sitzung folgt die Schilderung der Ereignisse der vergangenen Woche durch den Patienten, die eingesetzte therapeutische Verstärkung bekräftigt die bisherigen Strategien. Die Situation wird neu definiert, wobei die Schwere des Symptoms nicht so ist, wie es zunächst aussah, wenn sich die Situation schon durch eine kleine Maßnahme verändern lässt. Wie es sich herausgestellt hat, ist es möglich, Fortschritte zu machen. Auf dieser Neudefinition des Problems wird beharrt, dadurch bekräftigen die Patienten sogleich den Glauben an die eigenen Fähigkeiten. Eine bewusste Realitätswahrnehmung verändert sich von einer dysfunktionalen Perspektive zu einer funktionaleren Perspektive (Nardone, 2003).

Wenn der Patient nicht adäquat auf die Erstintervention reagiert hat, wird die Hausaufgabe eine weitere Woche gegeben und die Neudefinition in der dritten Woche wiederholt, bis sich der gewünschte Effekt einstellt (Nardone, 2003).

Zum Schluss erhält der Patient eine neue paradoxe Verhaltensverschreibung: „Da Sie jetzt eine Woche so erfolgreich an Ihrem Problem gearbeitet haben, wird Ihnen eine neue Aufgabe gestellt, die noch merkwürdiger oder bizarrer erscheint als die andere. Ich nehme an, dass Sie zu Hause einen Wecker haben, der fürchterlich klingelt. Jeden Tag werden Sie nun zu einer vereinbarten Zeit den Wecker nehmen und ihn so stellen, dass er eine halbe Stunde später klingelt. In der halben Stunde werden Sie sich in ein Zimmer in Ihrer Wohnung einschließen, sich in einen Sessel setzen und sich dazu zwingen, sich mies zu fühlen und sich auf Ihre schlimmsten Phantasien im Zusammenhang mit Ihrem Problem konzentrieren. Sie werden solange an Ihre schlimmsten Befürchtungen denken, bis Sie in Angst und Panik geraten. In diesem Zustand werden Sie den Rest der halben Stunde über bleiben. Sobald der Wecker klingelt, stellen Sie ihn ab, beenden die Übung, stoppen die Gedanken und Empfindungen, die Sie in Gang gesetzt haben, gehen sich das Gesicht waschen und nehmen wieder Ihre normale Alltagsbeschäftigung auf." Unabhängig vom Reaktionstypus hatten die meisten Patienten außerhalb der halben Stunde keine Krise erlebt, während ein kleiner Teil von ihnen weniger Angstphasen hatte, die jedoch leichter unter Kontrolle gebracht werden konnten (Eder, 2003).

In der nächsten Sitzung werden im Anschluss an den Bericht des Patienten über die Auswirkung der Verschreibung weitere Schritte zur Neudefinition der Situation im Sinne der Veränderung zum Positiven vorgenommen. Bei dem Patienten mit dem ersten Reaktionstypus werden wir unsere Neudefinition folgendermaßen formulieren (Nardone, 2003): „Wie Sie erleben konnten, können Sie Ihr Problem dadurch erträglicher machen, dass Sie es bewusst hervorrufen. Das klingt zwar paradox, aber Sie wissen, dass unsere Psyche manchmal eher paradox funktioniert als vernünftig. Sie lernen allmählich, nicht auf Ihre Störung und Ihre versuchten Lösungen hereinzufallen, die das Problem nicht aus der Welt schaffen sondern noch verschlimmern."

In diesem Sinne geht es die ganze Sitzung über weiter. Beim zweiten Reaktionstypus lautet die Neudefinition (Nardone, 2003): „Sehr gut, Sie lernen, das Problem zu beeinflussen und in den Griff zu bekommen. So, wie Sie die Symptome absichtlich hervorrufen können, können Sie sie auch in die Schranken verweisen und sie verschwinden lassen."

In beiden Fällen konzentriert sich also die Neudefinition der Auswirkung, welche die Verschreibung hatte, auf die Stärkung des Vertrauens des Patienten in die bereits stattfindende Veränderung sowie darauf, dass er neue und wirksame Strategien für den Umgang mit möglichen zukünftigen Ängsten erlernt (Fisch et al., 1982).

3. Stadium

Haben wir diese Phase der Therapie erreicht, besteht der nächste Schritt darin, indirekte Verhaltensverschreibungen zu planen, die aus einer gestuften Abfolge von Konfrontationen mit Angst auslösenden Situationen bestehen. Dieses Vorgehen ist in etwa vergleichbar mit der systematischen Desensibilisierung (s. 7.1.7.1.1.1.), mit dem Unterschied, dass wir mit Suggestionen arbeiten, die den Patienten die Ausführung der Angst besetzten Aufgabe erleichtern (Nardone, 2003).

Eine typische Verschreibung ist beispielsweise (Nardone, 2003): „Sehr schön, bisher haben Sie alles, worum ich Sie gebeten habe, sehr gut hinbekommen, und deshalb werden Sie auch noch ein bisschen mehr schaffen. Durch manche Dinge muss man eben durch. Deshalb werden Sie nun durch Ihre Angst hindurchgehen. Bis zur nächsten Sitzung werden Sie genau das tun, was ich Ihnen jetzt sage. Am Samstag werden Sie sich um 10.00 Uhr morgens den Mantel anziehen, zur Tür gehen und, bevor Sie sie öffnen, eine Pirouette drehen. Dann werden Sie die Tür öffnen, hinaustreten, die Tür schließen, noch eine Pirouette drehen, die Treppen hinuntersteigen zur Haustür, noch eine Pirouette drehen, die Tür öffnen und das Haus verlassen, dann drehen Sie eine weitere Pirouette und laufen in die Innenstadt. Sie gehen auf den Markt, suchen den größten, härtesten und reifsten Apfel, den Sie finden können. Diesen Apfel kaufen Sie und bringen ihn mir ins Büro. Denken Sie daran, dass ich zu tun haben werde, also klopfen Sie an und ich werde die Tür öffnen. Sie lassen mir den Apfel da, er wird mein Mittagessen sein und wir sehen uns dann in der nächsten Sitzung wieder."

Als Ergebnis der Verschreibung werden sich viele Patienten an diese Verschreibung halten. Sie werden durch diese merkwürdige Aufgabe, wenn Sie sie hinter sich gebracht haben, beginnen, ohne Angst alleine auszugehen und wagen sich mit der Zeit immer weiter vor. Die Verschreibung versetzt Patienten in die Lage, eine für Sie mit Angst verbundene Aufgabe zu absolvieren, weil sie durch eine noch stärker Angst besetzte Aufgabe, die sie zur Erfüllung des gesamten Auftrags erledigen müssen, von ihrer Angst abgelenkt werden (Eder, 2003).

4. Stadium (Letzte Sitzung)

Nun geht es um eine dauerhafte Konsolidierung des Selbstwertgefühls und der persönlichen Autonomie des Patienten. Hierzu erfolgt eine ausführliche Rekapitulation und Erklärung der therapeutischen Strategien und des Prozesses. Besonders herausgestellt wird, dass die Veränderung den persönlichen Fähigkeiten des Patienten zuzuschreiben ist. Der Therapeut hat diese bereits vorhandenen Persönlichkeitszüge nur aktiviert und nicht hinzugefügt, da dies unmöglich wäre (Nardone, 2003).

6.1.7.3 Psychodynamische Behandlung

Freud (1919) wies schon frühzeitig darauf hin, dass man eine Phobie mit dem psychoanalytischen Standardsetting nur dann erfolgreich behandeln kann, wenn man den technischen Parameter einführt, den Patienten aktiv dazu zu motivieren, sich ängstigenden Situationen oder Objekten zu stellen und dabei von ihm wahrgenommene Gefühlen und Phantasien in der Analysestunde zu besprechen. Diese klinische Empfehlung Freuds ist lange Zeit von der großen Mehrzahl von Psychoanalytikern nicht aufgegriffen worden. Aktuell zeichnet sich eine Tendenz zu psychodynamischen Therapieverfahren ab, bei allen Angststörungen, bei denen das Vermeidungsverhalten eine große Rolle spielt, dies frühzeitig und aktiv als eigenständiges Problem anzugehen. Beginnend in der psychodynamischen Behandlung von Agoraphobie wird eine sorgfältige Exploration der Panikanfälle und der sie begleitenden Phantasien erhoben. Dabei ist zu berücksichtigen, dass viele Patienten auf direktes Befragen zunächst keine besonderen Phantasien oder Kognitionen benennen können, die einem Panikanfall vorangegangen sind. Hierbei bedarf es besonderer Anstrengung, was durch die Aufforderung eingeleitet wird, sich nochmals möglichst intensiv in die damalige Situation hineinzuversetzen und alles mitzuteilen, was einem an Erinnerungsfragmenten in den Sinn kommt. Im Prinzip ähnelt diese Strategie der Methode der freien Assoziation der Psychoanalyse. Zusätzlich sollte zunächst abgeklärt werden, ob mehr Konflikt aufdeckendes oder alternativ ein mehr Ressourcen orientiertes Vorgehen indiziert ist. Im ersten Fall können ohne Einschränkungen Angst konfrontierende Übungen in den Therapieplan übernommen werden, im zweiten Fall dagegen sind zunächst die Ich-strukturellen Voraussetzungen zu schaffen, dass der Patient ein stärkeres Ausmaß von Angst zu bewältigen lernt, da sonst die Gefahr einer psychischen Dekompensation mit traumatisierender Angstüberflutung droht (Schmidt-Traub, 2000).

Bei schwer ängstlichen Patienten mit größerer Ich-struktureller Schwäche sollte im Vordergrund stehen, dass eine vertrauensvolle Beziehung zum Therapeuten aufgebaut werden muss. Im Hinblick auf die therapeutische Beziehung verlangt der Patient entsprechend eine räumliche Nähe, ständige Verfügbarkeit des Therapeuten, ist aber nur widerwillig bereit, über Art und Grund dieser Bedürfnisse nachzudenken. Trotz solcher teilweise massiver Widerstände ist zu empfehlen, dieses anklammernde Verhalten dem Patienten deutlich aufzuzeigen und auf seinen jeweiligen, unbewussten Grund zurückzuführen. Auch die Rolle des Partners oder einer nahen Bezugsperson sollte sorgfältig berücksichtigt werden. Nicht selten kann der Partner unbewusst Interesse daran haben, dass angstneurotische Setting aufrechtzuerhalten, weil er möglicherweise unbewusst einen Gewinn daraus zieht, für den Patienten die Rolle einer stets fürsorglichen Mutter spielen zu können. Gesundet der Patient, kann sich dadurch das bisherige Beziehungsarrangement erheblich destabilisieren (Mentzos, 1984).

6.1.7.4 Empfohlenes psychotherapeutisches Vorgehen

Speziell für Patienten mit Agoraphobie ohne Panikstörung sind folgende Vorgehensweisen empfehlenswert (Bassler und Leidig, 2005): Bei ausgeprägtem agoraphobischen Vermeidungsverhalten geht es vorrangig darum, den Patienten frühzeitig zu einer aktiven Konfrontation mit einer Angst machenden Situation zu bewegen, wobei hier kognitiv-behaviorale Behandlungsstrategien eingesetzt werden sollten. Allerdings meint Therapieerfolg mehr als nur die erreichte Symptomreduktion. Viele Angstpatienten haben Interesse daran, ein Handwerkzeug in die Hand zu bekommen, das ihnen hilft, mit den Ängsten besser zurechtzukommen. Andererseits haben sie auch ein großes Interesse daran, die tiefer liegenden Hintergründe ihrer Ängste näher kennen zu lernen. Erst nachdem sich verlässlich ein Angst konfrontierendes Übungsverhalten beim Patienten etabliert hat, ist es zweckmäßig im engeren Sinn Konflikt aufdeckend zu arbeiten.

6.1.7.5 Pharmakotherapie

(s. Pharmakotherapie der Panikstörung)

6.2 Soziale Phobie (ICD-10: F40.1; DSM-IV: 300.23)

6.2.1 Einleitung

Soziale Phobien wurden in der Beschreibung von psychischen Störungen vergleichsweise spät aufgegriffen. Die erste Beschreibung geht auf Marks zurück, der soziale Phobien als Ängste beschrieb, die auftreten, wenn die Person im Mittelpunkt steht und bestimmte Tätigkeiten ausführt. Als Beispiele wurden Sprechen, Schreiben oder Essen in öffentlichen Situationen genannt. Dieses Konzept wurde inzwischen weiterentwickelt, damit wurde der Tatsache Rechnung getragen, dass einige Patienten die meisten sozialen Situationen fürchten, auf die sie treffen. Hier wurde eine generalisierte Form der sozialen Phobie eingeführt. Die Ängste beziehen sich auf Situationen, in denen der Patient beobachtet wird oder mit anderen in Kontakt tritt. Viele Phobiker vermeiden die auslösenden Situationen. In der ICD-10 wird jedoch auch beschrieben, dass manche Patienten die gefürchteten Situationen weiter aufsuchen, diese jedoch nur unter größtem Unbehagen (im klinischen Alltag häufig unter Substanzmittelmissbrauch) ertragen. Patienten mit sozialen Phobien suchen störungsimmanent im Vergleich zu anderen Angstpatienten seltener eine Therapie auf. Hintergrund ist offensichtlich die massive Scham und die Angst vor Versagen und Ablehnung auch in der therapeutischen Situation (American Psychiatric Association, 1994; Liebowitz, 1999; Sheeran und Zimmerman, 2002).

Zu beachten ist, dass im DSM-IV im Unterschied zur ICD-10 nicht nur das Vermeiden der sozialen Situation, sondern auch die Leistungssituation benannt wird. Es ist jedoch auch in der ICD-10 so gemeint, wie der Lektüre der Leitlinien zu entnehmen ist (Konermann und Zaudig, 2003).

Das Vermeidungsverhalten muss nicht vorhanden sein. Um die Diagnose zu stellen reicht es aus, wenn sich der Patient zwar der Angst machenden Situation stellt, aber gleichzeitig in der Situaton Angstgefühle entwickelt. Auf jeden Fall ist das Vorhandensein von somatischen Angstkorrelaten notwendig und zwar unabhängig davon, nach welchem System diagnostiziert wird. Häufig stellen die Betroffenen diese somatischen Symptome als das primäre Problem dar und negieren dabei das Gefühl der Angst zur Gänze. Treten jedoch die somatischen Erscheinungen, die als Angst gebunden angesehen werden, nur in den problematischen Situationen auf, ist vom Vorliegen der sozialen Phobie auszugehen (American Psychiatric Association, 1994; Liebowitz, 1999; Konermann und Zaudig, 2003).

6.2.2 Besondere Merkmale

In Abhängigkeit von jeweiliger kulturellen Prägung, können klinische Merkmale der Störung regionalcharakteristische Tendenzen zeigen. In Asien können Personen mit Sozialer Phobie anstatt verlegen sein, eine Angst entwickeln, in sozialen Situationen andere Menschen zu ärgern oder abstoßend zu wirken (American Psychiatric Association, 1994; Chang, 1997).

6.2.3 ICD-10 Forschungskriterien für soziale Phobie

Die ICD-10 Forschungskriterien nennen folgende Merkmale einer sozialphoben Störung (World Health Organisation, 1994):

A. Entweder 1. oder 2.: deutliche Angst, im Zentrum der Aufmerksamkeit zu stehen oder sich peinlich oder beschämend zu verhalten.

Deutliche Vermeidung, im Zentrum der Aufmerksamkeit zu stehen oder von Situationen, in denen die Angst besteht, sich peinlich oder beschämend zu verhalten. Diese Ängste treten in sozialen Situationen auf, wie Essen oder Sprechen in der Öffentlichkeit, Begegnung von Bekannten in der Öffentlichkeit, Hinzukommen oder Teilnahme an kleineren Gruppen, wie z.B. bei Partys, Konferenzen oder in Klassenräumen,

B. Mindestens zwei Angstsymptome in den gefürchteten Situationen, mindestens einmal seit Auftreten der Störung, wie in F40.0, Kriterium B., definiert, sowie zusätzlich mindestens eines der folgenden Symptome:
   1. Erröten oder Zittern
   2. Angst zu erbrechen
   3. Miktions- bzw. Defäkationsdrang bzw. Angst davor

C. Deutliche emotionale Belastung durch die Angstsymptome oder das Vermeidungsverhalten. Einsicht, dass die Symptome oder das Vermeidungsverhalten übertrieben und unvernünftig sind.

D. Die Symptome beschränken sich ausschließlich oder vornehmlich auf die gefürchteten Situationen oder Gedanken an diese.

E. Häufigstes Ausschlusskriterium: Die Symptome des Kriteriums A. sind nicht bedingt durch Wahn, Halluzinationen oder andere Symptome der Störungsgruppen organische psychische Störung (F0), Schizophrenie und verwandte Störungen (F2), affektive Störungen (F3) oder eine Zwangsstörung (F42) oder sind keine Folge einer kulturell akzeptierten Anschauung.

6.2.4 Diagnostische Kriterien für soziale Phobie nach DSM-IV

Das DSM-IV beschreibt soziale Phobie wie folgt (American Psychiatric Association, 1994):

A. Eine ausgeprägte und anhaltende Angst vor einer oder mehreren sozialen oder Leistungssituationen, in denen die Person mit unbekannten Personen konfrontiert ist oder von anderen Personen beurteilt werden könnte. Der Betroffene befürchtet, ein Verhalten (oder Angstsymptome) zu zeigen, das demütigend oder peinlich sein könnte.

Beachte: Bei Kindern muss gewährleistet sein, dass sie im Umgang mit bekannten Personen über die altersentsprechende soziale Kompetenz verfügen, und die Angst muss gegenüber Gleichaltrigen und nicht nur in der Interaktion mit Erwachsenen auftreten.

B. Die Konfrontation mit der gefürchteten sozialen Situation ruft fast immer eine unmittelbare Angstreaktion hervor, die das Erscheinungsbild einer situationsgebundenen oder einer situationsbegünstigten Panikattacke annehmen kann.

Beachte: Bei Kindern kann sich die Angst durch Weinen, Wutanfälle, Erstarren oder Zurückweichen von sozialen Situationen mit unvertrauten Personen ausdrücken.

C. Die Person erkennt, dass die Angst übertrieben oder unbegründet ist. Beachte: Bei Kindern darf dieses Kriterium fehlen.

D. Die gefürchteten sozialen oder Leistungssituationen werden vermieden oder nur unter intensiver Angst oder Unwohlsein ertragen.

E. Das Vermeidungsverhalten, die ängstliche Erwartungshaltung oder das starke Unbehagen in den gefürchteten sozialen oder Leistungssituationen beeinträchtigen deutlich die normale Lebensführung der Person, ihre berufliche (oder schulische) Leistung oder soziale Aktivitäten oder Beziehungen, oder die Phobie verursacht erhebliches Leiden.

F. Bei Personen unter 18 Jahren hält die Phobie über mindestens 6 Monate an.

G. Die Angst oder Vermeidung geht nicht auf die direkte körperliche Wirkung einer Substanz (z.B. Droge, Medikament) oder eines medizinischen Krankheitsfaktors zurück und kann nicht besser durch eine andere psychische Störung (z.B. Panikstörung mit oder ohne Agoraphobie, Störung mit Trennungsangst, Körperdysmorphe Störung, tiefgreifende Entwicklungsstörung oder schizoide Persönlichkeitsstörung) erklärt werden.

H. Falls ein medizinischer Krankheitsfaktor oder eine andere psychische Störung vorliegen, so stehen diese nicht in Zusammenhang mit der unter Kriterium A beschriebenen Angst, z.B. nicht Angst vor Stottern, Zittern bei Parkinsonscher Erkrankung oder, bei Anorexia Nervosa oder Bulimia Nervosa, ein abnormes Essverhalten zu zeigen.

Bestimme, ob:
Generalisiert: Wenn die Angst fast alle sozialen Situationen betrifft (ziehe auch die zusätzliche Diagnose einer vermeidend-selbstunsicheren Persönlichkeitsstörung in Betracht).

6.2.5 Diagnosestellung nach differentialdiagnostischen Überlegungen

Personen mit sozialer Phobie nehmen fast immer Angstsymptome (Herzklopfen, Zittern, Schwitzen, Magen-Darm-Beschwerden, Durchfall, Muskelverspannungen, Erröten, „Durcheinander sein") in den gefürchteten Situationen wahr, wobei diese in schweren Fällen die Kriterien für eine Panikattacke erfüllen können. Diese Angstsymptomatik kann dann die Form einer situationsgebundenen oder einer situationsbegünstigten Panikattacke annehmen (American Psychiatric Association, 1994; Liebowitz, 1999).

Die Angst, sich in sozialen Situationen zu blamieren, ist weit verbreitet, die Diagnose sollte deshalb nur dann gestellt werden, wenn die Vermeidung, Angst oder ängstliche Erwartungshaltung bezüglich der Konfrontation mit der Situation alltägliche Routinearbeiten, die berufliche Funktionsfähigkeit, das Beziehungsleben, die Arbeitsfähigkeit oder das Sozialleben der Person deutlich einschränken (American Psychiatric Association, 1994; Liebowitz, 1999).

In den gefürchteten Situationen entwickeln Personen mit sozialer Phobie Angst, sich zu blamieren, und befürchten stets „Katastrophales", z.B. dass andere, insbesondere subjektiv für sie wichtige Personen sie als ängstlich, komisch, schwach, „verrückt" oder dumm beurteilen könnten. Sie können öffentliches Sprechen fürchten, da sie sich sorgen, dass andere das Zittern ihrer Hände oder der Stimme bemerken könnten. Sie können Essen, Trinken oder Schreiben in der Öffentlichkeit vermeiden, aus Angst sich zu blamieren, wenn andere sehen, dass ihre Hand zittert (Angst, zu unterschreiben und einen Schreibkrampf zu entwickeln) (American Psychiatric Association, 1994; Hinrichsen et al., 2007).

Der Patient mit sozialer Phobie vermeidet die angstauslösende Situation. Seltener bemüht oder zwingt sich der Patient, die angstauslösende Situation auszuhalten. Deutliche Erwartungsangst kann auch in Antizipation einer Angst auslösenden Situation auftreten, die erst in der Zukunft stattfindet. Das kann bedeuten, dass sich ein Patient über mehrere Wochen hinweg täglich Sorgen um ein bevorstehendes soziales Ereignis macht. Es kann ein sich selbstverstärkender Kreislauf entstehen aus Erwartungsangst, die zu angstverschärfenden Vorstellungen und Phantasien und Angstsymptomen in solchen gefürchteten Situationen führt (Katastrophisieren) und den tatsächlich schlechten oder als schlecht empfundenen Leistun-

gen in der entsprechenden Situation (American Psychiatric Association, 1994; Liebowitz, 1999; Hinrichsen et al., 2007).

Patienten, die an einer sozialen Phobie leiden, sind oft gegenüber Kritik, negativer Bewertung oder Ablehnung besonders empfindlich. Sie haben Schwierigkeiten, sich selbst zu behaupten und zeigen ein geringes Selbstwertgefühl. Es macht ihnen auch Angst, an einer anonymen Bewertung, wie einer anonymisierten Prüfung teilzunehmen. Obwohl sie über einen ähnlichen Wissensstand wie die anderen verfügen, schneiden sie in der Schule wegen ihrer Prüfungsangst oder weil sie die Teilnahme an der Prüfung vermeiden sehr häufig schlechter ab. Sie erwecken den Eindruck schlechter zu sein, dabei handelt es sich in erster Linie darum, dass sie es vermeiden, in der Öffentlichkeit zu sprechen oder Gespräche mit Autoritätspersonen oder Kollegen zu führen. Diese Menschen verfügen oft über ein sehr eingeschränktes soziales Netz und in schweren Fällen führen sie ihr Leben am Rande der Gesellschaft, nachdem sie die Schule abgebrochen bzw. ihre Arbeit verloren haben. Oft halten sie den Kontakt nur zu ihrer Herkunftsfamilie aufrecht, verzichten vollständig auf Verabredungen und haben ihre Freundschaften nahezu vollständig aufgegeben (American Psychiatric Association, 1994; Liebowitz, 1999).

Typischerweise beginnt die Panikstörung mit unerwarteten Panikattacken und anschließender Vermeidung von Situationen, die vom Patienten als Auslöser vermutet werden. Die Panikstörung ist durch wiederkehrende unerwartete Panikattacken charakterisiert, die, was entscheidend ist, nicht ausschließlich auf soziale Situationen beschränkt sind. Demzufolge wird eine soziale Phobie nicht diagnostiziert, wenn sich die Angst nur darauf bezieht, während einer Panikattacke beobachtet zu werden. Wenn eine Person unerwartete Panikattacken erlebt, die nicht nur mit öffentlicher Beachtung bzw. Leistungserwartung einhergehen, soll die Diagnose Panikstörung ggf. mit Agoraphobie gestellt werden. Falls die Kriterien sowohl für Panikstörung als auch für soziale Phobie als erfüllt angesehen werden können, werden beide Diagnosen gestellt (American Psychiatric Association, 1994; Liebowitz, 1999).

Die bei der sozialen Phobie vermiedenen Situationen lassen darauf schließen, dass es sich hier um eine mögliche Bewertung durch Dritte handelt. Bei einer Agoraphobie ohne Panikstörung in der Vorgeschichte handelt es sich um Situationen, die mit Bewertung durch andere kaum etwas zu tun haben. Bei der Unterscheidung kann auch hilfreich sein, die Frage nach einer begleitenden Person zu stellen. Typischerweise würde eine Person mit Agoraphobie erleichtert sein, wenn die Begleitung einer vertrauten Person in einer Angst einflößenden Situation in Aussicht gestellt wird. Bei einer Person mit sozialer Phobie wäre mit oder ohne Begleitung zwar in einem Kaufhaus eine ausgeprägte Erwartungsangst, beobachtet zu werden, festzustellen, es würden jedoch normalerweise keine Panikattacken auftreten. Ein Patient mit sozialer Phobie würde sich durch die Anwesenheit einer Begleitperson, sogar einer nahe stehenden Person, eher beobachtet fühlen, was eine zusätzliche Belastung bedeuten würde (American Psychiatric Association, 1994; Liebowitz, 1999; Hinrichsen et al., 2007).

Angst vor Demütigung bzw. Peinlichkeit kann bei der generalisierten Angststörung oder auch bei einer spezifischen Phobie auftreten. Der Patient könnte in diesem Fall Angst haben, in Verlegenheit zu geraten, wegen einer Ohnmacht bei Blutabnahme oder wegen Durchfall und der Notwendigkeit, eine öffentliche Toilette aufsuchen zu müssen, jedoch stehen die Inhalte dieser Befürchtungen nicht im Vordergrund des Erlebens dieser Person. Im Falle einer generalisierten Angststörung bei Kindern und Jugendlichen ist oft die Sorge in Bezug auf die Qualität der schulischen Leistung zu beobachten, die jedoch unabhängig davon präsent ist, ob diese von Dritten beurteilt wird oder nicht. Im Fall der sozialen Phobie ist aber genau die mögliche Beurteilung durch andere Personen der Auslöser für das Auftreten der Angst. Der wichtigste differenzialdiagnostische Indikator für eine soziale Phobie gegenüber einer generalisierten Angststörung bezieht sich darauf, ob eine bedeutsame Angst vor Peinlichkeit und Erniedrigung vorhanden ist. Das ängstliche Sorgenverhalten der GAS-Betroffenen ist deutlich unspezifischer und auf mehrere Bereiche (Krankheit, Familie, Beruf, alltäglicher Kleinkram) bezogen (American Psychiatric Association, 1994; Liebowitz, 1999; Hinrichsen et al., 2007).

Bei einem mangelnden Interesse an Kontakten mit anderen Menschen, so wie dies bei Patienten mit schizoider Persönlichkeitsstörung der Fall ist, werden ebenfalls soziale Situationen vermieden. Hingegen besteht bei Patienten mit sozialer Phobie grundsätzlich das Interesse an Sozialbeziehungen mit vertrauten Personen (American Psychiatric Association, 1994; Liebowitz, 1999).

Es ist wichtig im Auge zu behalten, dass solche Phänomene wie Prüfungsangst oder Lampenfieber letztendlich weit verbreitet und nichts Ungewöhnliches sind. Es besteht solange kein Grund, diese Phänomene als diagnoserelevant zu betrachten, solange diese zu keiner klinisch bedeutsamen Beeinträchtigung und starker Belastung führen (American Psychiatric Association, 1994; Liebowitz, 1999).

Soziale Phobien weisen grundsätzlich eine hohe Komorbidität mit anderen psychischen Störungen aus. Die Symptome der sozialen Phobie gehen häufig mit der Entwicklung einer Panikstörung mit Agoraphobie, einer Agoraphobie ohne Panikstörung, einer Zwangsstörung, einer affektiven Störung, mit Störungen im Zusammenhang mit psychotropen Substanzen und Somatisierungsstörungen einher und treten oft mit diesen Erkrankungen gemeinsam auf (American Psychiatric Association, 1994; Liebowitz, 1999; Erwin et al., 2002).

Oft werden erstmals Ärzte oder Psychotherapeuten konsultiert, wenn es im Laufe der Zeit zu einer Suchtentwicklung infolge von Substanzenmissbrauch im Sinne eines misslungenen Selbsttherapieversuches gekommen ist (American Psychiatric Association, 1994).

Eine Besonderheit in der Differentialdiagnostik von Sozialphobikern besteht darin, dass sie Handlungen anderer Personen (Aussagen, Verhaltensweisen, Lachen, Blicke, Unterhaltungen mit Dritten) direkt auf sich beziehen. Wahn oder Wahnwahrnehmungen müssen dabei differentialdiagnostisch ausgeschlossen werden. Es kann nämlich sein, dass die Vorstellung, beobachtet und ggf. ausgelacht zu werden, bei Sozialphobikern den Charakter grenzwertiger präpsychotischer Beziehungsideen annehmen. Differentialdiagnostisch ist auch an eine Komorbidität mit einer paranoiden oder selbstunsicheren Persönlichkeitsstörung zu denken (American Psychiatric Association, 1994; Liebowitz, 1999).

Die Diagnose wahnhafte Störung statt soziale Phobie sollte dann gegeben werden, wenn die Person es beispielsweise vermeidet, in der Öffentlichkeit zu essen, weil sie der Überzeugung ist, dass sie von der Polizei oder anderen Personen beobachtet wird und nicht erkennt, dass die Angst übertrieben und unbegründet ist, d.h. wenn die Selbstkritik auf Grund von Ich-Regression fehlt. Darüber hinaus wird die Diagnose nicht gestellt, wenn die Angst real begründet ist. Man denke z.B. an die Angst, in der Klasse aufgerufen zu werden, wenn man nicht vorbereitet ist (American Psychiatric Association, 1994).

Eine Beziehung zwischen depressiven Störungen und den sozialen Phobien ist ebenfalls nachweisbar. Sozialer Rückzug von Patienten ist ein häufiges Symptom bei Depressionen. Zur Feststellung der Erstdiagnose ist es aber wichtig zu klären, welche Störung sich zuerst entwickelt hat. Bei gleichzeitigem Vorliegen manifester depressiver Symptome und der Symptome einer Sozialphobie ist die Motivation zum Rückzug und zur Vermeidung zu klären. Bei Depressionen ist das soziale Vermeidungsverhalten üblicherweise eine Folgeerscheinung von sozialem Rückzugsverhalten, Interessensverlust und Antriebsproblemen. Bei Sozialphobikern ist ein Schamerleben ein der Störung inhärentes Phänomen, während Depressive ihre Depression schuldhaft erleben (American Psychiatric Association, 1994; Liebowitz, 1999; Erwin et al., 2002).

Im Falle von bedeutsamen körperlichen Erkrankungen können diese als Risiko für eine Verschlechterung der sozialen Angst bei Patienten mit sozialer Phobie gelten. Es kann sich hier um ein abnormes Essverhalten, Körperdefekte oder solche Systemerkrankungen wie Morbus Parkinson handeln. Üblicherweise wird in dem Fall Diagnose soziale Phobie nicht gestellt, falls jedoch die soziale Vermeidung klinisch von Bedeutung ist, kann eine separate Diagnose einer nicht näher bezeichneten Angststörung mitgeführt werden (American Psychiatric Association, 1994; Liebowitz, 1999).

Ein weiterer wesentlicher Unterschied zwischen sozialer Phobie und körperdysmorpher Störung besteht darin, dass solcherart Betroffene außerhalb sozialer Situationen unter ihrem vermeintlichen körperlichen Mangel leiden. Gedanken an den Mangel sind kognitiv zeitlich über-

dauernd und übermässig präsent, und die Überzeugung ist gar nicht oder nur schwer korrigierbar. Ablehnungs- und Kritikängste infolge eines objektivierbaren organischen Defizits werfen erhebliche Probleme bei der Differenzialdiagnose auf. Beispiele sind Entstellung nach Unfällen, psychomotorische Probleme bei MS Erkrankungen, Brustamputationen bei Mamakarzinom. Die entscheidende Frage lautet differentialdiagnostisch, ob die Ängste zumindest teilweise begründet und damit objektiv nachvollziehbar sind oder nicht. Ebenso ist zu prüfen, ob bei den Betroffenen die unter B. genannten Kriterien (kardiologische, respiratorische, psychische Angstsymptome) vorhanden sind (American Psychiatric Association, 1994).

Ein besonderes diagnostisches und klassifikatorisches Problem stellen diejenigen Störungen dar, deren Symptom sich unter stressenden Einflüssen, wie sie eine Exposition in sozialen Situationen darstellen kann, verschlimmert. Das gilt zum Beispiel bei Stotterern. Ist das Erleben von Peinlichkeit oder die Erwartung negativer Bewertungen durch andere auf das Symptom beschränkt, sollte keine soziale Phobie diagnostiziert werden (American Psychiatric Association, 1994; Hinrichsen et al., 2007).

Die Abgrenzung zur ängstlich-vermeidenden Persönlichkeitsstörung fällt bei Patienten mit ausgeprägter und auf zahlreiche soziale Situationen „generalisierter Sozialphobie" (nach DSM-IV) sehr schwer, da deskriptiv Überschneidungen bestehen. Die diagnostischen Leitlinien der WHO von 1994 (World Health Organisation, 1994) erwähnen explizit, dass eine sozialphobische Störung „in der Regel mit niedrigem Selbstwertgefühl und Angst vor Kritik verbunden" ist. Schwierigkeiten in der Beziehungsaufnahme wegen Ängsten vor Kritik und Ablehnung sind aber auch ein wesentliches diagnostisches Kriterium der ängstlich-vermeidenden Persönlichkeitsstörung. Selbst der Funktionsgrad oder die Dauer der Störung geben wenig differenzialdiagnostische Hinweise, da bei Persönlichkeitsstörungen der Beginn per definitionem in der Jugendzeit oder im jungen Erwachsenenalter liegt, während das frühe Erkrankungsalter der Sozialphobie in den klinischen ICD-10-Leitlinien ausdrückliche Erwähnung findet. Klinisch handelt es sich bei den Störungen entweder um zwei getrennte Entitäten, deren Unterscheidungsmerkmal in der Vielfalt der angstauslösenden Situationen liegt, was gleichzeitig gegen die Existenz einer vom DSM-IV postulierten sozialen Phobie vom generalisierten Subtypus spricht, der dann in der ängstlich-vermeidenden Persönlichkeitsstörung aufgeht. Die andere Möglichkeit, die in der neueren Literatur vermehrt angenommen wird, ordnet die Störungen „isolierte" soziale Phobie, „generalisierte" soziale Phobie und ängstlich-vermeidende Störung nicht in kategoriale Dimensionen, sondern präferiert ein eindimensionales Modell mit fließenden Übergängen (American Psychiatric Association, 1994; Liebowitz, 1999).

6.2.6 Verlauf

Die soziale Phobie beginnt meist in der Pubertät, oft bei Personen, die in der Kindheit als relativ schüchtern galten, und oft direkt im Anschluss an ein belastendes oder peinliches Erlebnis erfolgen oder schleichend sein. Im Laufe der Zeit nimmt zwar die Ausprägung ab, die Symptome halten jedoch oft das ganze Leben lang an (American Psychiatric Association, 1994; Liebowitz, 1999; Erwin et al., 2002 American Psychiatric Association, 1994; Hinrichsen et al., 2007).

6.2.7 Behandlung

6.2.7.1 Kognitive Verhaltenstherapie

Die soziale Phobie wurde von Anfang an von der Verhaltenstherapie aufgegriffen. Es liegt inzwischen eine Vielzahl von Studien vor, die eine Wirksamkeit verhaltenstherapeutischer Verfahren (Training sozialer Fertigkeiten, Angstbewältigungstraining, Reizkonfrontation, kognitive Verfahren) auf bestimmte Zielsymptome nachgewiesen haben. Zudem kann die soziale Phobie als gelungenes Beispiel angeführt werden, wie in der Verhaltenstherapie bestehende Modelle überprüft und erweitert wurden. Aktuelle Therapieverfahren sind beeinflusst von Modellen über soziale Defizite, Modellen zur Entstehung und Aufrechterhaltung von Angststörungen, kognitiven Modellen zur Entwicklung änderungsstabiler dysfunktionaler Schemata, Modellen zur komplementären Beziehungsgestaltung und Ressourcenaktivierung (Beck, 1999; Hermann, 2002; Ambühl et al., 2004; Sachse, 2004). Es wurden aktuelle Befunde aus Familienuntersuchungen, der Neurobiologie, der

Lerntheorie, der Bindungsforschung, der Entwicklungspsychologie, der Wirkfaktoren von Psychotherapie und der Beziehungsgestaltung integriert (Grawe, 1998; Hermann, 2002). Allerdings ist noch nicht hinreichend geklärt, welche der daraus abgeleiteten Therapiebausteine zur Verbesserung der Symptomatik notwendig sind. Andere Therapiemaßnahmen wie systematische Desensibilisierung, alleinige Entspannungsverfahren, flooding („Überflutungsbehandlung", Exposition der am meisten Angst auslösenden Situation) wurden bezüglich der Wirksamkeit bei der sozialen Phobie als nicht ausreichend wirksam eingestuft. Über viele Jahre stand aus theoretischen Überlegungen die Gruppentherapie im Vordergrund, wobei nie eine eindeutige Überlegenheit gegenüber der Einzeltherapie gezeigt werden konnte. In einer neuen Studie war die Einzeltherapie gegenüber einer Gruppentherapie mit vergleichbaren Therapiebausteinen leicht überlegen. Eine gewisse Anzahl sozial phobischer Patienten ist in einer Gruppentherapie überfordert. Sie erdulden eher bestehende Schemata, als sie zu ändern oder sie brechen die Therapie aufgrund der Überforderung ab (Stravynski et al., 2000; Heimberg, 2002; Camart et al., 2006).

Obwohl die kognitive Verhaltenstherapie unbestritten die Methode erster Wahl in der Behandlung sozialer Phobien ist, sind die Ergebnisse bzgl. Effektstärke und Anzahl der Responder nicht eindeutig befriedigend. Aus theoretischen Überlegungen ist hier sicherlich interessant, ob sich die Therapieergebnisse durch integra-tive Maßnahmen weiter verbessern könnte. Denkbar wäre die kombinierte Einzel-Gruppentherapie, Integration interpersonaler oder psychodynamischer Therapiebausteine, vermehrtes Aufgreifen der Ressourcen der therapeutischen Beziehung über komplementäre Beziehungsgestaltung oder die Schematherapie (Grawe, 1998). Aufgrund der hervorgehobenen Rolle der kognitiv-verhaltenstherapeutischer Maßnahmen werden diese weiter unten an einem Fallbeispiel verdeutlicht.

6.2.7.2 Psychodynamische Behandlungsansätze

Die klassische Psychoanalyse tut sich bis heute schwer mit Ansätzen zur Behandlung der sozialen Phobien. Gründe könnten in der eher interaktionellen, als intrapsychischen Problematik, der Gegenübertragungshemmung der in der therapeutischen Beziehung meist ebenfalls beeinträchtigten Patienten, dem Vorherrschen von unterdrückter oder versteckter Scham gegenüber unbewussten Schuldgefühlen und der fehlenden Übertragbarkeit von triebdynamischen Modellen auf eine größere Gruppe der Patienten liegen (Hoffmann, 2002).

Überlegungen der Bindungsforschung zu Bindungssicherheit und Verstärkung explorativen Verhaltens erscheinen in der Genese der sozialen Phobien plausibel. Sie sind, obwohl sie in der Ätiologie der Störung eine noch nicht eindeutig nachgewiesene Rolle spielen, in aktuelle Behandlungsansätze eingegangen. Auch die in psychodynamische Behandlungsansätze eingegangene Theorien, dass Menschen mit einer sozialen Phobie weit häufiger als notwendig ein Abwehrsystem aktivieren, häufig unfähig sind im Sinne eines aktivierten Sicherheitssystems entspannte, positive zwischenmenschliche Kontakte zu leben, erscheinen einleuchtend (Cloitre und Shear, 1995).

In den wenigen Arbeiten zur psychodynamischen Therapie der sozialen Ängstlichkeit wurde pragmatisch eine Kombination psychodynamischer Ansätze mit Maßnahmen der kognitiven Verhaltenstherapie und eventuell der Pharmakotherapie vorgeschlagen. Studien zur psychodynamischen Therapie sozialer Phobien liegen, außer in einzelnen Fallberichten in der Menningerstudie sowie einer Arbeit aus den 80er-Jahren, nicht vor. Der Nachholbedarf der Psychodynamischen Verfahren in der Entwicklung plausibler Modelle zur Ätiologie der Störung und im Nachweis der Wirksamkeit daraus abgeleiteter therapeutischer Maßnahmen steht in gewissem Widerspruch zur Versorgungsrealität der sozialen Phobien, in der psychodynamische Verfahren eine wesentliche Rolle spielen (Bassler, 1996; Shear, 1996). Dabei könnten angesichts der immer noch recht hohen Anzahl von Nonrespondern auf Verhaltenstherapie und Pharmakotherapie tiefenpsychologisch fundierte Modelle und Behandlungsansätze eine wichtige Rolle spielen (Hoffmann, 2002).

6.2.7.3 Interpersonale Psychotherapie

Eine Weiterentwicklung bisheriger tiefenpsychologischer Modelle nahm Benjamin (Benjamin, 1996) in dem explizit nicht theoriegebundenen Entwicklungsmodell zur sozialen Vermeidung bei der vermeidend-selbstunsicheren Persönlichkeitsstörung vor. Als pathogen sah sie dabei die hohe Wertigkeit des äußeren Eindrucks auf das soziale Umfeld – „Was sollen die Leute denken?" – sowie stark beschämende Sanktionen beim Versagen vor den elterlichen Erwartungen. Das Zeigen von Schwächen wird in diesem Modell ebenfalls sanktioniert, gleichzeitig werde von den Eltern vor der unbarmherzigen Bewertung Außenstehender gewarnt. Damit werde eine starke Selbstkontrolle zum Vermeiden von Beschämung, ein übermäßiges Sicherheitsverhalten im Kontakt mit anderen und eine übermäßige Angst vor Außenstehenden gefördert. Ein aus diesem Modell, weiteren Aspekten der Entwicklungspsychologie, der interpersonalen Therapie anderer Störungen und der Lerntheorie entwickelter interpersonalen Psychotherapieansatz zeigt sich in Behandlung der sozialen Phobie in eigener Praxis als recht effizient.

6.2.7.4 Pharmakotherapie

Ob soziale Phobien tatsächlich pharmakologisch behandelt werden sollten wurde über lange Zeit kontrovers diskutiert. Die Pharmakotherapie dieser Störungen wurde auch erst in den letzten 15 Jahren verstärkt untersucht. Dem liegen sicherlich zu Recht Bedenken zu Grunde, ob eine Schüchternheit, Gehemmtheit, Menschenscheu tatsächlich medikamentös beeinflusst werden sollte. Gerade generalisierte soziale Phobien gehen jedoch massiv über derartige „Charaktereigenschaften" hinaus und verursachen teilweise einen immensen Leidensdruck und Beeinträchtigungen in vielen Lebensbereichen. Hier sollten alle möglichen Behandlungsoptionen mit den Betroffenen offen diskutiert werden, um eine möglichst umfassende Besserung erzielen zu können (Bandelow und Linden, 2006).

Nachdem über lange Zeit ausschließlich der reversible MAO-Hemmer Moclobemid (Versiani et al., 1997; Prasko et al., 2006) zur Behandlung der sozialen Phobien zugelassen war, sind inzwischen die SSRI Escitalopram (Kasper et al., 2005) und Paroxetin (Kent et al., 2002), der SNRI Venlafaxin (Liebowitz et al., 2006), für Mirtazapin (Mühlbacher et al., 2005) und das Benzodiazepin Clonazepam (Reiter et al., 1990) unter dieser Indikation zugelassen. Die Wirkung verschiedener SSRI konnte inzwischen in mehreren Studien bestätigt werden (Bandelow und Linden, 2006). Die Studienergebnisse zu Moclobemid sind im Gegensatz dazu nicht einheitlich, es war jedoch ebenfalls in mehreren Studien wirksamer als Placebo (Bandelow und Linden, 2006). Eine überzeugendere Wirksamkeit wurde bei den irreversiblen MAO-Hemmern Phenelzin und Tranylcypromin gesehen, diese können jedoch auf Grund der Nebenwirkungen nicht eindeutig empfohlen werden (Tranylcypromin) bzw. sind nicht in Deutschland zugelassen (Phenelzin) (Bandelow und Linden, 2006). Clonazepam sollte aufgrund der möglichen Abhängigkeitsentwicklung kritisch eingesetzt werden. Kaum untersucht sind TZA, wobei es positive Hinweise für die Wirkung von Clomipramin gibt (Bandelow und Linden, 2006). Beta-Blocker sind zwar bei der übermäßigen Nervosität vor Auftritten oder Prüfungen zur Reduktion der vegetativen Symptomatik wirksam, nicht jedoch in der Behandlung der sozialen Phobie (Liebowitz et al, 1992). Ebenfalls unwirksam war Buspiron (Van Vliet et al., 1997). Eine Verbesserung der Zielsymptomatik war im Gegensatz dazu für Pregabalin (Pande et al., 2004) nachgewiesen worden. Keine Studien liegen für den, in der Versorgungsrealität nicht selten zu sehenden Einsatz von Neuroleptika bei der sozialen Phobie vor. Interessant, aber für die Behandlung der Störung noch ohne Konsequenz erscheint die Möglichkeit einer Augmentation der Expositionstherapie durch den NMDA-Agonisten D-Cycloserin (Hoffmann, 2006).

Die Vergleichsstudien von SSRI und kognitiver Verhaltenstherapie sind bislang nicht überzeugend. Hier wurden vor allem Kurzzeitpsychotherapien mit Schwerpunkt auf nur einer Behandlungsstrategie (z.B. Exposition) untersucht (Bandelow und Linden, 2006). In derartigen Studien waren Psychotherapie und Pharmakotherapie häufig gleich wirksam, teilweise die Pharmakotherapie sogar überlegen (Bandelow und Linden, 2006). Studien, in denen tatsächlich mehrere Maßnahmen einer modernen kognitiven Verhaltenstherapie gegenüber der Pharmakotherapie eingesetzt wurden, sind rar. Neuere Studien zeigen hier eine Überlegenheit der KVT gegenüber der Pharmakotherapie zumindest bei einem Beobachtungszeitraum von mehr als 6 Monaten und Einbeziehung des Vermeidungsverhaltens in die Zielvariablen (Prasko et al., 2006). Die Wirkung der Pharmakotherapie setzt offensichtlich schneller ein, als die der KVT, wird von dieser jedoch nach 3–6 Monaten zumindest erreicht. Langfristig – Beobachtungszeitraum 1–2 Jahre – war die KVT überlegen (Prasko et al., 2006). Für die Kombination beider Methoden ist aus der Studienlage keine ausreichende Evidenz erkennbar.

6.2.7.5 Empfehlungen

Trotzdem lassen sich aus der aktuellen Studienlage, der klinischen Erfahrung und Hypothesen zur Entwicklung der Störung folgende Punkte zu einem pragmatischen Vorgehen zusammenfassen:

1. Bei der generalisierten sozialen Phobie besteht häufig ein hoher Leidensdruck und eine massive Beeinträchtigung. Die kognitive Verhaltenstherapie (bei einigen Patienten eventuell kombiniert mit Methoden der interpersonalen Therapie, der Schematherapie, der systemischen Kurzzeittherapie oder psychodynamischen Verfahren) ist Methode erster Wahl. Der Patient sollte jedoch unbedingt objektiv über die Möglichkeiten einer Pharmakotherapie aufgeklärt werden. Über die individuelle Behandlungsplanung sollte ein informed consent erreicht werden.
2. Als wirksame Faktoren bei der Psychotherapie der sozialen Phobie werden vermutet: Ressourcen der therapeu-

tischen Beziehung, Verbesserung der sozialen Fertigkeiten, Neubewertung der Symptomatik, Gewinnen neuer Erfahrungen in sozialen Expositionssituationen mit möglichst geringem Einsatz von Vermeidung/Sicherheitsverhalten, Veränderung dysfunktionaler kognitiver Schemata, Einsicht in lerngeschichtliche/psychodynamische Zusammenhänge in der Entwicklung der individuellen Störung, verbesserte Kontrollüberzeugung bezüglich der in gefürchteten Situationen auftretenden vegetativen Symptomatik/Neubewertung der physiologischen Reaktionen. Medikamente können dazu führen, dass die gefürchtete Situation weniger bedrohlich erscheint, das Ausmaß der Angstreaktion in der gefürchteten Situation geringer ausfällt, der Einfluss negativer affektiver Einflüsse (z.B. bei gleichzeitiger depressiver Symptomatik) auf kognitive Schemata, Bewältigungsressourcen, Demoralisation verringert wird. Medikamente können daher helfen, die therapeutische Beziehung offener zu gestalten, Vermeidungs- und Sicherheitsverhalten zu reduzieren, dem Patienten helfen, die Möglichkeiten von Rollenspielen, Exposition und anderen Verfahren besser zu nutzen und damit eine kognitive Neubewertung erleichtern. Andererseits können Medikamente durch eine Teilremission der Symptomatik Leidensdruck und Therapiemotivation reduzieren, die gleichzeitigen Erfolge einer Psychotherapie werden möglicherweise ausschließlich an die Einnahme der Medikation attribuiert.

3. Wenn aus diesen Überlegungen mit dem Patient eine Pharmakotherapie beschlossen wurde, sind nach der Studienlage Escitalopram, Paroxetin oder Venlafaxin Medikamente erster Wahl; die Wirksamkeit von Moclobemid erscheint weniger eindeutig belegt. Wie bei allen Angststörungen ist eine langsame Aufdosierung empfehlenswert, bei Verträglichkeit und zufriedenstellender Wirkung ist eine längere Behandlungsdauer wünschenswert. Allerdings ist nach Absetzen der Substanz mit einem Rückfallrisiko zu rechnen. Die Nachhaltigkeit einer medikamentösen Behandlung nach Absetzen ist nicht ausreichend belegt. Die Wirkung setzt offensichtlich recht schnell ein, so dass sie bereits nach 4–6 Wochen beurteilt werden kann. Bei Wirksamkeit wird eine Behandlungsdauer von 6–12 und maximal 24 Monaten empfohlen.

4. Bei nicht generalisierter sozialer Phobie ist die Effizienz der Pharmakotherapie weniger gut belegt, unter Berücksichtigung der unter (2) genannten Überlegungen ist hier mit dem Patienten eine gemeinsame Entscheidung zu treffen.

5. Bei Unwirksamkeit eines Medikaments sind die üblichen Überlegungen zu Compliance, Serumspiegel, Differentialdiagnosen notwendig, der Wechsel auf ein Medikament einer anderen Gruppe erscheint sinnvoll.

6. Bei Therapieresistenz sind (off-label) Einsatz von Clomipramin und Pregabalin denkbar, bei schweren Störungen unter ausreichender Kosten-Nutzen-Abwägung Clonazepam oder Tranylcypromin.

7. Bei Entscheidung zu einer medikamentösen Therapie sollte dem Patienten Hoffnung bezüglich der Wirkung gemacht werden. Bei Angsterkrankungen spielen Placeboeffekte eine erhebliche Rolle. Allgemein wird der Glaube des Therapeuten an den Therapieerfolg einer Maßnahme für wesentlich gehalten.

6.2.7.6 Fallbeispiel

Frau Z. kommt erstmals 27-jährig in stationäre psychotherapeutische Behandlung. Die Überweisung war wegen einer schweren depressiven Symptomatik mit Niedergeschlagenheit, sozialem Rückzug, Hoffnungslosigkeit, Perspektivlosigkeit und Suizidalität erfolgt. Sie berichtet, vor drei Monaten ihre erste Assistenzarztstelle gekündigt zu haben, da der schulmedizinische Betrieb sie abgestoßen habe. Kurz darauf habe sie eine seit vier Jahren bestehende Partnerschaft beendet, man habe sich auseinander entwickelt. Seither habe sie sich ganz zurückgezogen, kaum mehr etwas unternommen, Kontakte zu ehemaligen Arbeitskollegen, Kommilitonen und Freundinnen ganz aufgegeben. Im Kontakt ist die Patientin sehr freundlich und zuvorkommend. Sie erscheint schwingungsfähig, auffallend ist ein betont mädchenhaftes Verhalten, eine sehr leise Stimme. Der psychische Aspekt ist nur schwer mit dem massiven depressiven Rückzugsverhalten in Einklang zu bringen. Die Patientin berichtet jedoch, eine

Fassade aufrecht zu erhalten, und erklärt, „in mir sieht es anders aus". Wir einigen uns auf einen Versuch, die Umstände der Dekompensation verstehen zu lernen. Nach informed consent erfolgt eine antidepressive Behandlung mit SSRI.

Da als Focus Probleme am Arbeitsplatz – die Patientin war im Studium gut zurechtgekommen, eine internistische Stelle hatte sie sich immer gewünscht – oder in der Beziehung vermutet wurden, wird versucht, eine Bedingungsanalyse der depressiven Dekompensation zu erstellen. Trotzdem räumt die Patientin erst in der vierten Einzelstunde auffallend beschämt Schwierigkeiten mit dem Oberarzt und in den Morgenkonferenzen ein. Zuvor hatte sie mit geringer emotionaler Beteiligung darauf bestanden, dass der Grund ihrer Kündigung im klinischen Alltag liege, der mit ihren Ansprüchen nicht vereinbaren Versorgungsrealität der Patienten, der Arbeitsbelastungen, der starren Hierarchien. Ermutigt worden war sie, im Rahmen der vertrauter werdenden Beziehung, möglicherweise durch die Erfahrungsberichte des Therapeuten über dessen erstes Berufsjahr. Nachdem in der Folge in der Metaebene über die Mechanismen der sozialen Phobie, die bei dieser Störung typischen massiven Schamgefühle, das häufig auftretende Vermeidungsverhalten, das ständige Überprüfen des Eindrucks bei anderen, gesprochen wurde, die Patientin zudem über die Häufigkeit der Störung und die Behandelbarkeit informiert wurde, macht sie genauere Angaben über die Ausmaße der eigenen sozialen Phobie.

Soziale Ängste insbesondere die Angst vor dem Sprechen in der Öffentlichkeit, aber auch davor, in anderen Situationen aufzufallen, kenne sie schon seit der Grundschule. Sie habe allerdings in der Schule Referate meiden können, sich nur selten gemeldet. Sie sei zwar nie sonderlich beliebt, aber auch nicht unbeliebt gewesen, eben ein „unauffälliger Mitläufer". Die Lehrer hätten es irgendwie akzeptiert, dass sie sich nicht meldete, sie sei auch fast nie aufgerufen worden. Auch im Medizinstudium sei sie zurecht gekommen, nur die mündlichen Prüfungen hätten teilweise unüberwindliche Ängste ausgelöst, sie habe sich jedoch damit trösten können, dass sie die Prüfer nicht mehr treffen müsse. Bereits bei der ersten Patientenvorstellung an der neuen Arbeitsstelle sei es jedoch passiert. Ihre Stimme habe ganz komisch geklungen, sie habe geschwitzt, ihr sei schwindlig geworden, das Herz habe bis zum Hals geschlagen. Irgendwie habe sie die Sätze zu Ende gebracht, sie sei sich jedoch sicher gewesen, dass alle ihre peinliche Vorstellung bemerkt hatten. Zu den Kollegen sei sie nach dieser Blamage auf Distanz gegangen, allerdings seien alle weiterhin ganz freundlich zu ihr gewesen. Bei weiteren Patientenvorstellungen habe sie versucht, sich perfekt vorzubereiten, die Sätze auswendig zu lernen, trotzdem habe sie mit großer Scham die Anzeichen ihrer Anspannung, die aus ihrer Sicht auch anderen nicht verborgen geblieben sein können, bemerkt. Als ihr Oberarzt, den sie ansonsten geschätzt habe, sie bei der Visite einmal angefahren habe, „so genau wolle er es gar nicht wissen", sei es für sie noch schwerer geworden. Sie sei schließlich nach drei Monaten nicht mehr zur Arbeit gegangen, habe fristlos gekündigt. Zwar hätten Kollegen und sogar ihr Chef versucht, sie umzustimmen, sie sei auch gefragt worden, ob man ihr entgegenkommen könne. Aus Scham habe sie die Probleme jedoch nicht angesprochen, sie habe nur gesagt, dass sie sich überfordert fühle, der Beruf vielleicht doch nichts für sie sei.

Zur Entwicklung der Störung kann Frau Z. erst im Verlauf der sich intensivierenden Beziehung genauere Angaben machen. Sie stammt aus eher kleinbürgerlichen Familienverhältnissen, eine Schwester sei den Eltern immer näher gewesen, sie habe andere Interessen als die Familie gehabt, habe sich noch vor der Schule selbst das Lesen beigebracht, klassische Musik gehört, versucht, bei Freundinnen Klavierspielen zu lernen. Alles, was sie angefangen habe, sei ihr leicht gefallen. Die Eltern fanden das Verhalten ihrer Tochter komisch. Nicht selten sei sie in der Familie, schlimmer noch beim Besuch von bekannten Familien von den Eltern beschämt worden mit Aussagen wie „Unsere Frau Professor weiß mal wieder alles", „unsere Tochter überspringt die Schule und beginnt gleich mit dem Studium". Sie habe unter diesen Äußerungen sehr gelitten, sich isoliert und alleine gelassen gefühlt, zunehmend habe sie sich geschämt, wenn andere über sie gelacht haben. Weiter erinnert sie sich an ein für sie beschämendes Ereignis in der Schule. Sie sei von der Lehrerin wegen einer

besonders guten Leistung hervorgehoben wurde. Sie sei rot geworden, alle hätten geschaut. Daraufhin habe sie intensiver darauf geachtet, nicht aufzufallen, sich nur selten gemeldet, absichtlich Fehler in Klassenarbeiten gemacht, um nicht die Beste zu sein. Sprechen in der Unterrichtssituation habe zunehmend zu Verunsicherung, Anspannung, Erröten geführt. Aufgrund derartiger Ereignisse habe sie sich stundenlang geschämt. Unter Freundinnen seien die Ängste kaum aufgetreten, sie habe hier lustig und spontan sein können, die Begabungen und Fähigkeiten habe sie jedoch zu verstecken versucht.

In der Entstehung der sozialen Phobie dieser Patientin scheint ein intensives Gefühl von Ausgrenzung, Isoliertheit aufgrund ihres Andersseins – es konnte eine Sonderbegabung festgestellt werden – eine große Rolle zu spielen. Das Herausfallen aus der familiären Norm wurde sanktioniert, hier kam es auch zu intensiven Schamerlebnissen mit Bekannten und Angehörigen der Familie, an die sich die Patientin bis heute erinnern kann. Andere, für die Entstehung der sozialen Phobie beschriebene Faktoren (genetische Einflüsse, Ängstlichkeit der Eltern, Isolation der Eltern), konnten bei dieser Patientin nicht erhoben werden. Als weiterer wesentlicher Faktor in der Entstehung der sozialen Phobie werden einschneidende, beschämende Erlebnisse unter Peers beschrieben. Auch bei dieser Patientin kam es bereits während der Grundschule mehrmals zu massiven Ängsten vor Ausgrenzung/Isolierung aufgrund ihrer Stellung als Klassenbeste. Bei derart intensiver Aktivierung eines Schemas ist eine Realitätsüberprüfung häufig nur noch unzulänglich möglich. Es konnte allerdings herausgearbeitet werden, dass ab der Grundschule alleine die vermeintlich für andere sichtbaren und peinlichen körperlichen Begleiterscheinungen der Scham (Erröten, Stimme verschlagen, Schwitzen) zu Ängsten vor Ausgrenzung, Unzulänglichkeit führten. In der Folge arrangierte sich die Patientin nahezu perfekt mit ihren massiven Ängsten vor Ausgrenzung, Auffallen oder erneuten Schamreaktionen. Sie achtete darauf, nicht die Beste zu sein, verhielt sich freundlich und sozial angepasst, vermied aus zunehmender Angst, beobachtet zu werden oder im Mittelpunkt zu stehen, das Sprechen in der Schule oder in öffentlichen Situationen. Obwohl massive Schamreaktionen in der Öffentlichkeit weitgehend vermieden werden konnten, nahm Frau Z. bald ihre großen Ängste vor dem Sprechen und Auffallen wahr und musste zunehmend versuchen, diese Defizite zu verheimlichen. Der Schulalltag war häufig von vermehrter Anspannung begleitet, trotzdem kam sie mit dem gefundenen Arrangement zurecht.

An Hand eines kognitiv-behavioralen Modells konnten der Patientin individuelle Faktoren in der Aufrechterhaltung und Verstärkung der sozialen Phobie verdeutlicht werden:

1. Grundannahme: „Ich bin anders und werde ausgegrenzt."
2. Zunehmende Erfahrung, sich aufgrund der Scham/Schamvermeidung unangemessen oder peinlich zu verhalten und

auch deshalb zurückgewiesen werden zu können. „Auch wenn ich mich schäme, fällt das auf, ich werde für meine Unzulänglichkeit ausgegrenzt."
3. Zunehmende Auslösung körperlicher Reaktion bei, als gefährlich erachteten Situationen (insbesondere Reden in der Öffentlichkeit, aber auch Auffallen in der Öffentlichkeit, z.B. durch körperliche Symptome). „Schon allein wenn ich etwas sagen will, merke ich, wie das Herz schlägt, die Hitze ins Gesicht steigt."
4. Bereits der Gedanke an die Situation löst das Schema Unzulänglichkeit aus: „Was ich zu sagen habe, finden die anderen dumm oder lächerlich. Wenn ich ins Stocken komme, mich verspreche, fällt das allen auf." Diesen Gedanken wird vermehrtes Sicherheitsverhalten entgegengesetzt. „Wenn ich überhaupt etwas sage, dann muss ich sicher sein, das es passt, klug oder witzig ist, am besten ich gehe den Wortlaut vorher noch mal durch." Meistens ist dann die Situation vorbei, der vorbereitete Satz fühlte sich doch nicht so perfekt an, dadurch wird erneut das Schema Unzulänglichkeit aktiviert. „Jetzt hast du es wieder nicht geschafft, du Versager."

Die Fokussierung auf Absicherung und Vermeidung nimmt zunehmenden Raum ein und kann tatsächlich zu einer von außen wahrnehmbaren Verhaltensänderung geführt haben. Frau Z. sprach nur noch mit leiser, fast piepsiger Stimme, wirkte in den gefürchteten Situationen abwesend, hörte nicht mehr zu.

Der Patientin wurde deutlich, dass nach Zusammenbrechen der jahrelangen Vermeidungsstrategien und Absicherungen, der erneuten Erfahrung von Unzulänglichkeit und der antizipierten Angst vor Ausgrenzung mit den entsprechend fatalen Folgen für ihr Leben, eine völlige Demoralisation und Hoffnungslosigkeit letztendlich mit sekundärer Depression entstand. Auch die Beendigung der Partnerschaft begründete sich vor allem darin, vor dem Partner nicht als Versager dastehen zu wollen. Wie für viele Patienten mit einer sozialen Phobie, war nicht die über Jahre bestehende Beeinträchtigung der Grund eine Therapie einzuleiten, sondern das Zusammenbrechen der dysfunktionalen Bewältigungsstrategien in einer neuen Lebenssituation.

Frau Z. konnte deutlich gemacht werden, dass die Motivation für die Behandlung der Depression völlig andere Therapieziele zur Folge hatte, als für die Behandlung der zugrunde liegenden sozialen Phobie. Sie konnte erkennen, dass oben erarbeitetes Verhalten zwar eine gewisse Logik in der Vermeidung von Unwohlsein, Scham, Angst, Ausgrenzung und Isolation hatte, dass aber das bisherige Verhalten in kaum einem Bereich wirklich erfolgreich zum Ziel geführt hatte. Daher war es nach dieser Vorbereitung nicht schwer, die konkreten Therapieziele und -bausteine zu benennen.

Als Therapiebausteine wurden vereinbart:

1. Ein auf die individuellen Defizite zugeschnittenes soziales Fertigkeiten-Training mit Videofeedback (überwiegend in der Gruppe, subjektiv besonders problematische Defizite wurden in der Einzelsitzung bearbeitet): Die Patientin verfügte zwar über ausgesprochene Fähigkeiten, sich sozial erwünscht und angepasst zu verhalten, Defizite bestanden jedoch im Äußern von Kritik, in der Fähigkeit, sich abzugrenzen, Kritik oder Komplimente anzunehmen. Es bestanden große Schwierigkeiten, gefürchtete Situationen ohne Vorbereitung und Sicherheitsverhalten aufzusuchen.

2. Übungen zu speziellen Problembereichen – Reden vor der Gruppe, Patientenvorstellung, Begabungen und Interessen vorstellen – konnten hier eingeübt werden. Die Patientin erlebte eine deutliche Reduktion der Angst und Schamreaktion, reduzierte ihr Sicherheitsverhalten und holte sich konstruktiv-kritisches Feedback über ihr Verhalten ein. Als realistischer Problembereich wurde von ihr und der Gruppe die piepsige Stimme erachtet. Hier entschloss sich die Patientin zu stimmbildenden Übungen mit einer Logopädin.

3. Expositionsübungen außerhalb der Gruppe: Vorstellungsgespräche in Wohngemeinschaften, ein Getränk mit fester Stimme in einem Café zurück gehen lassen, ein Bewerbungsgespräch für Assistenzarztstelle. Später übernahm sie Vorträge in einer Krankenpflegeschule, sprach sich mit dem Chef und einem Kollegen der gekündigten Arbeitsstelle aus.

Ergebnis nach 12 Wochen stationärer Therapie (+4 ambulanten Terminen):

1. Vorläufig war eine berufliche Reintegration als Ärztin nicht denkbar, die Patientin übernahm jedoch mehrere Aufträge im Unterricht von Arzthelferinnen und der Patientenschulung, so dass sie in der Lage war, ihren Lebensunterhalt zu verdienen.

2. Die Einsicht in dysfunktionale Schemata hatte der Patientin subjektiv am meisten gebracht. Hier wurde neben kognitiven Ansätzen versucht, der Patientin in der therapeutischen Beziehung korrigierende Erfahrungen zu ermöglichen. Mit zusätzlichen körpertherapeutischen Verfahren zur besseren Selbstbehauptung wurde dieses Vorgehen ergänzt. Trotzdem erschien dieser Problembereich zum Entlassungszeitpunkt noch nicht abgeschlossen. Gerade beim Versuch, mit der Herkunftsfamilie und mit dem Ex-Partner Kontakt aufzunehmen, kam es zu einer erneuten Schema-Aktivierung. Andererseits gelang es der Patientin, in eine Wohngemeinschaft mit Akademikern, Handwerkern und Studenten zu ziehen, und in neu aufgebauten Beziehungen die gewonnenen Spielräume zu stabilisieren.

6.3 Spezifische Phobien (F40.2)

6.3.1 Einleitung

Spezifische Phobien, früher inadequat als „einfache" Phobien bezeichnet, haben eine relativ hohe Prävalenz (American Psychiatric Association 1994; Lieb et al., 2004; Iancu et al., 2007). Phobien sind in der Allgemeinbevölkerung relativ häufig, die dazugehörige Beeinträchtigung oder Belastung jedoch so gering, dass die Diagnose einer spezifischen Phobie nicht gerechtfertigt wäre (siehe auch 3.2. und 3.3.) (American Psychiatric Association 1994; Lieb et al., 2004; Iancu et al., 2007).

Vorläufige Befunde weisen darauf hin, dass abhängig von der Art der Phobie eine familiäre Häufung zu finden ist (z.B. biologische Verwandte ersten Grades von Personen mit spezifischer Phobie, Tier-Typus, haben ein höheres Risiko, ebenfalls eine Tierphobie zu entwickeln, obwohl es sich dabei nicht um das gleiche Tier handeln muss und biologische Verwandte ersten Grades von Personen mit spezifischer Phobie, situativer Typus, haben ein höheres Risiko, ebenfalls spezifische Phobien des situativen Typus zu entwickeln). Ängste vor Blut und Verletzung haben eine besonders hohe familiäre Häufung (American Psychiatric Association 1994; Lieb et al., 2004; Stein und Matsunaga, 2006; Incu et al., 2007).

6.3.2 Besondere Merkmale

Für viele Kulturen sind Ängste vor magischen oder spirituellen Dingen so charakteristisch, dass die Diagnose einer spezifischen Phobie nur in diesem kulturellen Kontext abgewogen werden muss (American Psychiatric Association, 1994; Essau et al., 2000; Iancu et al., 2006).

6.3.3 ICD-10-Forschungskriterien für spezifische Phobien

Die ICD-10-Forschungskriterien lauten (World Health Organisation, 1994):

A. Entweder 1. oder 2.:
   Deutliche Furcht vor einem bestimmten Objekt oder einer bestimmten Situation, außer Agoraphobie (F40.0) oder sozialer Phobie (F40.1), deutliche Vermeidung solcher Objekte und Situationen, außer Agoraphobie (F40.0) oder sozialer Phobie (F40.I).
   Häufige phobische Objekte oder Situationen sind Tiere, Vögel, Insekten, Höhen, Donner, Fliegen, kleine geschlossene Räume, Anblick von Blut oder Verletzungen, Injektionen, Zahnarzt- und Krankenhausbesuche.
B. Angstsymptome in den gefürchteten Situationen mindestens einmal seit Auftreten der Störung, wie im Kriterium B. von F40.0 (Agoraphobie) definiert.
C. Deutliche emotionale Belastung durch die Symptome oder das Vermeidungsverhalten; Einsicht, dass diese übertrieben und unvernünftig sind.
D. Die Symptome sind auf die gefürchteten Situationen oder Gedanken an diese beschränkt.
   Wenn gewünscht, können die spezifischen Phobien wie folgt unterteilt werden:

- Tier-Typ (z.B. Insekten, Hunde),
- Naturgewalten-Typ (z.B. Sturm, Wasser),
- Blut-Injektion-Verletzungs-Typ,
- situativer Typ (z.B. Fahrstuhl, Tunnel),
- andere Typen.

Die Leitlinien nennen ergänzend noch: Urinieren und Defäzieren auf öffentlichen Toiletten, Verzehr bestimmter Speisen, bestimmten Erkrankungen ausgesetzt zu sein. Die Konfrontation mit dem gefürchteten Objekt kann Panikattacken auslösen. Ebenso sind in den ICD-10-Leitlinien noch die Krankheitsphobien erwähnt, deren Subsumierung in dieser Kategorie nicht unproblematisch ist. Trotz ihrer definitionsgemäßen Isoliertheit, was möglicherweise die Konnotation von Harmlosigkeit auszulösen vermag, können spezifische Phobien das Leben der Betroffenen sehr stark einschränken (World Health Organisation, 1994; Konermann und Zaudig, 2003).

6.3.4 Diagnostische Kriterien für spezifische Phobie nach DSM-IV

Das DSM-IV beschreibt spezifische Phobie wie folgt (American Psychiatric Association, 1994):

A. Ausgeprägte und anhaltende Angst, die übertrieben oder unbegründet ist und die durch das Vorhandensein oder die Erwartung eines spezifischen Objekts oder einer spezifischen Situation ausgelöst wird (z.B. Fliegen, Höhen, Tiere, eine Spritze bekommen, Blut sehen).
B. Die Konfrontation mit dem phobischen Reiz ruft fast immer eine unmittelbare Angstreaktion hervor, die das Erschei-

nungsbild einer situationsgebundenen oder einer situationsbegünstigten Panikattacke annehmen kann.

Beachte: Bei Kindern kann sich die Angst in Form von Weinen, Wutanfällen, Erstarren oder Anklammern ausdrücken.

C. Die Person erkennt, dass die Angst übertrieben oder unbegründet ist. Beachte: Bei Kindern darf dieses Merkmal fehlen.

D. Die phobischen Situationen werden gemieden bzw. nur unter starker Angst oder starkem Unbehagen ertragen.

E. Das Vermeidungsverhalten, die ängstliche Erwartungshaltung oder das Unbehagen in den gefürchteten Situationen schränkt deutlich die normale Lebensführung der Person, ihre berufliche (oder schulische) Leistung oder sozialen Aktivitäten oder Beziehungen ein, oder die Phobie verursacht erhebliches Leiden für die Person.

F. Bei Personen unter 18 Jahren hält die Phobie über mindestens sechs Monate an.

G. Die Angst, Panikattacken oder das phobische Vermeidungsverhalten, die mit dem spezifischen Objekt oder der spezifischen Situation assoziiert sind, werden nicht besser durch eine andere psychische Störung erklärt, wie z.B. Zwangsstörung (z.B. Angst vor Schmutz bei Personen, die die Vorstellung haben, kontaminiert zu werden), Posttraumatische Belastungsstörung (z.B. Vermeidung von Reizen, die mit dem Trauma assoziiert sind) oder Störung mit Trennungsangst (z.B. Vermeidung von

Schulbesuchen), Soziale Phobie (z.B. Vermeidung sozialer Situationen aus Angst vor Peinlichkeiten), Panikstörung mit Agoraphobie oder Agoraphobie ohne Panikstörung in der Vorgeschichte. Bestimme den Typus:

- Tier-Typus,
- Umwelt-Typus (z.B. Höhen, Stürme, Wasser),
- Blut-Spritzen-Verletzungs-Typus,
- Situativer Typus (z.B. Flugzeuge, Fahrstühle, enge, geschlossene Räume),
- Anderer Typus (z.B. phobische Vermeidung von Situationen, die zum Ersticken, Erbrechen, oder zum Erwerb einer Krankheit führen könnten; bei Kindern, Vermeidung von lauten Geräuschen oder kostümierten Figuren).

6.3.5 Diagnosestellung nach differenzialdiagnostischen Überlegungen

Diese anhaltende, unangemessene und oft sehr stark ausgeprägte Angst, mit einem bestimmten Objekt oder mit einer bestimmten Situation konfrontiert zu werden, kann auch inhaltlich die Angst bedeuten, einen erwarteten Schaden zu erleiden, z.B. Furcht vor dem Autofahren wegen permanenter Unfallgefahr oder Angst vor Katzen, in der Erwartung von diesen unerwartet angegriffen werden zu können. Der Ausprägungsgrad der Angst verändert sich mit der Entfernung zum phobischen Stimulus sowie zum Einschränkungsgrad für eine mögliche Flucht. So wird die Angst stärker, je näher die Katze an einen Menschen herankommt und vermutlich noch stärker, wenn diese Person am Tisch in einer Ecke sitzt, wo eine sofortige Entfernung in die Gegenrichtung nicht möglich ist. Manchmal treten als Reaktion auf den phobischen Stimulus regelrechte Panikattacken auf, erfahrungsgemäß gerade in diesen Situationen, in denen eine Flucht nicht ohne weiteres gelingen kann (American Psychiatric Association, 1994; Silverman und Moreno, 2005).

Die folgenden Subtypen sollten nach DSM-IV spezifiziert werden, um den Inhalt der Angst oder der Vermeidung im Rahmen der spezifischen Phobie zu kennzeichnen (American Psychiatric Association, 1994):

- Tier-Typus: Beginn meist vor dem 10. Lebensjahr; Symptomatik gekennzeichnet durch Sympathikus-Ativierung (Herzklopfen, Schweißausbrüche, Hitzewallungen, Zittern, Kurzatmigkeit, Schwindel) und damit ähnlich wie bei der Panikstörung. Furcht bezieht sich vorwiegend auf krabbelnde oder kriechende Tiere (z.B. Spinnen, Schlangen, Eidechsen, Würmer) aber auch auf Hunde, Mäuse, Vögel etc.
- Umwelt-Typus: Beginn meist in der Kindheit, Symptomatik ähnlich wie beim Tier-Typus und der Panikstörung, im Vordergrund häufig Schwindel und kognitive Symptome; Furcht bezogen auf Gewitter, Dunkelheit, Höhe, Wasser u.a.

- Blut-Spritzen-Verletzungs-Typus: Hierzu kann man auch die Ängste vor invasiven ärztlichen Eingriffen und die Ängste vor dem Zahnarzt einordnen. Beginn meist ebenfalls in der Kindheit, gelegentlich erst in der Jugend oder in der Adoleszenz; diphasisches Reaktionsmuster mit anfänglich sympathikotoner Reaktion und nachfolgender vagovasaler Reaktion (Bradykardie, Hypotonie, Übelkeit, Kaltschweißigkeit, Ohnmacht); zunehmende diphasische Reaktionsbereitschaft bei Personen, die bereits Ohnmachtserfahrungen gemacht haben.
- Situativer Typus: Symptomatik ähnlich wie bei der Agoraphobie, Furcht jedoch typischerweise begrenzt auf spezifische Situation (Aufzug, Fliegen, öffentliche Verkehrsmittel, Brücken, Tunnel); Schwindel und kognitive Symptome stehen im Vordergrund; Beginn der Symptomatik häufig erst im Erwachsenenalter, im Gegensatz zu den anderen Phobien Zunahme der Symptomatik mit höherem Alter häufig.
- Anderer Typus: Hier werden die Furcht vor dem Erbrechen, dem Verschlucken, dem Erwerb von Erkrankungen, vor Kindern etc. häufig mit ausgeprägtem Vermeidungsverhalten zusammengefasst. Häufig Überlappungen zur Zwangsstörung.

Je nach Art der Phobie kann es im Falle von spezifischen Phobien zur Einschränkung der normalen Lebensführung kommen. Spezifische Phobien treten auch häufig gemeinsam mit anderen Angststörungen auf, verursachen jedoch dabei weniger Belastung und weniger Funktionsbeeinträchtigung als die Symptome der komorbiden Hauptdiagnose. Besonders häufig wird Komorbidität der spezifischen Phobie und der Panikstörung mit Agoraphobie beobachtet (American Psychiatric Association, 1994; Silverman und Moreno, 2005).

Spezifische Phobien unterscheiden sich von den meisten anderen Angststörungen in der quantitativen Beurteilung der Angstreaktion außerhalb der phobischen Situation. Gewöhnlich zeigen Personen mit spezifischer Phobie im Unterschied zu Personen mit Panikstörung mit Agoraphobie eine nur auf spezifische umschriebene Objekte oder Situationen beschränkte Angst. Jedoch kann eine gewisse Erwartungsangst auftreten, wenn die Wahrscheinlichkeit einer solchen Konfrontation in einer bestimmten Umgebung objektiv zugenommen hat (American Psychiatric Association, 1994; Essau et al., 2000).

Die Unterscheidung von spezifischer Phobie und der Panikstörung mit Agoraphobie kann Schwierigkeiten bereiten, da es sich in beiden Fällen um ähnliche Auslöser handeln könnte, die zu einem Vermeidungsverhalten führen, wie enge geschlossene Räume oder überfüllte Einkaufshäuser. Typischerweise ist die Panikstörung mit Agoraphobie mit einem initialen Einsetzen von unerwarteten Panikattacken verbunden. Erst anschließend kristallisieren sich die Situationen heraus, die als bedrohlich qualifiziert und in der Konsequenz vermieden werden (American Psychiatric Association, 1994; Hofmann et al., 1997; Essau et al., 2000).

Im Unterschied zur spezifischen Phobie ist der Grund zum Vermeidungsverhalten bei der posttraumatischen Belastungsstörung ein lebensbedrohlicher Belastungsfaktor und wird mit weiterer Symptomen der posttraumatischen Belastungsstörung beobachtet (American Psychiatric Association, 1994).

Bei der Zwangsstörung ist das Vermeidungsverhalten mit dem Inhalt des Zwanges verbunden, wie z.B. Situationen, die mit einer Kontaminationsgefahr verbunden sind (American Psychiatric Association, 1994).

Die Unterscheidung zwischen Hypochondrie und einer spezifischen Phobie ist an das Vorhandensein oder Fehlen einer Krankheitsüberzeugung gebunden. Personen mit Hypochondrie werden von einer permanenten Angst geplagt, eine Krankheit zu haben, während Personen mit einer spezifischen Phobie fürchten, sich eine Krankheit zuzuziehen, jedoch zum gegebenen Zeitpunkt nicht glauben, an einer Krankheit zu leiden (American Psychiatric Association, 1994; Hofmann et al., 1997; Essau et al., 2000).

Bei Patienten mit psychotischen Störungen werden aufgrund von Wahnvorstellungen bestimmte Aktivitäten vermieden, ohne dass die Angst als unbegründet eingeschätzt wird (American Psychiatric Association, 1994).

6.3.6 Verlauf

Das durchschnittliche Alter bei Beginn der Störung variiert in Abhängigkeit vom Typus der spezifischen Phobie (American

Psychiatric Association, 1994; Hofmann et al., 1997; Essau et al., 2000):

- Situativer Typus mit einem Gipfel in der Kindheit und einem zweiten Gipfel in Adoleszenz.
- Umwelt-Typus scheint vor allem in der Kindheit (Höhenphobie auch in Adoleszenz.
- Tier-Typus und Blut-Spritzen-Verletzungs-Typus typischerweise in der Kindheit.

Phobien, unabhängig von ihrem Typus, die über das Adoleszenzalter hinaus persistieren, remittieren realtiv selten, nämlich in ca. 20% der Fälle (American Psychiatric Association, 1994).

6.3.7 Behandlung

6.3.7.1 Kognitive Verhaltenstherapie

Es herrscht inzwischen weitgehende Einigkeit, dass bei der Behandlung von Erwachsenen mit isolierten spezifischen Phobien mit der graduierten Reizkonfrontation in vivo bei entsprechender Vorbereitung durch kognitive Strategien und teilweise in sensu Expositionsübungen in vergleichsweise geringer Stundenzahl hohe Erfolgsraten zu verzeichnen sind. Es sollte daher als Behandlungsverfahren erster Wahl angesehen werden und frühzeitig lege artis durchgeführt werden. Systematische Desensibilisierung und ausschließliche in sensu Exposition haben deutlich geringere Effekte. In sensu Verfahren (s. 7.1.7.1.1.) können allerdings in der Vorbereitung der in vivo Exposition (s. 7.1.7.1.1.3.) eine wichtige Rolle spielen. Der Erfolg der in sensu Verfahren war hierbei vom Grad der vegetativen Reaktion während der Übungen abhängig. Die systematische Desensibilisierung, bei der versucht wird, durch parallel ablaufende Entspannungsübungen der vegetativen Reaktion entgegen zu wirken (Prinzip der reziproken Hemmung), ist auch aus theoretischen Überlegungen weniger sinnvoll und hat deshalb bei der Behandlung spezifischer Phobien eher historische Bedeutung. Wenn irgendwie möglich und ethisch vertretbar, sollten in vivo Verfahren den in sensu Verfahren vorgezogen werden, da es hier zu einer wesentlich schnelleren und zuverlässigeren Furchtreaktion und damit auch vegetativer Reaktion kommt. Die angenommenen Wirkmechanismen wie Habituation, Extinktion, gesteigerte Selbstwirksamkeitserfahrung können damit schneller, zuverlässiger und häufiger angestoßen werden (Hamm, 2006).

Gute Effekte zeigten sich auch bei Expositionsverfahren ohne kognitive Vorbereitung, bzw. als flooding durchgeführte Expositionsübungen, die jedoch, im Vergleich zu graduierten Therapieverfahren mit entsprechenden kognitiven Elementen, zu geringeren Erfolgsraten bzw. häufigeren Therapieabbrüchen führten. Gewisse Erfolge waren auch bei in der Gruppe durchgeführter Exposition mit kognitiver Vorbereitung erkennbar, die Ergebnisse waren hierbei in kleinen Gruppen besser als in größeren, insgesamt jedoch weniger gut als in der Einzeltherapie (Öst, 2000).

Bei Kindern oder Jugendlichen mit spezifischen Phobien könnte aufgrund der möglicherweise am Modell erlernten Ängste bzw. der im familiären Kontext aufgetretenen Symptomatik zusätzlich die Diagnostik und Mitbehandlung von Familienangehörigen bzw. systemische Therapieansätze ihre Berechtigung haben. Bei Patienten, die eine spezifische Phobie auf dem Boden eines unsicheren, vermeidenden Bindungsstils erworben haben, könnten im Anschluss an die Reizkonfrontation zudem auch weitergehende Kurz- oder Langzeitbehandlungen zur Konsolidierung des Therapieerfolges erforderlich sein. Dazu zählen paartherapeutische Ansätze, wenn die phobische Symptomatik zu einem erheblichen partnerschaftlichen Ungleichgewicht geführt hat oder Ausdruck einer massiv abhängigen Beziehungsgestaltung ist, oder tiefenpsychologisch fundierte Therapie oder Schematherapie bei einer zugrunde liegenden oder komorbiden ängstlich-vermeidenden Persönlichkeitsstörung (Öst, 2000; Hamm, 2006).

Aufgrund der überragenden Bedeutung der kognitiv verhaltenstherapeutischen Verfahren bei den spezifischen Phobien wollen wir dieses Verfahren am Beispiel der Behandlung einer Spinnenphobie im übernächsten Kapitel „Fallbeispiel" ausführlicher beschreiben.

6.3.7.2 Psychopharmakotherapie

Psychopharmaka werden nicht als Standardbehandlung einer spezifischen Phobie empfohlen (Bandelow und Linden, 2006;

Choy et al., 2007). Bei Komorbidität mit anderen Angststörungen oder Depressionen sollten die pharmakologischen Behandlungsempfehlungen dieser Erkrankungen berücksichtigt werden. Bei schweren Fällen einer spezifischen Phobie mit ausgeprägter Beeinträchtigung der Lebensqualität kann die Behandlung mit einem SSRI erwogen werden (Bandelow und Linden, 2006). In einer kleinen doppelblinden placebokontrollierten Studie erwies sich Paroxetin als wirksamer als Placebo (Benjamin et al., 2000).

Benzodiazepine führen zu einer Reduktion der Angstreaktion beim Kontakt mit dem gefürchteten Stimulus und dürften in der Versorgungsrealität gerade bei Menschen, die die gefürchteten Situationen nur unzureichend meiden können, eine gewisse, jedoch geringe Rolle spielen (Jefferson, 1995). Gelegentlicher Gebrauch, wie etwa bei Menschen mit einer Flugphobie, die sich zweimal im Jahr im Zusammenhang mit Urlaubsflügen derart behandeln lassen, ist sicherlich unproblematischer als häufigerer Einsatz, zum Beispiel bei Vielfliegern mit derselben Störung. Lerntheoretisch gesehen werden unter gleichzeitiger Einnahme von Benzodiazepinen oder Alkohol positive Lernerfahrung z.B. im Rahmen einer Expositionsbehandlung blockiert, bzw. an die Einnahme der angstreduzierenden Substanz attribuiert. Die gleichzeitige Einnahme von Benzodiazepinen bei bestehender Reizkonfrontationsbehandlung gilt daher im Allgemeinen als obsolet. Die Studienlage gibt zu dieser Fragestellung zwar keine ausreichende Antwort. In Einzelfällen gelang es sicherlich auch, dass sich Patienten erst unter Einnahme von Benzodiazepinen der Reizkonfrontation stellten und die Substanz nach Sammeln erster positiver Erfahrungen wieder absetzten. Trotzdem ist aufgrund der guten psychotherapeutischen Behandlungsmöglichkeiten und dem nicht unerheblichen Missbrauchs- oder Abhängigkeitsrisiko die Behandlung mit Benzodiazepinen zumindest während einer spezifischen psychotherapeutischen Behandlung der Phobie kontraindiziert.

6.3.7.3 Fallbeispiel

Frau P. leidet seit der Kindheit unter massiven Ängsten vor Spinnen und Hunden und seit der Jugendzeit zudem unter phobischen Ängsten vor dem Fliegen. Flugängste und Hundephobie führten aufgrund der Vermeidungsmöglichkeiten nur zu geringer Beeinträchtigung. Durch Spinnen fühle sie sich allerdings „in fast allen Lebenslagen verfolgt", es sei „völlig unmöglich, diesen Monstern aus dem Wege zu gehen". Obwohl sie Fenster und Türen der Wohnung immer verschlossen halte, bereite bereits das Betreten der Wohnung massive Angst. Täglich suche sie die Wohnung nach „diesem Getier" ab. Das Absuchen bestimmter Ecken führe zu einer starken körperlichen Reaktion mit Schwitzen, Herzklopfen und leichtem Brechreiz. Neben Angst spiele auch großer Ekel bei der Phobie eine Rolle. Spinnweben habe sie aus Angst vor Berührung seit Jahren nur mit dem Staubsauger entfernen können, die Staubsaugerbeutel, habe sie sofort

aus der Wohnung entfernen müssen. Sie leide aufgrund der Vorstellungen, sie habe doch eine Spinne übersehen, inzwischen unter Schlafstörungen und versuche sich dann ganz in die Decke einzuwickeln. Zuletzt sei vor über 5 Monaten eine Spinne in ihrer Wohnung gewesen, sie sei in panischer Angst geflüchtet. Ein Freund habe die Spinne entfernt. Aus Angst und Ekel habe sie dann mehrere Tage nicht in ihrer Wohnung übernachtet. Diese habe sie nur in Begleitung wieder betreten können. Aufgrund der Vorstellungen, wo die Spinne überall herumgekrabbelt sein könnte, habe sie die ganze Wohnung gesaugt, das Bett frisch bezogen, viele Flächen feucht geputzt. Weniger ausgeprägt sei die Spinnenphobie in Anwesenheit anderer Menschen. Sie könne Bekannte besuchen, müsse deren Wohnungen allerdings ebenfalls verlassen, wenn sie eine Spinne sehe. In der Natur fühle sie sich nicht mehr wohl. Woher die Ängste vor Spinnen kommen, wisse sie nicht, sie habe Spinnen schon immer gefürchtet, auch ihre Mutter sei schon ganz panisch geworden, wenn eine Spinne im Haus war. Eine erhebliche Beeinträchtigung bestehe allerdings erst seit den letzten Jahren.

Frau P. ist ansonsten eine selbstbewusste junge Frau. Ihr Beruf als Arzthelferin mache ihr großen Spaß, in der Praxis habe sie auch noch nie eine Spinne gesehen. Trotz der phobischen Störung habe sie die Beziehung zu ihrem Freund vor einem Jahr beendet, sie lege Wert auf eigene Freiräume, der Freund habe sie zu sehr in Beschlag genommen. Sie habe sich mit ihren Ängsten immer irgendwie zu helfen gewusst, habe sich nicht gescheut, Bekannte um Hilfe zu bitten. Allerdings habe sich die Angst in den letzten 3 Jahren rasant ausgeweitet, so sei es neu, dass sie nicht mehr zur Ruhe komme. Außer den spezifischen Phobien sind keine weiteren psychischen Störungen vorhanden. Es besteht kein Substanzmittelmissbrauch.

An Hand der individuellen Beschreibung der Störung wurden mit der Patientin einige typische Aspekte spezifischer Phobien erarbeitet: Ängstliche Modelle werden als eine Ursache in der Genese der Störung gesehen, aufgrund der ängstlichen Mutter und der sich früh entwickelnden Phobie hat eine Angstimmunisierung vermutlich nicht stattfinden können. Familiäre Häufungen für phobische Störungen bestehen ebenfalls.

Möglicherweise aufgrund der höheren Akzeptanz derartiger Phobien bei Mädchen haben keine Ausgrenzungen, keine Hänseleien stattgefunden Die Patientin hat im Gegenteil fast durchgängig die Erfahrung von Unterstützung und Hilfsbereitschaft bei Auslösung der Phobie gemacht. Eine gewisse Funktion in der Beziehungsgestaltung ist daher nicht auszuschließen, andererseits werden bei der Patientin durch die phobische Störung keine sekundären Schemata, wie Gefühl der Isolation, Unzulänglichkeit oder Scham aktiviert, die möglicherweise die Persönlichkeitsentwicklung intensiver beeinträchtigt hätten.

Gegenüber anderen Angststörungen sind komorbide psychische Störungen bei den spezifischen Phobien wesentlich seltener, auch sekundäre Suchterkrankungen bestehen deutlich seltener. Der Beginn einer Spinnenphobie erfolgt typischerweise oft in der Kindheit. Eine Ausweitung der Störung liegt häufig vor. Spinnen werden als bedrohlich, aggressiv, verfolgend erlebt. Eine rationale Auseinandersetzung, z.B. mit den Lebensgewohnheiten der gefürchteten Tiere findet nicht mehr statt. Der Bericht über die gefürchteten Tiere ist häufig stark emotional geprägt. Vegetative Reaktionen im Sinne einer Sympathikus-Aktivierung sind bei Auslösung der Phobie typisch. Bei schwereren Phobien kann die vegetative Reaktion häufig bereits durch Gedanken an das gefürchtete Objekt ausgelöst werden. Neben Angst spielt bei vielen Patienten mit Tierphobien Ekel eine große Rolle. Der Patientin wird vermittelt, dass Ekel im Verlauf der Exposition oft länger bestehen bleibt und wesentlich langsamer habituiert als Angst.

Bei schweren Phobien bestehen oft massive Ängste. Das Gefühl von Ekel richtet sich bereits auf Gegenstände, die mit dem Stimulus tatsächlich oder vermeintlich in Kontakt kamen. Gelegentlich entstehen aktive Vermeidungsstrategien, die von Zwangshandlungen differentialdiagnostisch nur schwer abgrenzbar sind. Im weiteren Verlauf kommt es häufig zur generalisierten Vermeidung: Spinnen werden nicht einmal mehr angesehen, sondern motivieren sofort zur Flucht, Räume werden abgesucht, um Gedanken an die Tiere zu verhindern. Häufig führen in der Folge schon suspekte körperliche Wahrnehmungen, z.B. Kribbeln auf der Haut zur Fehlinterpretation und zur phobischen

Reaktion. Die Ängste werden auch von dieser Patientin als völlig übertrieben eingeschätzt, trotzdem als unkontrollierbar erlebt.

Im weiteren Gespräch zeigte sich, dass eine hohe Therapiemotivation für eine Reizkonfrontation besteht. Die Patientin hat sich bereits mittels Literatur und Gesprächen mit einer befreundeten Psychologiestudentin über Expositionsverfahren informiert. Leidensdruck und subjektive Beeinträchtigung sind aufgrund der Ausweitung der Störung in den letzten Jahren immens und übersteigen bei weitem einen möglicherweise vorhandenen, interpersonellen Krankheitsgewinn. Es besteht eine zufrieden stellende psychosoziale Integration. Eine Kurzzeittherapie mit Schwerpunkt auf Reizkonfrontation wird zunächst als hinreichend betrachtet. Folgende Therapieschritte wurden vereinbart:

■ 1.–2. Stunde: Erarbeitung eines plausiblen Krankheitsmodells zu Entstehung und Aufrechterhaltung der Störung. Kognitive Vorbereitung der Reizkonfrontation.

■ 3. Stunde: Reizkonfrontation in sensu.

■ 4.–6. Stunde: Graduierte Reizkonfrontation in vivo.

■ 7.–10. Stunde: Konsolidierung des Behandlungserfolgs, Durchführung von Übungen im Eigenmanagement, Klärung funktionaler Aspekte, Beendigung der Therapie.

Das subjektive Krankheitsmodell der Patientin bezüglich Entstehung der Störung konnte insofern übernommen werden, als

hier offensichtlich ein frühes Modelllernen im Umgang mit Angst auslösenden Objekten stattgefunden hat. Es wurde jedoch bezüglich der Lernerfahrung, „nur der Vater ist in der Lage, der Bedrohung durch die Spinnen Herr zu werden", erweitert. Daher konnte keine Angstimmunisierung stattfinden, die Patientin erlernte Hilflosigkeit im Umgang mit den gefürchteten Objekten. Tatsächlich war es zu einer deutlichen Ausweitung der Störung nach dem Einzug in eine eigene Wohnung gekommen. Zudem wurde die mögliche interpersonelle Funktion der Störung thematisiert. Die Beziehung der Eltern sei zwar offen und vertraut, häufig jedoch sehr rational gewesen. Sie hatte den Eindruck, dass der Vater die Spinnenphobie der Mutter zum Teil fast genossen hatte. Allerdings sei die Phobie der Mutter bei weitem milder ausgeprägt gewesen, man habe einfach den Raum, in dem die Spinne saß vermieden und abgeschlossen, der Vater habe das Untier abends entfernt, die Mutter habe „ihren Held" dann in die Arme genommen. Sie selbst sei wegen ihrer Ängste ebenfalls nie abgelehnt worden, habe sich die Unterstützung anderer beim Auftreten der Ängste offensiv geholt und sich ähnlich dankbar erwiesen wie die Mutter. Da die Patientin über ausreichende Alternativen im Aufbau von Beziehungen verfügt, keinerlei Hinweise für eine generalisierte Form der erlernten Hilflosigkeit besteht und sie durchaus selbstbewusst im Umgang mit Männern erscheint, auch wenn sie gelegentlich bewusst „Beschützerinstinkte" aktiviert, ergibt sich keine Notwendigkeit, diese Funktionalität zunächst intensiver zu bearbeiten.

In der Folge können der Patientin die Ausweitung der Störung im Zusammenhang mit dem zunehmenden Vermeidungsverhalten und der Aufmerksamkeitsfokussierung verdeutlicht werden. Die Patientin versteht, dass die bislang angewandten Strategien zu einer Zunahme der Störung geführt haben, hier kann das Expositionsrational eingeführt werden, die Patientin wird mit den Zielen der Exposition, Habituation, Extinktion und dem Schaffen einer internen Kontrollüberzeugung vertraut gemacht. Dieser Schritt wird von den meisten Autoren als ausgesprochen wichtig erachtet. Nur wenn es gelingt, die aktive Mitarbeit der Patientin für die Exposition zu gewinnen, ist diese auch Erfolg versprechend. Nach informed consent entscheidet sich die Patientin für eine graduierte Exposition. Übungen mit flooding Charakter führen zwar gelegentlich schneller zu entsprechenden Therapieerfolgen, sind jedoch häufiger von Misserfolgserlebnissen und Therapieabbrüchen begleitet. Zur individuellen Planung der graduierten Exposition wurde eine Angsthierarchie erstellt:

- Spinne auf der Haut 10
- Spinne auf der Kleidung 10
- Spinne im Therapieraum freilassen 10
- Mehrere Spinnen in einer offenen Plastikschale anschauen 10
- Eine Spinne in einer offenen Plastikschale anschauen 9
- Spinne in geschlossener Plastikschale anschauen 7

- Film über Vogelspinne ansehen 7
- Plastikspinne anfassen 5
- Spinnenphotos ansehen 5
- Lexikontexte über Spinnen lesen 3

Aufgrund der bestehenden Beeinträchtigungen und der individuellen Verhaltensanalyse wurden folgende Therapieziele vereinbart:

1. Fenster und Türen der Wohnung bei Bedarf geöffnet lassen können;
2. Die Wohnung ohne Durchführung von Kontrollen betreten können;
3. Schlafen ohne Sicherheitsverhalten
4. Spinnen mit Hilfe einer Plastikschale selbstständig einfangen und entsorgen können;
5. Keine Reinigungsaktionen nach Kontamination der Wohnung mit Spinnen;
6. Aktivitäten in der Natur genießen können;
7. Auf einer Wiese sitzen können;
8. Konkrete übergeordnete Therapieziele wurden nicht vereinbart. Die Patientin äußerte jedoch vor allem das Therapieziel „selbstbestimmt und unabhängig leben", sowie „Freizeitaktivitäten und den Beruf ausüben zu können". Sie nahm ihre psychosoziale Lebenssituation als vor allem durch die phobische Symptomatik beeinträchtigt, ansonsten als befriedigend wahr.

Die Patientin entscheidet sich für die Durchführung einer Expositionsübung in sensu, da sie vor der graduierten Reizkonfrontation Erfahrungen über den Spannungsverlauf während der Exposition sammeln will. Da die Wirksamkeit von Expositionsübungen in sensu stark abhängig von der Ausprägung der vegetativen Reaktion ist, wird eine in der Angsthierarchie relativ schwierig erachtete Situation, „Spinne in Plastikschale anschauen, auf Tisch im Therapieraum freilassen, wieder mit Plastikschale einfangen" gewählt. Es wird vereinbart, dass der Therapeut zuerst als Modell die Situation bildhaft beschreibt, die Patientin anschließend versucht, sich selbst in der Ich-Form in dieser Situation vorzustellen und darüber zu berichten. Frau P. kommt mit hoher Erwartungsangst, jedoch motiviert in diese Stunde. Die Freiwilligkeit zur Durchführung der Übung wird nochmals überprüft. Sowohl während der Beschreibung des Therapeuten, als auch in der Vorstellung als Akteurin kommt es zu einer ausgeprägten körperlichen Reaktion mit Schwitzen, leichter Übelkeit, Schwindel, Gefühl von Herzrasen. Emotional bestehen ausgeprägte Angstgefühle, insbesondere das Bild der freilaufenden Spinne löst zusätzlich massive Ekelgefühle hervor. Das Anspannungsniveau lässt noch in der Expositionssituation leicht nach, ist jedoch bis zum Ende der Stunde noch nicht auf das Ausgangsniveau zurückgekehrt. Die Patientin beurteilt die Stunde trotzdem als sehr erfolgreich, erklärt sich bereit, als Hausaufgabe einen Text über das Verhalten von Spinnen durchzulesen. Aufgrund der relativ langsamen Habituation wird vereinbart, die erste Reizkonfrontation in vivo als Doppelstunde durchzuführen. Ziel ist das Anschauen mehrerer Spinnen in einer geschlossenen Plastikschale.

Bis zur nächsten Stunde hat die Patientin den Text über das Verhalten von Spinnen mehrfach aufmerksam durchgelesen. Es sei hierbei nur zu einem mittleren Angstanstieg gekommen, die Ausprägung der Angstreaktion habe bereits beim zweiten Lesen des Textes deutlich nachgelassen. Zudem hat sie täglich die Expositionsübung in sensu durchgeführt. Bei anfänglich sehr hoher vegetativer Reaktion, allerdings mit schnellerer Habituation als während der ersten Durchführung, sei es die letzten Male nur noch zu einem mittleren Anspannungsanstieg gekommen (4–5), auch die Ekelreaktion sei zwar durchweg unangenehm, jedoch zu bewältigen gewesen.

Wie vereinbart erfolgen in dieser Therapiestunde die ersten Reizkonfrontationsübungen in vivo. Diese Übungen werden angekündigt und jeweils vom Therapeuten vorgemacht, erst nach expliziter Zustimmung der Patientin wird mit der jeweiligen Übung begonnen. Die Patientin verpflichtet sich, bis zum Nachlassen der Furcht in der Übungssituation zu verbleiben, sie flüchtet auf keinen Fall aus der Praxis. Der Therapeut ermutigt die Patientin, sich ganz auf die befürchtete Situation einzulassen, und damit auch einen möglichst hohen Anspannungsanstieg, bei möglichst geringer Vermeidung zu gewährleisten. Er ermutigt die Patientin, möglichst lange, bis zum deutlichen Nachlassen der Furcht – Faustregel: etwa die Hälfte des Ausgangswertes – in der Situation zu verbleiben, sich beim Nachlassen der Furcht der Situation noch weiter anzunähern.

Die Doppelstunde wurde auf das Ende des Arbeitstages gelegt. Der Therapeut verpflichtet sich, bis zur ausreichenden Habituation mit der Patientin in der Situation zu verbleiben.

Es erfolgen Expositionsübungen mit 3 Bildern von Spinnen, einem kurzen 5-minütigen Film über Spinnen sowie mittels einer täuschend echt gestalteten Plastikspinne, die sich die Patientin zuletzt sogar auf die Haut setzen konnte. Hier kam es jeweils trotz ausgeprägter Furchtreaktion zu einer für die Patientin überraschend schnellen Habituation. Die Patientin war in den Übungen aufgefordert worden, die körperlichen Reaktionen, die auftretenden Gedanken und Gefühle zu verbalisieren, sich jedoch auch der Situation so weit anzunähern, dass sie die Spinnen genau beschreiben konnte. Hier wurde sie im Verlauf der Exposition auch explizit ermutigt, die Spinne achtsam, also nach Möglichkeit ohne verzerrende Bewertungen zu beschreiben.

Da die folgende Übung, das Beobachten mehrerer Spinnen in einem geschlossenen Plastikbehälter nur zu einer mittleren Furchtreaktion führte, die Patientin selbst den Wunsch äußerte, weiter zu kommen, wurde in gegenseitigen Einverständnis eine in der Angsthierarchie schwierigere Übung durchgeführt. Der Therapeut führte der Patientin vor, wie er eine Spinne auf dem Tisch freilässt, beobachtet, wie sie sich bewegt, um sie dann mittels einer Karte wieder einzufangen und in den Plastikbehälter zu verbringen. Diese Übung wurde nur mit einer Spinne durchgeführt, da ansonsten bei der Patientin zu

starke Gefühle von Kontrollverlust zu befürchten waren. Während dieser Übung kam es bei der Patientin zu einer massiven Furchtreaktion, sie konnte jedoch ermutigt werden, in der Situation zu verbleiben. Das achtsame Beschreiben der Spinne, die Erkenntnis, dass die Spinne eher ängstlich davon läuft als anzugreifen und die scheinbare Leichtigkeit des Vorganges des Einfangens, den die Patientin mehrfach aufmerksam beobachtete, führte zu einer Habituation bis nahe an das Ausgangsniveau. Dieselbe Reaktion war beim eigenständigen Durchführen der Übung zu beobachten. Die Patientin reagierte fast euphorisch auf diesen Erfolg. Als Hausaufgabe nahm sie als Übungsmaterial den Film, die Photos und die Plastikspinne mit. Zur Überraschung des Therapeuten war sie auch bereit, die Spinne in dem geschlossenen Plastikbehälter mitzunehmen. Es wurde jedoch vereinbart, die Einfangübung noch nicht im Eigenmanagement durchzuführen.

In der nächsten Doppelstunde wurden vier Spinnen freigelassen und wieder eingefangen, die Übung wurde auf „ekligere", größere, haarige Spinnen ausgeweitet, die Patientin führte diese Übung auch in Abwesenheit des Therapeuten, der für 20 Minuten die Praxis verließ, fort. Zu einer ausgeprägten Furchtreaktion kam es, als sich die Patientin entschloss, eine Spinne auf der Hand krabbeln zu lassen, sie auf die andere Hand zu übernehmen, den Unterarm hoch krabbeln zu lassen. Die relativ schnelle Habituation auch bei dieser Übung war für sie sehr überraschend, da die Durchführung dieser Übung bei Beginn der Therapie für sie völlig unrealistisch gewesen wäre und auch nicht zu den Therapiezielen gehört hatte. Erfahrungsgemäß ist es jedoch trotzdem sinnvoll, derartige Übungen anzusteuern, da sie massive Auswirkungen auf die Kontrollüberzeugungen „Ich halte das aus, wenn so etwas geschieht, ich muss nicht intensiv darauf achten das ein derartiges Unglück verhindert wird" haben.

Für die nächste Therapiestunde wurde aufgrund der höheren Intensität der Furcht im häuslichen Umfeld, eine Übung in der Wohnung der Patientin für notwendig erachtet. Angestrebt wurde eine Verhinderung der bisherigen Reaktion, die Wohnung zu säubern. Die Patientin ist zum Ende dieser Stunde in der Lage, eine Spinne in ihrer Wohnung freizulassen. Insgesamt gestaltet sich die Konsolidierungsphase etwas länger als geplant, einmalig kommt es zu einem Rückfall in das bisherige Verhalten, als die Patientin eine der größeren, haarigen Spinnen zu Hause freiließ, sie danach nicht mehr auffinden konnte. In der Folge wollte die Patientin die gewonnenen Kenntnisse auch dazu nutzen, ihre Hundephobie zu behandeln. Sie hatte hier das Bedürfnis, die im Eigenmanagement durchgeführten Übungen mit dem Therapeuten abzustimmen. Die

Therapie konnte mit für die Patientin subjektiv sehr großem Erfolg nach 16 Stunden abgeschlossen werden. Bei einer Nachuntersuchung ein Jahr später war der Therapieerfolg unverändert.

Zu erwähnen ist, dass in mehreren Studien die Erfolgsrate beim teilnehmenden Modelllernen bei 80–90% lag, wobei diese Behandlungen unter standardisierten Bedingungen erfolgten. Im Allgemeinen wurden 5 Therapiestunden nicht überschritten. Ähnliche Therapieerfolge wären bei o.g. Patientin eventuell auch in einem kürzeren Zeitrahmen möglich gewesen. Auf die in der Literatur als sehr wirksam erachtete Exposition mit einer Vogelspinne verzichteten wir. Die Behandlung anderer Tierphobien erfolgt nach einem ähnlichen Schema, wobei bei der Behandlung der Hundephobie ein zusätzliches Modul bezüglich des sicheren Umgangs mit Hunden erforderlich ist. In Deutschland kommt es jährlich zu mehr als 50.000 Beißunfällen. Bei der Behandlung der Spritzen- und Blutphobie wird eine Maßnahme zur Kontrolle der häufigen Ohnmachtsreaktionen als notwendig erachtet. Die Methode beinhaltet das zyklische Anspannen mehrerer großer Muskelgruppen und führt zu einer Erhöhung des Blutdrucks (applied tension).

7. Andere Angststörungen

7.1 Panikstörung ohne Agoraphobie (ICD-10: F40.1; DSM-IV: 300.01)

7.1.1 Einleitung

Der Begriff „andere Angststörungen", so wird das Kapitel genannt, in dem in der ICD-10 (F41) Panikstörung untergebracht ist erscheint wenig sagend. In dieser Sparte handelt es sich um Angststörungen, die nicht mit einer bestimmten Umgebungssituation verbunden sind.

Epidemiologische Studien weltweit zeigen Lebenszeitprävalenzen für die Panikstörung (mit oder ohne Agoraphobie) zwischen 1,5% und 3,5%. Ein-Jahres-Prävalenzraten liegen zwischen 1% und 2%. Annähernd ein Drittel bis zur Hälfte der Personen, bei denen in Bevölkerungsstichproben eine Panikstörung diagnostiziert wurde, haben auch eine Agoraphobie, wohingegen in klinischen Stichproben ein viel höherer Anteil von Agoraphobie zu finden ist (siehe auch 3.2. und 3.3.) (American Psychiatric Association, 1994; Lieb et al., 2003).

7.1.2 Besondere Merkmale

Panikattacken, die bei Frauen zweimal häufiger (mit Agoraphobie dreimal) als bei Männern gefunden werden, können kulturkreisbedingt auch Angst vor Zauberkraft und Magie miteinschließen (American Psychiatric Association, 1994; Hilton et al., 2002; Sheikh et al., 2002).

7.1.3 ICD-10-Forschungskriterien für Panikstörung ohne Agoraphobie

Die ICD-10-Forschungskriterien lauten (World Health Organisation, 1994):

A. Wiederholte Panikattacken, die nicht auf eine spezifische Situation oder ein spezifisches Objekt bezogen sind und oft spontan auftreten (d.h., die Attacken sind nicht vorhersehbar). Die Panikattacken sind nicht verbunden mit besonderer Anstrengung, gefährlichen oder lebensbedrohlichen Situationen.

B. Eine Panikattacke hat folgende Charakteristika:
   - Es ist eine einzelne Episode von intensiver Angst und Unbehagen, sie beginnt abrupt,
   - sie erreicht innerhalb weniger Minuten ein Maximum und dauert mindestens einige Minuten,
   - mindestens vier Symptome der Symptom-Liste, davon eins aus den Symptomen 1 bis 4 (hierzu siehe die Liste der Symptome 1 bis 14 des Kriteriums B zur Agoraphobie)

C. Häufigstes Ausschlusskriterium: Die Panikattacken sind nicht Folge einer körperlichen Störung, einer organischen psychischen Störung (F0) oder einer anderen psychischen Störung wie Schizophrenie und verwandte Störungen (F2), einer affektiven Störung (F3) oder einer somatoformen Störung (F45).

Die individuelle Variationsbreite bzgl. Inhalt und Schwere sind so groß, dass zwei Schweregrade – mittelgradig und schwer – mit der fünften Stelle differenziert werden können:

- F41.00 mittelgradige Panikstörung: mindestens vier Panikattacken in vier Wochen.
- F41.01 schwere Panikstörung: mindestens vier Panikattacken pro Woche über einen Zeitraum von vier Wochen.

Bandelow (2001) spricht in Kontext des Erlebens einer Panikstörung von Vernichtungsgefühlen. Infolge erlebter Panikattacken entwickelt sich üblicherweise ein situationsbezogenes Vermeidungsverhalten mit Erwartungsangst. Klinische Erfahrung zeigt, dass anders, als im Kriterim A verlangt Panikzustände durchaus von anstrengenden körperlichen Tätigkeiten getriggert werden können, insbesondere im Kontext von Ängsten, die auf kardiovaskuläre Symptome Bezug nehmen.

7.1.4 Diagnostische Kriterien für Panikstörung nach DSM-IV

Das DSM-IV beschreibt Panikstörung wie folgt (American Psychiatric Association, 1994):

A. Sowohl (1) als auch (2): wiederkehrende unerwartete Panikattacken, bei mindestens einer der Attacken folgte mindestens ein Monat mit mindestens einem der nachfolgend genannten Symptome:
   1. anhaltende Besorgnis über das Auftreten weiterer Panikattacken,
   2. Sorgen über die Bedeutung der Attacke oder ihre Konsequenzen (z.B.

die Kontrolle zu verlieren, einen Herzinfarkt zu erleiden, verrückt zu werden),
   3. deutliche Verhaltensänderung infolge der Attacken.

B. Es liegt keine Agoraphobie vor.

C. Die Panikattacken gehen nicht auf die direkte körperliche Wirkung einer Substanz (z.B. Droge, Medikament) oder eines medizinischen Krankheitsfaktors (z.b. Hyperthyreose) zurück.

D. Die Panikattacken werden nicht durch eine andere psychische Störung besser erklärt, wie z.B. Soziale Phobie (Panikattacken nur bei Konfrontation mit gefürchteten sozialen Situationen), Spezifische Phobie (Panikattacken nur bei Konfrontation mit spezifischer phobischer Situation), Zwangsstörung (Panikattacken nur bei Konfrontation mit Schmutz bei zwanghafter Angst vor Kontamination), Posttraumatische Belastungsstörung (Panikattacken nur als Reaktion auf Reize, die mit einer schweren, belastenden Situation assoziiert sind) oder Störung mit Trennungsangst (Panikattacken als Reaktion auf die Abwesenheit von zu Hause oder engen Angehörigen).

7.1.5 Diagnosestellung nach differentialdiagnostischen Überlegungen

Grundsätzlich gilt für eine spontane Panikattacke, dass sie, wie „aus heiterem Himmel", also in keiner Verbindung mit einem situativen Auslöser auftritt. Die

Diagnose soll jedoch erst erwogen werden, wenn zumindest zwei solche nicht ausgelöste, also unerwartete Panikattacken aufgetreten sind. Situationsbegünstigte Panikattacken, also Panikattacken, die bei Konfrontation mit einem situativen Auslöser sind ebenfalls nicht selten. Wichtig ist in diesem Zusammenhang, dass sie nicht immer mit ihm zusammenhängend auftreten. Im Längsschnitt zeigen sich Panikattacken sowohl in der Hinsicht auf ihre Häufigkeit als auch ihrer Schwere bei verschiedenen Personen deutlich unterschiedlich. Die Frequenz kann bei variierender Schwere zwischen mehrmals täglich auftretenden Panikattacken bis auf wenige Attacken pro Jahr individuell große Unterschiede zeigen. Oft begleitet die Panikstörung eine ziemlich ausgeprägte Überzeugung des Patienten an einer lebensbedrohlichen Krankheit zu leiden, die nur noch nicht diagnostiziert werden konnte. Viele andere befürchten, die Kontrolle zu verlieren oder verrückt zu werden. Nicht selten sind dabei den Lebensalltag und beeinträchtigende Verhaltensänderungen bedeutsam, deren Zusammenhang mit den Panikattacken oft verleugnet wird. Häufig ist schon die Angst vor der nächsten Attacke Grund genug, um sehr restriktive Alltagsregeln aufzustellen (American Psychiatric Association, 1994; Goisman et al., 1994; Konermann und Zaudig, 2003).

Bei Personen, bei denen die Panikstörung falsch diagnostiziert bzw. nicht behandelt wurde, kann es zu einer ausgeprägten Überzeugung, an einer schweren körperlichen Erkrankung zu leiden, kommen. In diesem Zusammenhang neigen diese Patienten zu einer sehr starken Inanspruchnahme von diversen Anlaufstellen der Krankenversorgung, was zu einer zeitlichen, emotionalen und finanziellen Überforderung führen kann (American Psychiatric Association, 1994; Goisman et al., 1994).

Im klinischen Alltag kann oft beobachtet werden, dass der Beginn oder die Exazerbation der Panikstörung häufig mit einer bedeutsamen Veränderung oder mit bedeutsamen persönlichen Verlusten einhergehen. Als Folge treten Mutverlust, Scham und Unglücklichsein darüber, dass sie ihre gewohnte Lebensweise nicht fortführen können bzw. ihre bisherigen Routinearbeiten nicht weiter suffizient verrichten können, auf. Das häufige Aufsuchen von Arztpraxen oder Krankenhausambulanzen kann zu häufigem Fehlen in der Schule oder am Arbeitsplatz führen und konsekutiv zum Verlust des Schul- oder Arbeitsplatzes. Alles in allem kann die gesamte Konstellation zu einem bedeutsamen sozialen Abstieg beitragen. Mehr als die Hälfte der Patienten mit einer Panikstörung entwickelt eine vollständige depressive Episode. Bei vielen von ihnen geht die Depression der Panikstörung voraus. Relativ viele Patienten neigen dazu, ihre Panikattacken mit Alkohol oder Medikamenten selbst „zu behandeln". Oft ist eine weitere Entwicklung einer Suchterkrankung die Folge. Ebenfalls ist eine Komorbidität mit anderen Angststörungen häufig. Mehreren Quellen nach sind hier soziale Phobie mit ca. 15-30%, Zwangsstörung mit ca. 8-10%, spezifische Phobie mit ca. 10–20% und generalisierte Angststörung mit ca. 25% komorbid (American Psychiatric Association, 1994; Goisman et al., 1994; Rodriguez et al., 2005).

Falls Panikattacken als die Folge einer körperlichen Erkrankung identifiziert werden können, wird eine Panikstörung nicht diagnostiziert. Stattdessen wird eine Diagnose der Angststörung aufgrund eines medizinischen Krankheitsfaktors gestellt. Solche körperlichen Erkrankungen wären beispielsweise Hyperthyreose, Feochromozytom, Hyperparathyreose, Anfallsleiden, vestibuläres Syndrom und diverse Herzerkrankungen. Ebenfalls zählt zur körperlich bedingten Angst eine Panikattacke infolge von Einnahme von Drogen bzw. diversen Medikamenten. In diesem Fall wird eine substanzinduzierte Angststörung diagnostiziert. Auf jeden Fall soll eine ausführliche somatische Diagnose insbesondere nach der Beendigung des 45. Lebensjahres der Diagnosestellung Panikstörung vorausgegangen sein (American Psychiatric Association, 1994).

Während des diagnostischen Vorgehens soll eine Panikstörung von diesen psychischen Störungen unterschieden werden wie z.B. andere Angststörungen oder psychotische Störungen, bei denen auch Panikattacken zum Krankheitsbild gehören. Für die Diagnose einer Panikstörung ist das Vorkommen von situationsungebundenen Panikattacken irgendwann im Verlauf der Störung ein unabdingbares diagnostisches Merkmal. Im Kontext anderer Angststörungen sind diese Panikattacken häufig situationsgebunden oder situationsbedingt. Beispielsweise kann eine Panikattacke bei einer spezifischen Phobie durch das phobische Objekt bzw. die phobische Situation oder bei der sozialen Phobie durch eine Aussetzung einer öffentlichen Beachtung ausgelöst werden (American Psychiatric Association, 1994; Goisman et al., 1994; Craske, 1991; Davidson et al., 1998; Craske und Waters, 2005).

Besonders schwierig könnte die Unterscheidung zwischen der Panikstörung mit Agoraphobie und den situationsbedingten spezifischen Phobien sein. Beide Störungsbilder beinhalten Vermeidung von ähnlichen Situationen wie enge Gassen, überfüllte Geschäfte, geschlossene Plätze, Auto fahren, Fliegen etc. Typischerweise jedoch beginnt eine Panikstörung mit Agoraphobie mit unerwarteten Panikattacken. Die darauf folgende Vermeidung von unterschiedlichsten Situationen ist mit der patientengebundenen subjektiven Identifizierung dieser Situation als Auslöser für Panikattacken zu begründen. Oft ist diese Ausdifferenzierung nur aufgrund der klinischen Erfahrung möglich. Als Faustregel könnte hier gelten, dass eine spezifische Phobie vermutet werden kann, wenn Panikattacken nur in einer ganz bestimmten Situation auftreten wie z.B. nur in der Schule, nur am Arbeitsplatz oder nur im Aufzug. Wenn jedoch eine Person in vielen diversen Situationen eine Panikattacke erlebt und deshalb beginnt, diese zu meiden, ist die Diagnose einer Panikstörung mit Agoraphobie wahrscheinlich die richtige (American Psychiatric Association, 1994; Goisman et al., 1994; Craske, 1991; Craske und Waters, 2005).

Die Differenzierung zwischen der sozialen Phobie und der Panikstörung mit Agoraphobie kann ebenfalls im klinischen Alltag Schwierigkeiten bereiten. Hier soll durch den Untersucher der Inhalt der Angst besonders gut erforscht werden. Wenn eine Person nur in sozialen Leistungssituationen unter Panikattacken leidet, soll höchstwahrscheinlich die Diagnose einer sozialen Phobie gestellt werden. Wenn eine Person jedoch, obwohl die ersten Attacken in solchen sozialen Leistungssituationen aufgetreten sind, auch weitere Panikattacken in anderen Situationen berichten kann, wäre hier die Diagnose Panikstörung mit Agoraphobie zu stellen (American Psychiatric Association, 1994; Craske, 1991; Craske und Waters, 2005).

In diesen Situationen, in denen Kriterien nicht nur für eine Panikstörung sondern auch für eine andere Angststörung vollständig erfüllt sind, sollen auch beide Störungen diagnostiziert werden. Falls jedoch die Panikattacken ausschließlich während der Dauer einer anderen Störung auftreten wie z.B. während einer depressiven Episode und außerhalb dieser Episode der Patient keine Angst vor weiteren Panikattacken zeigt, wird die Panikstörung nicht zusätzlich diagnostiziert (Bandelow, 2001; Katerndahl und Wang, 2007).

Die Differenzierung zu den somatoformen Störungen kann ebenfalls Schwierigkeiten bereiten. Ganz praktisch gesehen haben Menschen mit einer somatoformen Störung Krankheitsbefürchtungen, Panikpatienten dafür eine deutliche Erwartungsangst vor der nächsten Attacke. Eine Unschärfe in der Unterscheidung der beiden Störungen wird jedoch vermutlich oft unvermeidbar sein (American Psychiatric Association, 1994; Corominas et al., 2002).

7.1.6 Verlauf

Eine Panikstörung kann in jedem Alter, typischerweise jedoch zwischen der späten Adoleszenz und Mitte 30 erstmalig auftreten. Die klinische Erfahrung zeigt, dass der typische Verlauf entweder anhaltend, oder episodisch ist, wobei zwischen den Episoden auch jahrelange Remissionszeiten beobachtbar sein können. Ernüchternd wirkt, dass trotz jahrelanger Behandlung bis zu ein Drittel der Patienten kaum eine nennenswerte Besserung vorweisen kann (American Psychiatric Association, 1994; Goisman et al., 1994; Craske, 1991; Craske und Waters, 2005).

7.1.7 Behandlung

7.1.7.1 Verhaltenstherapie

In den letzten Jahren wurden sehr gute Erfolge mit der gezielten Behandlung von Panikanfällen berichtet, die meisten Ansätze kombinieren 1. die Konfrontation mit internen Reizen (besonders körperlichen Symptomen) mit 2. der Vermittlung von Strategien zur Bewältigung von Angst und körperlichen Symptomen und 3. kognitiven Methoden, die auf eine veränderte Interpretation der ursprünglich als bedrohlich erlebten Angstsymptome abzielen. Die Grundlage der Behandlung bildet die Vermittlung eines glaubwürdigen Erklärungsmodells für die Panikanfälle. Dies trägt zur Wirksamkeit und Akzeptanz der therapeutischen Maßnahmen, zur Generalisierung des Therapieerfolgs und zur Prophylaxe von Rückfällen bei. Bei der Vermittlung des Erklärungsmodells müssen die individuellen Erklärungsschemata der Patienten berücksichtigt werden. Die Aussagen der Therapeuten sollen auf die individuellen Symptome, Verhaltensweisen und Befürchtungen des Patienten zugeschnitten sein. Es wird eine möglichst einfache Sprache gewählt. Durch gezielte Fragen werden die Patienten dazu angeleitet, den „Teufelskreis" bei ihren Panikanfällen anhand ihrer individuellen körperlichen Symptome, Gedanken und Verhaltensweise zu entdecken. Das Teufelskreismodell wird dann sowohl auf „spontan" auftretende Anfälle als auch auf übermäßige Angstreaktionen in Angst auslösenden Situationen angewendet. Patienten werden darauf hingewiesen, dass der gemeinsame Nenner für ihre Probleme die Angst vor der Angst sei. Ihre Deutung der Symptome als Hinweis auf körperliche Bedrohungen, sei zwar verständlich, würde jedoch eine Verschlimmerung der Symptome und damit der Angst bewirken (Schneider und Markgraf, 1998).

Neben dem Aufbau einer tragfähigen therapeutischen Beziehung wird der Patient gebeten, die Angst genau zu beobachten und seine Beobachtungen in ein Selbstbeobachtungsprotokoll einzutragen. Der Patient ordnet zu, wie sein Angstverhalten auf der kognitiven, physiologischen und motorischen Ebene verläuft. Dies führt zu einer Versachlichung der Angst und zu einer Vergrößerung des emotionalen Abstandes zum eigenen Problemverhalten. Zudem wird die Aufmerksamkeitshaltung gegenüber der Angst verändert. Das Angsttagebuch gibt Rückmeldungen über Stagnationen und Fortschritte in der Therapie (Schmidt-Traub, 2000).

Zu Beginn der verhaltenstherapeutischen Behandlung werden zu diagnostischen als auch zu therapeutischen Zwecken mit dem Patienten eventuell auch mit dessen Angehörigen eine Makro- oder Bedingungsanalyse und eine Mikro- oder Verhaltensanalyse der Angst erstellt. Das individuelle Erklärungsmodell der Störung führt in gewissem Umfang bereits zu einer kognitiven Umstrukturierung. Insofern sind Bedingungs- und Verhaltensanalyse nicht nur diagnostische Vorgehensweisen zur Indikationsstellung, sondern auch therapeutische Interventionen. Zudem wird die Anamnese erhoben, die aktuelle Lebenssituation und die früheren psychotherapeutischen Behandlungen. Das subjektive Störungsmodell und die Erwartung in der Therapie werden abgefragt. Zur Entwicklung eines individuellen Erklärungsmodells der Angststörung werden möglichst viele angstspezifische Bedingungen wie familiäre Sozialisation und Erziehungsstil der Eltern, kritische Lebensereignisse, angstrelevante Erfahrungen im Kindergarten, Schule, Ausbildung und Beruf, negative Kognitionen, Vermeidungsreaktionen und Sicherheitsverhalten herausgearbeitet (Bassler und Leidig, 2005).

Ein wesentlicher Bestandteil der Therapie von Panikattacken mit Agoraphobie ist es, neben dem Störungsmodell noch weitere Informationen über die Auslöser von Angst und den Angstverlauf (Teufelskreis der Angst) zu erläutern. Der Teufelskreis der Angst: Das unerwünschte Gefühl der panischen oder phobischen Angst äußert sich auf den Erlebnisebenen (kognitive, physiologische, motorische Ebene). Angst kann in jeder Ebene beginnen und die anderen mit einbeziehen. Fängt die Angst mit der Wahrnehmung einer physiologischen Empfindung an, die dem Erleben des Patienten einem Angstsymptom ähnelt, wird dies von ihm negativ verzerrt, gefährlich und bedrohlich interpretiert. Die Befürchtung steigt wiederum zu körperlichen Symptomen des Angstpatienten und damit nimmt seine Angsterregung zu. Angsterleben kann sich auf diese Weise innerhalb von einer halben bis eineinhalb Minuten in den Teufelskreis der Angst hochschaukeln und in einen Panikanfall münden (Schmidt-Traub, 2000).

Besonders wichtig ist es, in der Formulierung der Ziele mit dem Patienten realitätsnah zu arbeiten. Die Wünsche und Zielvorstellungen des Patienten werden bei der Zielabsprache vorrangig berücksichtigt und ergänzt durch die Zielvorgaben des Therapeuten. Utopische Wunschvorstellungen lassen sich natürlich nicht therapeutisch umsetzen, können aber mit kognitiver Therapie auf erreichbare Ziele zugeschnitten werden. Priorität bei der Angsttherapie wird zunächst dem störungsübergreifenden Ziel Autonomie eingeräumt, einmal ganz allgemein in der Lebensführung und dann speziell beim Angstabbau. Angstpatienten sind sehr abhängig vom Urteil und Verhalten ihrer Bezugspersonen. Auf diese hören sie genau, kommen ihnen sozial entgegen, erwarten aber auch häufig soziale Unterstützung wie Begleitung in den Angstsituationen. Ihre Hilfe vermittelt ihnen ein Gefühl von Sicherheit, bei gleichzeitig hoher Personenabhängigkeit, die bei der Angstbehandlung im Auge behalten werden muss und abgebaut werden muss (Schneider und Markgraf, 1998).

In der Konfrontation, Exposition bei Panik- und Agoraphobiepatienten werden rascher und erfolgreicher Fortschritte erreicht, wenn sie echte oder natürliche Angstsituationen aufsuchen und auf diese Weise ihre Ängste über Löschungsprozesse verlieren (Schneider und Markgraf, 1998).

7.1.7.1.1 Konfrontations- und Bewältigungsverfahren

7.1.7.1.1.1 Systematische Desensibilisierung

Dieses Verfahren wird in drei Schritten durchgeführt. Zunächst entwirft der Patient eine Hierarchie der angstbesetzten Reize oder Reizsituationen entsprechend der aufsteigenden Intensität des Angsterlebens auf einer Skala von 1 bis 10. Dann lernt der Patient die progressive Muskelentspannung nach Jacobson (s. 7.1.7.1.6.) und übt sie täglich solange, bis er mit verkürzten Anweisungen auf ein mit dem Therapeuten vereinbartes Signal sich wirklich rasch entspannen kann. Erst dann erfolgt der dritte Schritt der Konfrontation mit den angstauslösenden Reizen bzw. Situationen in der Imagination. Es wird immer mit einer Angstsituation der untersten Ebene der persönlichen Angsthierarchie angefangen und sich dann stufenweise hochgearbeitet. Grundsätzlich erfolgt immer zuerst Entspannung (ca. 10–30 Sekunden) und dann die Vorstellung der Situation (10–20 Sekunden). Kommt die Angst stärker in ihm auf, beendet er die Imagination und entspannt sich erst einmal weiter. Nach einer Weile stellt er sich das Angstbild erneut vor, bis die Angst spürbar abklingt. Es wird so oft wiederholt, bis der Patient keine Angst mehr in dieser imaginierten Angstsituation verspürt. Die Situation sollte mindestens dreimal angstfrei erlebt werden. Am Ende einer Sitzung sollte eine angstfreie Szene bzw. Ruheszenen stehen (Schneider und Markgraf, 1998).

7.1.7.1.1.2 Massierte Konfrontation oder Reizüberflutung in sensu

Bei der raschen und verlängerten Reizüberflutung auf der Vorstellungsebene wird mit intensiven Angstreizen gearbeitet. Sie werden länger dargeboten, um eine Habituierung und damit eine Angstreduktion schneller zu erreichen. Der Patient wird auf die anfangs heftigen Angstgefühle vorbereitet und auf die Gefahr einer kognitiven Vermeidung aufmerksam gemacht. Starke Angstreize und negative Kognitionen des Patienten können jeweils in eine wirklichkeitsnahe, persönliche Geschichte oder einfach in die Wiederholung

der Schilderung der Angstsituationen durch den Patienten eingebunden werden. Die prolongierte Reizüberflutung wird in einer Sitzung solange vorgenommen, bis die Angst des Patienten auf einer Skala von 1 bis 10 um mindestens die Hälfte zurückgegangen ist. Falls die Angst sich nicht genügend abgeschwächt hat, beendet der Therapeut die Sitzung mit einer Entspannungsübung (PMR). Nach einigen gemeinsamen Sitzungen sind die meisten Patienten imstande, diese Übungen im Alleingang als Hausaufgabe durchzuführen (Schmidt-Traub, 2000).

7.1.7.1.1.3 Graduierte Konfrontation in vivo

Das Grundprinzip ist, den Patienten schrittweise an die phobische Angstsituation heranzuführen oder ihn graduell einem seiner körperlichen Angstreize auszusetzen, ohne dass er dabei vermeidet. Anfänglich sucht der Patient gemeinsam in Begleitung des Therapeuten eine Angstsituation auf – später macht er das alleine oder er wird dazu angeleitet, von Anfang an die graduierte Konfrontation im Selbstmanagement durchzuführen. Es werden Konfrontationsübungen mit dem Patienten nach zunehmendem Schwierigkeitsgrad hierarchisiert, er beginnt mit leichteren Angstsituationen der unteren Ebene der Angsthierarchie. Er setzt sich den unterschiedlichen Stärkegraden der hierarchischen Angstsituation solange aus, bis sie angstfrei geworden sind. Vermeiden ist kontraindiziert (Schneider und Markgraf, 1998).

7.1.7.1.1.4 Interozeptive Konfrontation

Die Konfrontation mit den körperlichen Symptomen der Angst z.B. Schwindel, eignet sich besonders für die Behandlung von Patienten mit reiner Panikstörung aber auch Agoraphobiker profitieren ebenfalls davon. Diese Übung kann nur mit körperlich gesunden Patienten vorgenommen werden. Die wesentlichste therapeutische Wirkung liegt in der genaueren und mit realistischerer Wahrnehmung der körperlichen Angstbeschwerden insbesondere der einzelnen Symptome, auf die der Panikpatient fokussiert. Die gezielte, geleitete Wahrnehmung führt zu einer kognitiven Umstrukturierung der verzerrten Sichtweise und zu einer Relativierung der negativen Bewertung sowie des Bedrohungsgefühls. Schwindel lässt sich mühelos hervorrufen durch schnelles Bücken oder Hochkommen oder mehrfaches Drehen, Herzrasen durch Rennen, Hüpfen oder Treppenrasen. In der willkürlichen Hyperventilationsübung atmet der Patient und Therapeut absichtlich flach und hechelnd über mindestens 15 bis 30 Sekunden. Es wird empfohlen die Übung gemeinsam mit dem Patienten zu machen, weil der Therapeut als Modell fungiert. Bei flacher Atmung bekommen die meisten Personen Schwindel, Taubheitsgefühle, Übelkeit, Kopfdruck oder Depersonalisierungserlebnisse, die nach Beendigung der Übung rasch wieder abklingen. Danach sprechen beide über ihre Erlebnisse und Empfindungen und registrieren bewusst das Nachlassen der physiologischen Beschwerden. Das wichtigste Ziel der Hyperventilationsübung ist, dem Patienten die Erfahrung zu vermitteln, wie leicht aufgrund von falscher Atmung unangenehme Körperempfindungen aufkommen und physiologisch in Angstsymptome potenzieren können. Hyperventilation lässt sich durch lockere Bauchatmung auflösen und kontrollieren. Bei ruhiger Atmung, die mit der Hand auf dem Bauch überprüft werden kann, dehnt der Bauchraum sich aus und zieht sich wieder zusammen, wodurch die Zwerchfellatmung aktiviert wird (Bassler und Leidig, 2005).

7.1.7.1.1.5 Massierte Konfrontation in vivo

Bei der massierten Übung oder Überflutungsbehandlung (flooding) wird der Patient in Begleitung des Therapeuten der am meisten angstbesetzten Situation, also jener an der Spitze der Angsthierarchie, so lange ausgesetzt, bis die Angst deutlich nachlässt. Daraufhin wird sofort zur zweiten Angstsituation übergegangen, bis auch hier eine Angstreduktion erfolgt. Der Patient erlebt beim Flooding Angst im maximalen Ausmaß und muss diese durchhalten, bis er die Erfahrung macht, dass die Angst nachlässt und die von ihm gefürchteten Konsequenzen nicht eintreten. Die einzelnen Übungen dauern bei massierter Konfrontation im Allgemeinen länger und werden nach Möglichkeit in kurzen Abständen wiederholt. Kontraindiziert ist flooding bei schweren körperlichen Erkrankungen, bei dissoziativem oder psychotischem Erleben und bei geringer Therapiemotivation (Schneider und Markgraf, 1998).

Mitunter ist das Motivieren zur Konfrontation die schwierigste Aufgabe, vielleicht weniger am Beginn der Behandlung, wo sich erste Erfolge relativ mühelos einstellen, als vielmehr im Verlauf der Angstbehandlung, indem die Bereitschaft vieler Patienten nachlässt, weiterzumachen. Manche wollen deshalb nicht mehr, weil sie nach Abbau des Vermeidungsverhaltens keine Fortschritte mehr machen können, andere sind erschöpft von ihrem engagierten Einsatz und haben keine Kraft und keine Lust mehr. Motivationshilfen können sein: soziale Verstärkung der tatsächlichen Bemühungen und die laufende Evaluation der Fortschritte, die bis dato gemacht wurden. Stellt man völlig verzagten Patienten in Aussicht, vorerst auf ein weiteres Vorgehen zu verzichten, hat es paradoxerweise oft eine motivierende Wirkung, denn Angstpatienten sind zielorientiert und wollen in der Regel nicht aufgeben. Auch eine konfrontative Vorgehensweise kann hilfreich sein durch Neugestaltung der Angsthierarchie oder Veränderung der Größe der Expositionsschritte. Wichtig ist die Hinwendung des Patienten zur Eigenverantwortung und Vertrauen in Selbsthilfefähigkeiten beim Angstabbau (Schmidt-Traub, 2000).

7.1.7.1.2 Konzentrationslenkung

Damit der Patient zu Beginn der Behandlung ein Gefühl von Kontrolle über seine Angstreaktion bekommt und aktiver und risikofreudiger an die Angstkonfrontation herangeht, wird eine Angstbewältigungsstrategie empfohlen, bei der der Patient während der Anstiegsphase von 30 Sekunden bis zu 1½ Minuten seine Konzentration bewusst von den Angstgedanken abzieht und externalisiert, indem er mögliche Aspekte der Angstsituation bewusst wahrnimmt. Oder er betätigt sich sportlich, beschreibt das Angsterleben mit sachlichen Begriffen, macht Rechenaufgaben oder konzentriert sich auf eine ruhige, lockere Bauchatmung. Gleichzeitig kontrolliert er damit seine Angstgedanken und unterbricht den Teufelskreis der Angst, sodass es nicht zum Panikanfall kommt. Wichtigstes Ziel ist, in der Angstsituation zu bleiben und die Erfahrung zu machen, dass es nicht zur befürchteten Katastrophe kommt. Dieses Vorgehen ist kontrovers diskutiert. Damit sich der Angstpatient um Sicherheitsvorkehrungen gegenüber den vermeintlichen Gefahren in der Angstsituation bemüht, bleiben seine katastrophisierenden Kognitionen aufrechterhalten, weil sie eine Art Fluchttendenz darstellen. Gemeint sind Sicherheitssignale wie das Medikament oder Handy in der Tasche, der geparkte Wagen um die Ecke oder Begleitpersonen, alles sind Sicherheitsvorkehrungen, die den Angstpatienten passiv lassen in der Hoffnung, dass ihm in ihrer Hilfe nichts zustößt. Demgegenüber wird die Konzentrationslenkung als aktives Handeln eingesetzt, bei dem der Patient direkt Einfluss nimmt auf sein Angsterleben und sich dabei als selbstwirksam erlebt. Er wird ermutigt, seine Aufmerksamkeit auf externe Eigenschaften der Angstsituation zu richten oder auf etwas, das nichts mit seinen Befürchtungen zu tun hat. Konzentrationslenkung stärkt die Selbsthilfekräfte, erhöht die Risikobereitschaft, sich weiteren Angstsituationen zu stellen, ermöglicht größere Bewältigungsschritte und führt infolgedessen rascher zur Angstreduktion (Schmidt-Traub, 2000).

7.1.7.1.3 Analyse und Korrektur von negativen automatischen Gedanken und Angstszenen

Patienten mit Ängsten haben in typischer Weise negative kognitive Abläufe entwickelt, die automatisierte Gedanken genannt werden. Es handelt sich um eigenwillige Denkmuster, Bilder und Bewertungen, die reflexartig und oft unbewusst zwischen einem äußeren und inneren Ereignis und dem daraus resultierenden emotionalen Erleben auftreten und bei Angstpatienten häufig zu Erwartungsangst führen. Diese automatischen Gedanken treten blitzartig auf und lassen sich willentlich nicht steuern und sind nicht aushaltbar, perseverieren und halten unter Umständen den ganzen Tag an, sind unvernünftig, fehlerhafte und dysfunktionale Interpretationen von körperlichen Beschwerden. Angstsituationen wirken subjektiv plausibel, obgleich sie verzerrt und wirklichkeitsfremd sind (Schmidt-Traub, 2000).

7.1.7.1.4 Gesundheitsverhalten und soziale Kompetenzen

Ängste sind sympathogene Stressreaktionen, die einen psycho-endokrino-immunologischen Hintergrund haben. Sie werden von Stresshormonen gesteuert und führen zur Veränderung von Parametern im Immunsystem. Angstpatienten können sich mit Hilfe von unspezifischen gesundheitsförderlichen Maßnahmen regenerieren, ihre Selbsthilfekräfte stärken und in der Folge Belastungen besser Stand halten. Häufig leben Angstpatienten ungesund, betreiben aus Angst vor körperlichen oder gesundheitlichen Gefahren keinen Sport mehr, ernähren sich schlecht und konsumieren vermehrt Nikotin, Koffein und zuckerhaltige Produkte. Alle diese Stoffe sind Risikofaktoren in Bezug auf die Angst. Um sich zu schonen, legen sich viele Angstpatienten tagsüber hin, weil sie hoffen, damit ihre physiologische Erregung bändigen zu können. In Wirklichkeit laufen sie eher Gefahr, Schlafstörungen zu entwickeln. Sie sollten deshalb nur nachts Bettruhe einlegen, so, wie sie es vor dem Aufkommen von Angst gewohnt waren. Mit dem Schonverhalten erreichen sie das Gegenteil dessen, was sie anstreben, nämlich zunehmend gesteigerte körperliche Empfindsamkeit, die ihnen bald das Treppensteigen zur Last macht. Weitere Themen sind die Freizeitgestaltung mit Einplanung täglicher Ruheinseln und die Förderung des Genussverhaltens (Schmidt-Traub, 2000).

7.1.7.1.5 Problemlösetraining zur Verbesserung des Stressmanagements

Angstpatienten haben bei der Besprechung der Verhaltensanalysen gelernt, wie externe und interne Belastungen dazu beitragen, ihre Angststörung auszulösen und aufrecht zu erhalten. Akute und chronische Stressoren belasten das Energie- und Kräftereservoir. Aus diesen Gründen sollten Angstpatienten ihren Stress erkennen und beeinflussen lernen. Dadurch gewinnen sie auch mehr Kontrolle über die Angst und beugen einem Rückfall vor. Einzelne Schritte beim Problemlösetraining sind (Kanfer et al., 1996):

1. Problemorientierung und Analyse
2. Der Patient bekommt Übung darin, das eine oder andere soziale Problem wahrzunehmen. Ihm wird erklärt, dass er lernen kann, problematische Situationen zu lösen, indem er nachdenkt, bevor er handelt, anstatt impulsiv zu reagieren und zu resignieren.
3. Problemdefinition und Festsetzung von Zielen.
4. Die problematischen Aspekte einer schwierigen sozialen Situation werden identifiziert und konkrete, realistische Ziele formuliert.
5. Suche nach alternativen Lösungswegen
6. Mit Hilfe von Brainstorming werden möglichst viele denkbare Lösungen zusammengetragen.
7. Entscheidungsfindung für eine Lösung.
8. Die Vor- und Nachteile dieser möglichen Lösungswege sowie ihre kurzen und langfristigen Konsequenzen werden kritisch eingeschätzt. Daraufhin wird eine Entscheidung getroffen.
9. Umsetzung der Lösung.
10. Der gewählte Lösungsschritt wird umgesetzt und die Entwicklung wird verglichen mit den Zielen, die er sich gesteckt hat.
11. Beobachtung der Fortschritte und Evaluierung der Problemlösung.

7.1.7.1.6 Progressive Muskelentspannung nach Jacobson

Bei der Progressiven Muskelentspannung nach Edmund Jacobson werden verschiedene Muskelgruppen im Wechsel kurzzeitig angespannt und anschließend längere Zeit entspannt (Jacobson, 1938).

Entspannung ist unvereinbar mit innerer Erregung und ist im Allgemeinen ein angenehmer Zustand. Mit Entspannungsverfahren wird eine Reduktion der inneren Anspannung und der physiologischen Erregbarkeit angestrebt. Bei der Arbeit mit Angstpatienten ist die progressive Muskelentspannung dem Autogenen Training vorzuziehen, zum einen weil Patienten es mühelos selber lernen können und zum anderen viele Angstpatienten bekommen während Herzübungen im Autogenen Training panische Angst und lassen sich darauf nicht mehr ein (Schmidt-Traub, 2000).

7.1.7.2 Systemische Therapie

Bei der Panikstörung gibt es anfänglich eine reale oder imaginäre Episode starker somatischer Angstsymptome und eine starke Furcht, man könnte umkippen oder es könnte einem übel werden. Diese Erfahrung veranlasst den Patienten zu dem Versuch, seinen Körper zu kontrollieren, was eine ängstliche Blockierung oder eine

Störung dieser Funktion nach sich zieht. Ein Beispiel: Wenn ein Patient beginnt, den Herzschlag zu hören und besorgt darüber ist, dass sich dieser ändern könnte, wird diese Situation eintreten und es tatsächlich zu einer Veränderung des Herzrhythmus kommen. Auch hier wird das Problem durch die versuchte Lösung aufrechterhalten. Häufig wollen Angstpatienten die Störung kontrollieren und steigern sie dadurch noch. Dies führt zur Angst vor der Angst, die das Problem verfestigt und komplexer macht. Wobei auch Angehörige, Freunde eine soziale Rückwirkung hinzufügen. Der erste Schritt der Intervention konzentriert sich auf die Unterbrechung dieses Kreislaufs der Beobachtung physischer, psychischer und emotionaler Reaktionen und den Versuch, diese zu kontrollieren (Nardone, 2003).

Im Verlauf der Behandlung können vier Stadien differenziert werden (Nardone, 2003):

1. Stadium

Die produktivste Einstellung beruht auf paradoxer Logik: Die Ängste des Patienten werden akzeptiert, seine Überzeugung krank zu sein, könnte zutreffen und es wird sogar eine gewisse Rechtfertigung für die Ansichten des Patienten darin gesehen, dass sie eine bestimmte Funktion erfüllen. Am Ende der Sitzung wird eine ausführliche, umständliche, pedantisch und unklare Umdeutung der Störung vorgenommen und Fakten an Überlegungen vorgeführt, die die Tatsache belegen, dass derartige Störungen eine wichtige Rolle

spielen oder eine bedeutsame Funktion für die Persönlichkeit des Patienten einnehmen. Möglicherweise sind sie Anzeichen einer ganz besonderen Eigenschaft, einer Begabung. Durch die Idee, das Symptom könnte eine positive Rolle spielen oder eine wichtige Funktion einnehmen, die es zu untersuchen gilt, erfolgt eine Umdefinition des Symptoms.

2. Stadium

Die paradoxe Umdeutung der ersten Sitzung hatte somit den Effekt, die ängstliche Spannung zu mildern, indem sie verkomplizert wurde, aber auch durch die Andeutung, die Störung könnte eine mögliche, verborgene, geheimnisvolle und positive Bedeutung haben. In der Konsequenz wurde die Aufmerksamkeit des Patienten von der üblichen Kette der Angstgedanken abgelenkt. Der Patient fand die Bedeutung der Symptome zwar nicht heraus, jedoch führte ihre vergebliche Suche zu einer Abschwächung des Mechanismus ihrer versuchten Lösung bei dem Versuch, nicht zu denken oder den Bemühungen, körperliche Vorgänge zu steuern. Die willentliche Anstrengung spontan zu sein, verhindert Spontaneität und vereitelt damit geradezu das, warum man sich so bemüht. In den letzten Minuten der Sitzung erfolgt eine paradoxe Verhaltensverschreibung (s. 6.1.7.2.), die sich auf die dysfunktionale, die versuchte Lösung des Patienten bezieht, seine physischen Reaktionen kontrollieren zu wollen. In der 3. Sitzung machen die Patienten in der Regel die gleichen Angaben wie die agoraphobischen Patienten. Entweder waren sie in der Lage, in der halben Stunde unangenehme Gefühle hervorzurufen, oder sie entspannten sich und hatten sogar positive Gedanken. In beiden Fällen jedoch wird überwiegend ein Rückgang von Paniksymptomen berichtet. Weiter wird dem Patienten die Anweisung gegeben, das Ritual auf 45 Minuten am Tag auszudehnen.

3. Stadium

In der 4. Sitzung geben die meisten Patienten an, sich deutlich besser zu fühlen und nicht mehr so häufig Panikanfälle zu haben. Die Verbesserung des Zustandes können sie sich nicht erklären. An diesem Punkt wird eine allgemeine Erklärungsstrategie gegeben und eine Neudefinition der Situation bewirkt. Es wird die Verschlimmerung dessen verschrieben, was unterdrückt werden soll, um es dadurch mit Hilfe eines paradoxen Effekts zum Verschwinden zu bringen. Der Patient wird darüber aufgeklärt, dass es nun darauf ankommt, den Veränderungsprozess zu verlangsamen. Er wird über kommende Rückfälle unterrichtet, woraufhin nur wenige Patienten einen unmittelbaren Rückfall erleiden. Nun wird die Sensibilität und die große Aufmerksamkeit der Angstpatienten positiv genutzt. Der Patient wird instruiert, Leute, denen er begegnet, zu beobachten und zu erforschen. Diese Verschreibung, die Anweisung, in die Rolle eines Forschers zu schlüpfen, hat zum Ziel, dass die Patienten sich weniger auf sich selbst und dafür mehr auf ihre Umgebung konzentrieren. Das hilft ihnen, nicht mehr so sehr auf ihr eigenes Tun und das, was in ihnen vorgeht zu achten, sondern ihre Aufmerksamkeit auf die Beobachtung anderer Menschen zu lenken.

4. Stadium

In der letzten Sitzung wird in der Therapie von Patienten mit Panikattacken genauso vorgegangen wie bei agoraphobischen Patienten.

7.1.7.3 Psychopharmakotherapie

Eine akute Panikattacke muss in den meisten Fällen nicht medikamentös behandelt werden. Hier ist selbst bei ausgeprägter Symptomatik ein beruhigendes Gespräch ausreichend. Hilfreich ist hierbei häufig eine kurze Information über typische vegetative Reaktionen der Panikattacke. Äußerungen wie: „Sie haben nichts, Sie sind völlig gesund" sind nicht hilfreich, da sich die Patienten die körperlichen Symptome nicht einbilden und eine Panikattacke tatsächlich höchst unangenehm ist. Nur in seltenen Fällen ist ein Medikament angezeigt, häufig ist hier eine mittlere Dosis eines Benzodiazepins z.B. Diazepam 5 mg, Lorazepam 1–2 mg, Alprazolam 0,5–2 mg ausreichend. Antidepressiva sind in der Behandlung der akuten Panikattacke nicht empfehlenswert, da Panikattacken in der Regel nach spätestens wenigen Stunden abklingen, der Wirkungseintritt von Antidepressiva aber erst nach 1–2 Wochen zu erwarten ist (Goddard et al., 2004; Lydiard, 2007).

Bei einer Panikstörung haben sich mehrere Medikamente in kontrollierten doppelblinden Studien bewährt, die Kombination von Pharmakotherapie und Psychotherapie war in einigen Studien erfolgreicher, als die alleinige Psychotherapie. Aufgrund der recht hohen Erfolgsquote der alleinigen Psychotherapie sollte trotzdem im Einzelfall mit dem Patienten abgestimmt werden, ob zuerst ein ausschließlicher psychotherapeutischer Behandlungsversuch gemacht werden soll. Auch beim Vorliegen einer komorbiden Depression ist eine antidepressive medikamentöse Behandlung für die Zielsymptome beider Störungen Erfolg versprechend. An dieser Stelle erfolgt zuerst eine Vorstellung, der in der Behandlung der Panikstörung zugelassenen Medikamente. Danach wird der Vorschlag eines Stufenschemas gemacht und eine Anzahl noch nicht zugelassener Medikamente mit möglicherweise positiven Effekten auf eine Panikstörung vorgestellt (Bowden, 1992; Katerndahl und Wang, 2007).

Empfehlenswert in der Behandlung der Panikstörung sind die SSRIs Citalopram 20–60 mg, Escitalopram 10–20 (30) mg, Sertralin 50–150 mg, Paroxetin 20–40 mg, Fluoxetin 20–40 mg, Fluvoxamin 100–300 mg, der SNRI Venlafaxin 75–225 mg, die TZA Clomipramin 75–250 mg und Imipramin 50–250 mg sowie bei fehlendem Behandlungserfolg die Benzodiazepine Alprazolam, Clonazepam, Diazepam und Lorazepam (Otto et al., 2001; Bruce et al., 2003; Perugi et al, 2007).

In vielen kontrollierten Studien wurde die Wirksamkeit der SSRI bei der Panikstörung nachgewiesen. Der anxiolytische Effekt tritt dabei ähnlich wie der antidepressive Effekt nach 2–4 Wochen auf, eine Verbesserung der Wirkung im weiteren Verlauf ist jedoch möglich. Die Wirksamkeit konnte auch in Langzeitstudien (bis zu einem Jahr) bestätigt werden. Gerade zu Beginn der Behandlung treten häufig Nebenwirkungen auf, die zum Teil die Compliance negativ beeinflussen und gelegentlich auch derart ausgeprägt sind, dass eine weitere Einnahme nur schwer vermittelbar ist. Typische Nebenwirkungen in den ersten Behandlungstagen sind: Unruhe, Nervosität, Schlafstörungen, Übelkeit, Zunahme der Angstsymptomatik. Bei einem Teil der Patienten klingen diese Nebenwirkungen wieder ab, bei anhaltenden massiven Nebenwirkungen, die auch über die 4. Behandlungswoche hinausgehen, sollte die Weiterverordnung kritisch überprüft werden. Aufgrund der guten Wirksamkeit auf die Panikstörung bei vergleichsweise geringen Nebenwirkungen gelten SSRIs bei der Behandlung der Panikstörung als Medikation erster Wahl (Otto et al., 2001; Bruce et al., 2003; Perugi et al., 2007).

SNRI sind Venlafaxin und Duloxetin, wobei der duale Wirkmechanismus beim Venlafaxin erst bei höheren Dosierungen (ca. 150 mg) vorhanden ist. Bei Duloxetin besteht er auch bei geringen Dosierungen. Die Wirkung von Venlafaxin auf Panikstörungen ist in mehreren kontrollierten Studien nachgewiesen. Venlafaxin ist in der Behandlung der Panikstörung zugelassen. Das Nebenwirkungsspektrum ist ähnlich wie bei den SSRIs. Gelegentlich wird eine Blutdruckerhöhung beobachtet. Bei SSRIs und Venlafaxin sind bei schnellem Absetzen Reboundeffekte, Reaktionen, die der eigentlichen Wirkung entgegengesetzt sind, und Absetzeffekte verzeichnet worden. Die Medikamente sollten daher über einen gewissen Zeitraum ausgeschlichen werden (Bandelow et al., 2005; Perugi et al., 2007).

Mehrere kontrollierte Studien liegen für die Wirksamkeit von trizyklischen Antidepressiva (TZA), wie Clomipramin, Imipramin und Desipramin für die Panikstörung vor. Die Medikamente sind in Wirklatenz und Wirksamkeit den SSRI vergleichbar. Aufgrund der vergleichsweise häufigeren Nebenwirkungen (Sedierung, Mundtrockenheit, orthostatische Dysregulation, Gewichtszunahme, Tachykardie, AV-Block, Zunahme der Reaktionszeit) werden sie seltener als SSRI eingesetzt. Auch unter TZA, 5.a. den aktivierenden Clomipramin und Desipramin kann eine Zunahme der Angst zu Beginn der Behandlung beobachtet werden. Nervosität, Unruhe und Schlafstörungen werden unter Imipramin allerdings seltener beobachtet. Bei Unverträglichkeit von SSRI ist ein Behandlungsversuch angezeigt. Denkbar wäre aufgrund der Pharmakologie auch die Wirksamkeit stärker sedierender TZA (z.B. Amitriptylin), hier ist die Datenlage jedoch nicht ausreichend. Ähnlich wie die SSRI und SNRI sollten TZA zur Minimierung der Nebenwirkungen und zur Verbesserung der Compliance langsam eingeschlichen werden (Barlow et al., 2000; Bandelow et al., 2005; McCracken und Hanna, 2005).

In einigen kontrollierten Studien und Langzeitstudien konte die Wirksamkeit des in Deutschland nicht verfügbaren, irreversiblen MAO-Hemmers Phenelzin nachgewiesen werden. Phenelzin ist in den USA zur Behandlung von Panikstörungen zugelassen. Der in Deutschland zugelassene MAO-Hemmer Tranylcypromin wurde bezüglich der Wirksamkeit auf Angststörungen kaum untersucht. Somit ist der Einsatz nur bedingt bei therapieresistenten Panikstörungen zu erwägen. Aufgrund der ausgeprägten Nebenwirkungen, der Notwendigkeit einer Diät und der erheblichen Wechselwirkungen mit anderen Substanzen (insbesondere Antidepressiva), sollte es nur von Psychiatern, die mit der Handhabung vertraut sind, verordnet werden. Für den im Nebenwirkungsprofil günstigeren reversiblen MAO-Hemmer Moclobemid liegen bei der Panikstörung keine einheitlichen Daten vor. Der Einsatz ist somit im Gegensatz zur sozialen Phobie nicht indiziert.

Behandlung mit Benzodiazepinen kann schon innerhalb weniger Wochen zur Abhängigkeit führen. Bei längerer Behandlung kommt es bei über 30% der Patienten zu einer Abhängigkeitsentwicklung. Reboundeffekte, also ein massives Wiederauftreten der Angstsymptomatik oder der Schlafstörungen nach Absetzen ist noch häufiger. In der klinischen Erfahrung spielen die Reboundeffekte auch bei langsamem Ausschleichen eine erhebliche Rolle. Trotzdem ist die Wirksamkeit der Benzodiazepine bei der Panikstörung gut belegt. Die Wirkung tritt bereits nach wenigen Stunden ein und konnte auch bei

Langzeituntersuchungen bestätigt werden. Toleranzentwicklung ist offensichtlich nicht so häufig, wie stellenweise vermutet. Nebenwirkungen sind vor allem Sedierung, Müdigkeit, Verlängerung der Reaktionszeit (Cave: Auswirkungen auf Fahrtüchtigkeit und Arbeitsfähigkeit), Schwindel sowie milde kognitive Beeinträchtigungen. Subjektiv werden die Medikamente allerdings häufig besser vertragen, als SSRIs, SNRI oder TZA. Benzodiazepine können die Compliance für eine gleichzeitige Behandlung mit Antidepressiva in den ersten Wochen erhöhen, bei paralleler kognitiver Verhaltenstherapie kommt es beim Absetzen möglicherweise seltener zu Problemen. Zusammenfassend sollten Benzodiazepine insbesondere in der Langzeitbehandlung nur als Reservebehandlung angesehen werden, wenn andere Therapien nicht zum gewünschten Erfolg führten oder nicht toleriert wurden. Insbesondere bei Patienten mit Abhängigkeitsproblematik in der Anamnese sollte der Einsatz nur nach intensiver Kosten-Nutzen-Abwägung erfolgen (Bandelow et al., 2005; Goddard et al., 2004; Lydiard, 2007).

Trotz abnehmender Tendenz spielen Neuroleptika in der Behandlung von Angststörungen noch eine wichtige Rolle in der Versorgungsrealität. Sie sind in der Behandlung akuter Unruhe und Angstzustände auch zugelassen. Die vorhandenen Studien in der Behandlung von Angstneurosen mit klassischen Neuroleptika sind aus heutiger Sicht methodologisch unzureichend. Für die Behandlung der Panikstörung mit atypischen Neuroleptika gibt es ebenfalls kein Rational. Aufgrund der Tatsache, dass ausreichend andere Medikamente mit vergleichsweise günstigeren Nebenwirkungen vorhanden sind, ist die Langzeitbehandlung der Panikstörung mit Neuroleptika nicht empfehlenswert (Bandelow et al., 2005).

Es könnte ein Stufenschema in der Behandlung der Panikstörung empfohlen werden (Bandelow et al., 2005):

1. Panikstörungen sind häufig gut psychotherapeutisch beeinflussbar. Alleine die Psychoedukation mit Neubewertung der Symptomatik und Erarbeitung eines Erklärungsmodells für die Störung sowie Konkretisierung der Behandlungsperspektive führt häufig zu einer Entlastung. Die Überlegenheit einer kombinierten Pharmakotherapie/ Psychotherapie gegenüber alleiniger Psychotherapie ist nicht eindeutig belegt, sie verursacht möglicherweise sogar mehr Therapieabbrüche. Bei komorbider Depression ist meist eine Pharmakotherapie indiziert.

2. Falls mit dem Patienten nach adäquater Kosten-Nutzen-Abwägung die Entscheidung zu einer medikamentösen Behandlung fällt, sind vom Wirkprofil aus betrachtet SSRI, SNRI, TZA die Mittel erster Wahl. Aufgrund des Nebenwirkungsprofils wird häufig bevorzugt ein SSRI eingesetzt werden. Wegen des langsamen Wirkungseintritts und der etwaigen Zunahme der Angstsymptomatik in den ersten Wochen kann gelegentlich zusätzlich ein Benzodiazepin erforderlich sein (Cave: Ab-

hängigkeitsentwicklung, Reboundphänomene).

3. Bei Teilremission der Symptomatik nach 4–6 Wochen sollte die Dosis erhöht werden.

4. Bei fehlender Wirkung nach 4 Wochen sollte die Compliance überprüft werden. Bei Abnahme der Serumspiegels kann als Ursache gelegentlich ein geringer Serumspiegel bei „fast-metabolizern" ausgemacht werden. Ansonsten sollte das Präparat gewechselt werden. Bei primärem Einsatz von SSRI erscheinen folgende Optionen sinnvoll: Wechsel auf anderen SSRI, TZA oder SNRI. Bei primärem Einsatz von TZA ist der Wechsel auf anderen TZA oft weniger sinnvoll.

5. Bei intolerablen Nebenwirkungen (insbesondere Angst, Schlafstörungen, Unruhe) kann passager ein Benzodiazepin eingesetzt werden. Bei Notwendigkeit einer Umstellung aufgrund der Nebenwirkungen empfiehlt sich die Umstellung auf eine andere Medikamentengruppe, wobei das Nebenwirkungsspektrum von SSRI und SNRI ähnlich ist.

6. Wenn Psychotherapie und Antidepressiva nicht ausreichend wirksam sind, bleiben als Reservemedikation Benzodiazepine. Spätestens hier sollte auch die Indikation einer stationären multimodalen Behandlung der Panikstörung überprüft werden.

7. Kombinationsbehandlung mit mehreren in der Behandlung zugelassenen Präparaten oder Behandlung mit Reservemedikamenten („off-label"), die in der Behandlung der Panikstörung nicht zugelassen sind, für die jedoch zumindest ein gewisses Rational besteht.

8. Bei Therapieresistenz auf alleinige Pharmakotherapie ist die kognitive Verhaltenstherapie bei einer großen Anzahl der Patienten Erfolg versprechend.

Folgende Behandlungsmöglichkeiten stehen bei Ausschöpfung zugelassener Medikamente zu Verfügung (Bandelow et al., 2005):

1. Kombination von SSRI und Benzodiazepin, SSRI und Mirtazapin, SSRI und TZA, SNRI und TZA, bei Beachtung der Behandlungsrichtlinien für erfahrene Psychiater auch die Kombination TZA und Tranylcypromin.

2. Tranylcypromin, Reboxetin, Mirtazapin, möglicherweise auch als Monotherapie.

3. Buspiron, Moclobemid, Betablocker, welche bei der Behandlung anderer Angststörungen positive Effekte zeigten.

4. Für Carbamazepin, Valproat, Lamotrigin wurden in Einzelfällen bei der Panikstörung positive Effekte beschrieben. Pregabalin scheint bei der generalisierten Angststörung wirksam zu sein, ob Effekte auch auf die Panikstörung vorhanden sind, ist unbekannt.

5. Niederpotente Phenotiazin-Neuroleptika und Fluspirilen (Cave: Spätdyskinesien) können passager eingesetzt werden, der Einsatz über 3 Monate hinaus erscheint jedoch nicht gerechtfertigt.

7.1.8 Fallbeispiel

Herr L. ist 21 Jahre alt, als er sich erstmals in Begleitung der Eltern im Notdienst einer Klinik für Psychiatrie und Psychotherapie vorstellt. Die letzten 4 Monate seien die Hölle für ihn gewesen. Heute sei es zum siebten Mal zu einem derartigen Zusammenbruch gekommen, dass ihn die Eltern in die medizinische Notaufnahme der Klinik fahren mussten. Er habe unter Kurzatmigkeit, Schwindel, Herzklopfen, Schweißausbrüchen, Kribbeln in den Händen gelitten, habe am ganzen Körper gezittert und unter Todesangst gelitten. Ähnliche Zustände seien zuletzt fast jeden Tag aufgetreten, diesmal sei es jedoch erneut so schlimm gewesen, dass sich die Eltern nicht zu helfen wussten und ihn trotz der Vermutung, dass erneut keine ursächlichen körperlichen Erkrankungen zu finden seien, zur Sicherheit in die Klinik brachten. Die Vorstellung in der psychiatrischen Klinik erfolgt nach unauffälliger internistischer Abklärung mit Einverständnis des Patienten. Herr L. berichtet, er habe vor drei Monaten mit einer Psychotherapie wegen der zunehmenden Symptomatik begonnen, die Termine habe er jedoch wegen der Berufstätigkeit beider Eltern nicht regelmäßig wahrnehmen können. Ohne Begleitung das Haus zu verlassen, oder gar öffentliche Verkehrsmittel zu nutzen, sei ihm aufgrund der Angst vor erneuten Zusammenbrüchen seit zwei Monaten nicht mehr möglich gewesen. Außer den Leitsymptomen der Panikstörung mit sekundärer Agoraphobie lassen sich in der psychischen Untersuchung nur Hinweise für eine leichte, als sekundär eingestufte Depression finden. Der Patient ist seit 8 Wochen ohne eindeutige Besserung der Symptomatik mit Amitriptylin 100 mg/d sowie bis 3 mg/d Lorazepam behandelt worden. Lorazepam habe er seit 2 Monaten täglich eingenommen. Die Beeinträchtigungen aufgrund der Panikstörung sind inzwischen immens. Der Patient ist aufgrund der Ängste während einer Panikattacke alleine zu sein, aus der vor 2 Jahren bezogenen Wohnung zurück zu den Eltern gezogen. Er sei seit über sechs Wochen nicht mehr alleine aus dem Haus gegangen, die Mutter habe zuletzt drei Wochen Urlaub gehabt, da das tägliche Verlassen der Arbeitsstelle nicht mehr vertretbar gewesen war. Zu den Freunden bestehe noch Kontakt, er müsse jedoch von den Eltern dorthin gebracht werden und die Sicherheit haben, dass er jederzeit wieder nach Hause gebracht werden könne. Aktuell sei es nicht denkbar, dass er, wie geplant, mit einer Lehre als Industriekaufmann in drei Monaten beginnen könne, was besonders problematisch sei, da er aus anderen Gründen bereits eine Lehre nach einem Jahr aufgegeben habe. Aufgrund der typischen Symptomatik, der fehlenden Hinweise für eine andere psychische Störung und der bereits erfolgten internistischen Abklärung kann im Erstgespräch die Diagnose einer Panikstörung mit Entwicklung einer Agoraphobie mit recht hoher Sicherheit gestellt werden. Bereits in diesem Gespräch kann dem Patienten der typische Verlauf der Störung und die aufrechterhaltende Problematik des agoraphobischen Vermeidungsverhaltens erläutert werden. Anhand des Teufelskreises der Angst können ihm die Mechanismen der Panikattacken und der Aufschaukelung der Symptomatik verständlich gemacht werden und Behandlungsoptionen abgeleitet werden. Der Patient wird über die prinzipiellen Möglichkeiten der ambulanten Behandlung von Angststörungen aufgeklärt. Aufgrund der massiven Beeinträchtigung, der Schwierigkeiten überhaupt eine ambulante Therapie aufzusuchen und der offensichtlich symptomverstärkenden Rolle der bemühten, jedoch ob der dramatischen Symptomatik überforderten Eltern, wird dem Patienten ein stationäres Behandlungsangebot mit einer Wartezeit von etwa drei Wochen gemacht. Allein die Psychoedukation in dem einstündigen Erstgespräch sowie die Information über die Behandelbarkeit der Störung führen bei dem anfänglich noch sehr agitierten Patienten und den ähnlich aufgebrachten Eltern zu einer nachhaltigen Reduktion der Symptomatik. Herr L. entscheidet sich bereits im Erstgespräch für die Wahrnehmung des stationären Behandlungsangebots, kann jedoch versprechen, bis dahin noch mindestens zwei ambulante Termine wahrzunehmen, um die Behandlungsalternativen im ambulanten Setting abzuwägen.

Drei Wochen später stellt sich der Patient nach telefonischer Rücksprache und den vereinbarten ambulanten Therapiekontakten zur stationären Aufnahme vor. Er habe seither keine ausgeprägten Panikattacken mehr erlitten, habe wieder bis zu zehn Minuten das Haus verlassen können und mit dem Hintergrund der telefo-

nischen Erreichbarkeit der Eltern sowie der Option im Notfall mit einem Taxi zu seinem Arzt gebracht zu werden, wieder alleine zu Hause sein können. Allerdings sei es ihm weiterhin nicht möglich gewesen, öffentliche Verkehrsmittel zu nutzen, alleine seinen Therapeuten aufzusuchen oder Freunde ohne Unterstützung der Eltern zu besuchen. Lorazepam habe er auf 1 mg/d reduzieren können. Die Erklärungen über seine Störung und die Information über die Behandelbarkeit hätten ihn sehr entlastet und vor allen Dingen Hoffnung gemacht. Er habe sich inzwischen Selbsthilfeliteratur besorgt und wolle baldmöglichst seinen Handlungsspielraum wieder vergrößern.

Der Beziehungsaufbau gelingt von Anfang an unkompliziert, unter anderem erscheint der Patient bezüglich des vereinbarten multimodalen Behandlungsansatzes mit intensiven kognitiv-verhaltenstherapeutischen Elementen gut informiert und motiviert. Zum besseren Verständnis der Entwicklung der Panikstörung erfolgen Verhaltensanalysen der ersten Panikattacken sowie die ausführliche Erhebung der biographischen Anamnese.

Die erste Panikattacke sei während einer Phase mit ausgeprägtem Stress aufgetreten. Zum einen habe er sich damals von seiner Freundin trennen wollen, was ihm nicht leicht gefallen sei. Hinzu seien die Bewerbungsgespräche wegen der Lehrstelle gekommen. Er sei damals ziemlich beunruhigt gewesen, habe teilweise unter Schlafstörungen gelitten und vermehrt Alkohol konsumiert. Er habe vor fast vier Monaten in einer Diskothek Alkohol, später auch das erste Mal Ecstasy konsumiert. Kurz darauf hätten sich eine ausgeprägte innere Unruhe, Zittern, Kurzatmigkeit, Kribbelparästhesien in den Händen, Herzbeschwerden, Übelkeit, Schwindel und ein Röhrenblick eingestellt. Er habe schon damals unter Todesangst gelitten, eine schwerwiegende körperliche Schädigung durch die Drogeneinnahme vermutet, sich aus Angst vor einem positiven Drogentest jedoch nicht medizinisch vorgestellt, sondern versucht, die Attacke auszuhalten. Bereits einige Tage später sei es, als er zu Hause gelesen habe, erneut zu Herzbeschwerden und massiver Unruhe gekommen. Innerhalb kürzester Zeit sei es zu denselben Symptomen wie bei der ersten Attacke gekommen. Er habe in der Not seine Mutter in der Arbeit angerufen, eine sofortige ärztliche Untersuchung (EKG, Schilddrüsenhormone, Labor, Schädel-CT) hatten keinen pathologischen Befund erbracht, so dass der Patient kurzfristig beruhigt war. Trotzdem habe er in der Folge große Angst vor dem erneuten Auftreten von Panikattacken gehabt. Er habe sich ständig beobachtet, körperliche Sensationen hätten ihm enorme Angst gemacht und in der Folge offensichtlich wiederholt erneute Panikattacken ausgelöst. Aufgrund der Ängste, bei nächtlichen Panikattacken alleine zu Hause zu sein, habe er wieder bei den Eltern übernachtet und sei wegen der zunehmenden Paniksymptomatik später wieder ganz zu Hause eingezogen. Nachdem er anfangs noch in die Stadt habe gehen können, habe er, nachdem es während einer Straßenbahnfahrt zu Paniksymptomen gekommen sei, zuerst nicht mehr öffentliche Verkehrs-

mittel genutzt. Später habe er sämtliche Situationen vermieden, die ihn beengt hätten. Hier berichtet der Patient vor allem von Ängsten, sich aufgrund der Paniksymptomatik vor anderen zu blamieren oder die Kontrolle über seine Körperfunktionen zu verlieren, sich z.B. zu erbrechen. Besonders bedrohlich seien ihm anfänglich daher Situationen vorgekommen, die eine plötzliche Flucht erschwert hätten, wie in Warteschlangen, bei Kinobesuchen, in Aufzügen, öffentlichen Verkehrsmitteln oder unter Menschenmengen. Anfangs habe er viele Situationen noch in Begleitung aufsuchen können, zuletzt sei auch dies von starker Erwartungsangst begleitet gewesen. Zuletzt sei nichts mehr gegangen, das Leben sei ihm völlig hoffnungslos und sinnlos vorgekommen, aktuell sei er jedoch überzeugt, dass er sich wieder Freiräume erarbeiten könne.

Der Patient ist als ältester von drei Geschwistern geboren, der Vater ist Lehrer, die Mutter kaufmännische Angestellte. Die Kindheit habe er positiv erlebt, allerdings habe er nach der Geburt der Geschwister rebelliert und teilweise sehr eifersüchtig reagiert. Der jüngste Bruder sei bereits im Alter von einem Jahr an plötzlichem Kindstod verstorben, da er am Vorabend Streit mit diesem Bruder und der Mutter gehabt habe, habe er sich für den Tod des Bruders lange Zeit sehr schuldig gefühlt. Auch die Mutter habe vor Gewittern und Höhen Angst gehabt. Nach dem Tod des Bruders habe sie einige Jahre unter Panikattacken gelitten und sich bezüglich der Kinder zum Teil überängstlich verhalten. Er selbst habe nach Abklingen der Schuldgefühle nicht unter Ängsten gelitten, sich aber durch das Verhalten der Mutter beeinträchtigt gefühlt und seit dem 13. Lebensjahr vermehrt gegen die Eltern, die Lehrer und die erwarteten Schulleistungen rebelliert. Wegen der Verhaltensprobleme und der mangelnden Schulleistungen habe er das Gymnasium verlassen müssen, zuletzt sogar die Realschule. Nach dem Hauptschulabschluss sei es ihm jedoch noch gelungen, die mittlere Reife zu absolvieren. In der Folge habe er eine Lehre als Einzelhandelskaufmann noch im ersten Lehrjahr abgebrochen. Als ihm aufgrund vieler erfolgloser Bewerbungen bewusst wird, dass er deutlich verminderte Berufschancen hat, entwickelte er erhebliche Zukunftsängste. Die Schwester sei in der Schule viel besser zu recht gekommen, so dass er sich wegen seiner Abwehrhaltung gegen die Leistungsanforderungen in der Schule schon Vorwürfe gemacht habe. Seit 2 Jahren sei er mit einer 4 Jahre jüngeren Partnerin zusammen. Er sei in der Zwischenzeit von zu Hause ausgezogen, so dass er viel Zeit mit ihr in der ersten eigenen Wohnung verbracht habe. Zuletzt habe sein Interesse an dieser Partnerschaft deutlich nachgelassen, die Beendigung der Beziehung sei ihm jedoch sehr schwer gefallen, da die Partnerin sehr stark an ihm hänge. Auf Nachfragen bestätigt Herr L., dass er die Beziehung mit Hinweis auf seinen schlechten Zustand nur vorläufig ausgesetzt hat, er bislang einer konkreten Aussprache aus dem Weg gegangen sei. Er habe zuvor auch größere Schwierigkeiten im Kontakt mit Mädchen gehabt, dies sei seine erste Freundin gewesen. Er befürchtet aufgrund der weiter bestehenden Ängste im Kontakt mit Mädchen und der jetzt ausgeprägten Beeinträchtigungen über längere Zeit keine Partnerin mehr zu finden.

Aufgrund der Verhaltensanalyse, der biographischen Anamnese, der Beobachtungen des familiären Systems des Patienten und der ersten Hypothesen zur Entwicklung und Aufrechterhaltung der Störung vereinbaren wir, auch aufgrund der begrenzten Zeit der stationären Behandlung folgende Therapieziele:

- An oberster Stelle steht aufgrund der schweren Beeinträchtigung durch die Panikstörung und das agoraphobische Vermeidungsverhalten die störungsspezifische Behandlung dieser Symptomatik, mit dem Ziel eine Überleitung in eine zuletzt nicht kontinuierlich mögliche ambulante Weiterbehandlung zu sichern. Hier werden kognitive Aspekte zur Neubewertung der Symptomatik, Aktivierung von Ressourcen im Umgang mit belastenden Situationen und Expositionsübungen zur Erweiterung des Bewegungsspielraumes im Vordergrund stehen.
- Sowohl bezüglich störungsspezifischer Aspekte, als auch aufgrund der Überlegungen zu den zugrunde liegenden intrapsychischen und interpersonellen Konflikten, evtl. auch aufgrund der systemischen Aspekte der Störung erscheinen zudem Familiengespräche notwendig.
- Der Patient berichtet von Defiziten im Aufbau von Beziehungen, im Ausdrü-

cken eigener Bedürfnisse, im Umgang mit Aggressionen und in der adäquaten Abgrenzung von anderen Menschen, so dass die Teilnahme an einem sozialen Kompetenztraining als sinnvoll erachtet wird.

- Da die Bereitschaft zu einer vegetativen Hyperreagibilität möglicherweise durch einen schlechten körperlichen Trainingszustand verstärkt wird, der Patient zuletzt extrem inaktiv war, wird eine systematische Verbesserung des Trainingszustandes durch ein entsprechendes Sportprogramm angestrebt.
- Da der Patient durch den bevorstehenden Beginn der Lehre sehr unter Druck steht, ein Zusammenhang der aktuellen Dekompensation mit der Berufsfindung und den darauf bezogenen Ängsten sowie ein intrapsychischer Widerstand oder Überforderungsgefühle nicht ausgeschlossen erscheinen, soll auch diese Problematik frühzeitig thematisiert werden. Eine soziotherapeutische Beratung wird empfohlen.
- Um auch in einer nonverbalen Therapie Aspekte der Beziehungsgestaltung sowie des Umgangs mit unangenehmen Emotionen und bestehenden Konflikten zu erarbeiten, erfolgt die Teilnahme an der Gestaltungstherapie.
- Da Reizkonfrontationsübungen unter Benzodiazepinbehandlung als problematisch erachtet werden, der Patient bezüglich der Entwicklung einer sekundären Abhängigkeit als deutlich gefährdet eingeschätzt wird und bereits ambulant eine Reduktion der Tagesdosis auf 1mg/d erfolgen konnte, wird

das Ausschleichen von Lorazepam in den nächsten 10 Tagen vereinbart.

- Der Patient erhält bezüglich der Angststörung ansonsten ausschließlich eine Behandlung mit Amitriptylin. Hier konnte keine eindeutige Verbesserung beobachtet werden, vielmehr steht die aktuelle Symptomreduktion in eindeutigem zeitlichen Zusammenhang mit der Psychoedukation vor drei Wochen. Aus diesem Grund empfehlen wir eine Umstellung auf einen Serotoninwiederaufnahmehemmer oder, alternativ, die ausschließliche psychotherapeutische Behandlung aufgrund der günstigen prognostischen Faktoren. Der Patient sieht die Gefahr, dass er etwaige Verbesserungen im Rahmen der Psychotherapie auf medikamentöse Effekte attribuiert. Er strebt die Verbesserung interner Kontrollüberzeugungen an und wünscht daher eine ausschließliche psychotherapeutische Behandlung. Amitriptylin wird erst nach Beendigung des Benzodiazepinentzuges ausgeschlichen. Eine Umstellung auf einen SSRI hätten wir aufgrund der möglichen Interferenz mit gleichzeitigen Benzodiazepinentzug im weiteren Verlauf der Behandlung vorgenommen. Eine antidepressive Behandlung erscheint wegen der durchgängig nur leichten depressiven Symptomatik, die zudem als sekundär eingeschätzt wird, nicht unbedingt notwendig.

In den nächsten Therapiestunden werden, um Auslösung und Verlauf von Panikattacken besser zu verstehen, weitere Verhaltensanalysen auf Mikroebene durchgeführt. Der Patient erlernt das eigenständige Durchführen von Angstprotokollen, die sich auf weitere Panikattacken beziehen und von Angsttagebüchern, die zur Realitätsüberprüfung bezüglich Häufigkeit und Schwere von auftretenden Paniksymptomen dienen sollen.

Aus den Verhaltensanalysen wird deutlich, dass aktuell Panikattacken hauptsächlich durch die Wahrnehmung von körperlichen Symptomen wie Kurzatmigkeit, Schwitzen, innerer Anspannung ausgelöst werden. Diese Symptome wertet der Patient als Hinweis für eine körperliche Erkrankung. Teilweise kann auch die daraus aktivierte Erwartungsangst vor einer neuen schweren Panikattacke zu einer Aggravierung der Symptomatik führen. In einigen Situationen gingen den Paniksymptomen jedoch auch Erwartungsängste voraus, sich aufgrund einer möglicherweise auftretenden Panikattacke sozial inadäquat zu verhalten, z.B. am ganzen Körper zu zittern, stark zu schwitzen oder sich erbrechen zu müssen und sich somit zu blamieren. In diesen Situationen richtete sich die ganze Aufmerksamkeit des Patienten darauf, körperliche Symptome wahrzunehmen, um sie zu kontrollieren, oder bei einer Verschlimmerung der Symptome rechtzeitig aus der Situation flüchten zu können. Eine Realitätsüberprüfung bezüglich der verzerrten Kognitionen, dass andere Menschen bereits leichte körperliche Korrelate wahrnehme, diese als Hinweis für inadäquate Ängstlichkeit interpretiere und den Patienten deshalb als „Waschlappen" oder „Psycho" ablehne, konnte nicht mehr stattfinden.

An dieser Stelle konnten mit dem Patienten erneut die typischen Symptome einer Panikattacke erarbeitet werden. Die Auslösung der ersten Panikattacke in einer Situation, in der der Patient aufgrund mehrerer psychosozialer Stressoren stark beunruhigt war, mehrere Nächte lang wenig geschlafen hatte, dazu noch große Mengen Kaffee und Alkohol konsumiert hatte und erstmals Ecstasy ausprobierte, konnte als noch recht normale körperliche Reaktion und Warnhinweis des Körpers auf Überforderung der bestehenden Anpassungsressourcen entkatastrophisiert werden. An Hand des Teufelskreises der Angst konnte mit dem Patienten erarbeitet werden durch welche externe und interne Stimuli Panikattacken ausgelöst und aufgeschaukelt werden können. Für die katastrophisierenden Fehlbewertungen bezüglich der Wahrnehmung körperlicher Symptome oder der Reaktion der Umwelt auf Anzeichen von Unruhe, Anspannung oder Angst konnten alternative Erklärungen erarbeitet werden. Der Patient lernte hierbei, dass „die Angst bei mir im Kopf beginnt", also häufig durch kognitive Verzerrungen ausgelöst wird. Der Patient erkannte, dass seine bisherigen Bewältigungsstrategien – Vermeidung angstauslösender Situationen, Sicherheitsverhalten, stets dafür sorgen, dass er nie alleine ist, sicherstellen, dass die Eltern verfügbar sind, Reduktion sämtlicher vermeintlicher Belastungen – zu einer Zunahme der Symptomatik und zu einer depressiven Symptomatik geführt hatten. Die Anfälligkeit für das Auftreten von Paniksymptomen wurde damit nur noch verstärkt. Hier konnte das Expositionsrational bezüglich des agoraphobischen Vermeidungsverhaltens eingeführt werden und die Problematik der kognitiven Vermeidung gezeigt werden. Folglich konnten alternative Bewältigungsstrategien für das Auftreten von Paniksymptomen erarbeitet werden. Es wurde eine graduierte Exposition besprochen, der Patient hatte aufgrund der Angsthierarchie entschieden, in welcher Reihenfolge er sich in vermeintlich angstauslösende Situationen begibt und er hat verstanden, dass das Auftreten von Anspannung und körperlichen Symptomen bis hin zur Paniksymptomatik im Rahmen der Exposition eher günstig als ungünstig ist. Denn nur dadurch können die tatsächliche Erschöpfbarkeit dieser Reaktion und die Wirksamkeit alternativer Bewältigungsstrategien – Selbstverbalisation, Richten der Aufmerksamkeit nach außen, Realitätskontrolle, Verbleiben in der Situation, Vertrauen auf das Nachlassen der Reaktion auch in der gefürchteten Situation – überprüft werden. Aufgrund des sehr starken Vermeidungsverhaltens in den letzten Monaten und der Neigung des Patienten bei Hinweisen auf eine körperliche Anspannung aus den gefürchteten Situationen zu flüchten, wurden zu Beginn begleitete Expositionsübungen vereinbart, die bei der Bewältigung und dem Greifen der alternativen Bewältigungsstrategien Stück für Stück ins Eigenmanagement übernommen werden sollten. Bereits für die ersten begleiteten Expositionsübungen wurden kleine Sequenzen im Eigenmanagement vereinbart, da der Patient zu

Attributionsmustern, wie „ich habe das nur geschafft, weil jemand dabei war" oder „der Therapeut hätte die Übung bei tatsächlicher Gefahr sofort abgebrochen" neigte.

Innerhalb von drei Wochen gelang es dem Patienten wieder, öffentliche Verkehrsmittel zu nutzen, über mehrere Stunden alleine in die Stadt zu gehen, Kaufhäuser aufzusuchen, Kinos und Musikveranstaltungen zu besuchen, in Warteschlangen auszuharren, in Cafés einen Kaffee zu trinken und trotz körperlicher Wahrnehmung der Koffeinwirkung über eine Stunde dort zu bleiben. Auch an den individuell problematischen Kognitionen wie „besonders gefährdet bin ich, wenn ich nicht ausreichend geschlafen habe" oder „wenn nur schnell ein Arzt oder eine Klinik erreichbar sind, kann eigentlich nichts Schlimmes passieren" wurden Expositionsübungen ausgerichtet. Sehr profitiert hat der Patient hierbei von einigen, im Vorfeld der Übungen durchgeführten, Verhaltensexperimenten wie einem Hyperventilationstest oder sportlichen Aktivitäten mit nachfolgender Objektivierung der kardio-pulmonalen Reaktionen.

Die vom Patienten als sehr schwierig erachtete Situation, ohne entsprechende Absicherung alleine in der Wohnung zu sein, konnte aufgrund der Tatsache, dass die Eltern in das Vermeidungsverhalten einbezogen waren, nur nach einem aufklärenden Familiengespräch bearbeitet werden. Hier konnte der Patient seinen Eltern deutlich machen, dass die bisherigen unterstützenden Maßnahmen eher zu einer Verschlechterung der Symptomatik geführt hatten. Für die Übungen wurde vereinbart, dass die Eltern für ein verlängertes Wochenende wegfahren und der Patient in dieser Zeit alleine zu Hause bleibt. Hier wurde deutlich, dass vor allem die Mutter des Patienten große Schwierigkeiten damit hatte, gelassen mit den Panikattacken ihres Sohnes umzugehen. Sie selbst führte dies zum einen auf ihre eigene Angstbereitschaft zurück, erwähnte jedoch auch das Drama des an plötzlichem Kindstod verstorbenen jüngsten Sohnes, was bei ihr große Ängste ausgelöst habe, nochmals ein Kind zu verlieren. Sie sei seither in vielen Situationen sehr in Sorge gewesen, habe jedoch versucht, dies ihren Kindern nicht zu zeigen. Sie sei damals sehr verzweifelt und wohl auch depressiv gewesen. Mit den Kindern haben beide wenig über die Trauer und die Ängste gesprochen, um diese nicht zu belasten. Hier gelang es dem Patienten auch, möglicherweise erstmals, mit den Eltern über die langjährigen Schuldgefühle zu sprechen, die er nach dem Tod des Bruders erlitten hatte. Dies löste bei beiden Eltern große Betroffenheit aus, die Tragweite des Familiendramas wurde bei diesem Gespräch deutlich, so dass im Interesse der Familie ein weiteres Familiengespräch, auch in Anwesenheit der Schwester des Patienten vereinbart und durchgeführt wurde. Der Patient selbst war bereits nach diesem offenen Gespräch mit den Eltern sehr entlastet, er forderte seine Eltern in dem folgenden Gespräch sehr offensiv auf, ihm weniger besorgt und mehr auf Augenhöhe zu begegnen. Er berichtete, dass er sich durch die Ängste der Mutter, durch ihre

besorgte Grundhaltung häufig sehr unter Druck gefühlt habe. Auch habe er sehr wohl wahrgenommen, dass es ihnen aufgrund seiner Schulschwierigkeiten oft schlecht gegangen sei, weshalb er sich zusätzlich sehr schuldig gefühlt habe. Hier sprach er auch seine Ambivalenz bezüglich der anstehenden Ausbildung an. Zu einem Teil habe er diese Lehrstelle nämlich gewählt, um seine Eltern zu entlasten, er selbst habe häufig daran gedacht, das Abitur nachzuholen und zu studieren. Er traue sich dies auch zu. Entsprechende Ressourcen konnten in einer folgenden psychologischen Testung auch objektiviert werden. Die Eltern haben in diesem Gespräch vereinbaren können, ihre Sorgen und Ängste offener untereinander zu thematisieren und sich im Umgang mit dieser Problematik selbst mehr zu unterstützen. Beide Kinder äußerten den Wunsch, die Vergangenheit ruhen zu lassen, die Familie vereinbarte jedoch den Geburtstag oder Todestag des verstorbenen, jüngsten Sohnes in den nächsten Jahren gemeinsam zu erleben. Nach erfolgreich absolvierten Expositionsübungen in der elterlichen und der noch nicht gekündigten eigenen Wohnung konnte der Patient nach 45-tägiger stationärer Behandlung in die weitere ambulante Behandlung entlassen werden. Er hatte die vereinbarten Ziele im Wesentlichen erreicht. Zum Entlassungszeitpunkt war noch unklar, wie sich der Patient bezüglich der weiteren beruflichen Zukunft entscheiden würde, auch das geplante klärende Gespräch mit der Partnerin hatte noch nicht stattgefunden. Diese Problembereiche wurden jedoch ebenso wie der Umgang mit noch subtilen Vermeidungstendenzen in vielen Alltagssituationen als noch offen und als Zielbereiche der ambulanten Weiterbehandlung thematisiert.

7.2 Generalisierte Angststörung (ICD-10: F41.1; DSM-IV: 300.02)

7.2.1 Einleitung

Aus der 9. Version der ICD kennen wir die Begrifflichkeit der Angstneurose, die der heutigen Bezeichnung „generalisierte Angststörung" (GAS), die erst 1980 im DSM-III eingeführt wurde, enspricht.

Die Lebensprävalenz für das Auftreten der generalisierten Angststörung in der Allgemeinbevölkerung beträgt ca. 5% (siehe auch 3.2. und 3.3.) (American Psychiatric Association, 1994; Lieb et al., 2003).

7.2.2 Besondere Merkmale

Je nach kultureller Zugehörigkeit wird Angst haupsächlich in Form von körperlichen Symptomen ausgedrückt, oder aber auf kognitivem Wege zum Ausdruck gebracht. In der Überlegung, ob die gezeigte Besorgnis über die Grenze des, für jeweiligen Kulturkreis Üblichen hinausgeht, sollen solchen kulturellen Voraussetzungen berücksichtiget werden (American Psychiatric Association, 1994; Street et al., 1997; Kohret et al., 2007).

Sowohl unter den stationären, als auch unter ambulanten Patienten, ist der Anteil von Frauen deutlich höher (American Psychiatric Association, 1994).

7.2.3 ICD-10-Forschungskriterien für generalisierte Angststörung

Die ICD-10-Forschungskriterien lauten (World Health Organisation, 1994):

A. Ein Zeitraum von mindestens sechs Monaten mit vorherrschender Anspannung, Besorgnis und Befürchtungen in Bezug auf alltägliche Ereignisse und Probleme.

B. Mindestens vier Symptome der Symptomliste des Kriteriums B, wie sie bei der Agoraphobie definiert ist, ergänzt durch folgende Symptome:
1. Symptome der Anspannung
2. Muskelverspannungen, akute und chronische Schmerzen
3. Ruhelosigkeit und Unfähigkeit, zu entspannen
4. Gefühle von Aufgedrehtsein, Nervosität und psychischer Anspannung
5. Kloßgefühl im Hals oder Schluckbeschwerden Andere unspezifische Symptome
6. Übertriebene Reaktion auf kleine Überraschungen oder Erschreckt werden
7. Konzentrationsschwierigkeiten, Leeregefühl im Kopf wegen Sorgen oder Angst
8. Anhaltende Reizbarkeit
9. Einschlafstörungen wegen Besorgnis

C. Die Störung erfüllt nicht die Kriterien für eine Panik-Störung (F41.0), eine phobische Störung (F40), eine Zwangsstörung (F42) oder eine hypochondrische Störung (F45.2).

D. Häufigstes Ausschlusskriterium: Die Störung ist nicht zurückzuführen auf eine organische Krankheit wie eine Hyperthyreose, eine organische psychische Störung (F0) oder auf eine durch psychotrope Substanzen bedingte Störung (F1), z.B. auf einen exzessiven Genuss von amphetaminähnlichen Substanzen oder auf einen Benzodiazepin-Entzug.

7.2.4 Diagnostische Kriterien für generalisierte Angststörung nach DSM-IV

Das DSM-IV beschreibt generalisierte Angststörung wie folgt (American Psychiatric Association, 1994):

A. Übermäßige Angst und Sorge (furchtsame Erwartung) bezüglich mehrerer Ereignisse oder Tätigkeiten (wie etwa Arbeit oder Schulleistungen), die während mindestens 6 Monaten an der Mehrzahl der Tage auftraten.

B. Die Person hat Schwierigkeiten, die Sorgen zu kontrollieren.

C. Die Angst und Sorge sind mit mindestens drei der folgenden 6 Symptome verbunden (wobei zumindest einige der Symptome in den vergangenen 6 Monaten an der Mehrzahl der Tage vorlagen). Beachte: Bei Kindern genügt ein Symptom.

   1. Ruhelosigkeit oder ständiges „auf dem Sprung sein",
   2. leichte Ermüdbarkeit,
   3. Konzentrationsschwierigkeiten oder Leere im Kopf,
   4. Reizbarkeit,
   5. Muskelspannung,
   6. Schlafstörungen (Ein- oder Durchschlafschwierigkeiten oder unruhiger, nicht erholsamer Schlaf).

D. Die Angst und Sorgen sind nicht auf Merkmale einer Achse I-Störung beschränkt, z.B. die Angst und Sorgen beziehen sich nicht darauf, eine Panikattacke zu haben (wie bei Panikstörung), sich in der Öffentlichkeit zu blamieren (wie bei Sozialer Phobie), verunreinigt zu werden (wie bei Zwangsstörung), von zu Hause oder engen Angehörigen weit entfernt zu sein (wie bei Störung mit Trennungsangst), zuzunehmen (wie bei Anorexia Nervosa), viele körperliche Beschwerden zu haben (wie bei Somatisierungsstörung) oder eine ernsthafte Krankheit zu haben (wie bei Hypochondrie), und die Angst und die Sorge treten nicht ausschließlich im Verlauf einer Posttraumatischen Belastungsstörung auf.

E. Die Angst, Sorge oder körperlichen Symptome verursachen in klinisch bedeutsamer Weise Leiden oder Beeinträchtigungen in sozialen, beruflichen oder anderen wichtigen Funktionsbereichen.

F. Das Störungsbild geht nicht auf die direkte körperliche Wirkung einer Substanz (z.B. Droge, Medikament) oder eines medizinischen Krankheitsfaktors (wie z.B. Schilddrüsenüberfunktion) zurück und tritt nicht ausschließlich im Verlauf einer Affektiven Störung, einer Psychotischen Störung oder einer Tiefgreifenden Entwicklungsstörung auf.

7.2.5 Diagnosestellung nach differenzialdiagnostischen Überlegungen

Viele Menschen mit generalisierter Angststörung zeigen oft starke Schreckreaktionen und körperliche Symptome wie Übelkeit oder Durchfall, Schluckschwierigkeiten, sie schwitzen, klagen über trockenen Mund bzw. kalte und feuchte Hände (American Psychiatric Association, 1994; Brawman-Mintzer et al., 1995).

Die generalisierte Angststörung begleitet oft affektive Störungen bzw. andere Angststörungen. Patienten, die Substanzen missbrauchen bzw. an einer Suchterkrankung leiden, zeigen ebenfalls häufig Symptome einer generalisierten Angststörung (Brawman-Mintzer et al., 1993; American Psychiatric Association, 1994; Rodriquez et al., 2005).

Die Symptome der generalisierten Angststörung müssen von der Angststörung unterschieden werden, die aufgrund von körperlichen Erkrankungen auftreten können. Es könnte sich hier um eine direkte somatische Erscheinung bei Erkrankungen wie Feochromozytom, Schilddrüsenüberfunktion oder um eine substanzeninduzierte Angststörung handeln (American Psychiatric Association, 1994).

Die ausgeprägte Sorge darf sich auch nicht ausschließlich darauf beziehen viele körperliche Beschwerden zu haben, wie bei der Somatisierungsstörung eine Panikattacke zu erleiden, wie es bei einer Panikstörung der Fall ist, sich in der Öffentlichkeit zu blamieren, wie bei der sozialen Phobie, zuzunehmen, wie bei der Anorexia nervosa, eine ernsthafte Erkrankung zu haben, wie bei der Hypochondrie (American Psychiatric Association, 1994; Brawman-Mintzer et al., 1995).

Ebenfalls wird die generalisierte Angststörung nicht diagnostiziert, wenn die Angst ausschließlich im Verlauf der posttraumatischen Belastungsstörung auftritt (Boerner, 2007).

Die Angst bei einer Anpassungsstörung tritt als Folge einer Belastung auf und soll nicht länger als sechs Monate nach dieser Belastungssituation bzw. der Konsequenzen anhalten (Brawman-Mintzer et al., 1993; American Psychiatric Association, 1994; Boerner, 2007).

Die generalisierte Angststörung ist ein häufiges zusätzlich auftretendes Merkmal von psychotischen und affektiven Störungen. Die GAS soll jedoch zusätzlich nur dann diagnostiziert werden, wenn sie eindeutig auch außerhalb von affektiven, bzw. psychotischen Episoden auftritt. Die GAS ist den affektiven Störungen hierarchisch untergeordnet (American Psychiatric Association, 1994; Brawman-Mintzer et al., 1995).

Man darf nicht vergessen, dass viele Inhalte der generalisierten Angststörung auch auf nichtpathologische Angst zutreffen können. Jedoch sind die Sorgen, die eine generalisierte Angststörung begleiten, relativ schwierig zu kontrollieren und beeinträchtigen meistens deutlich das tägliche Leben der Betroffenen, während Alltagssorgen als kontrollierbar erlebt werden. Hinzu kommt, dass die generalisierte Angststörung beherrschend und stark ausgeprägt ist und sich bei ihrem Auftreten keine auslösende Situation identifizieren lässt. Je mehr Lebensbereiche von diesen Sorgen umfasst werden, desto berechtigter ist die Diagnose der generalisierten Angststörung (American Psychiatric Association, 1994; Boerner, 2007).

Die Unterscheidung zwischen der GAS und der Zwangsstörung, basiert auf klinischer Erfahrung, dass bei der GAS sich um ein nicht zu beendendes Grübeln handelt. Bei der Zwangserkrankung wiederum geht es um sich aufdrängende Gedanken, die sich um einen konkreten Inhalt, in der Regel um Verunreinigung, Verschmutzung und Kontrolle drehen. Zwangsgedanken werden als ich-dyston (als nicht zu sich gehörig empfunden) erlebt, während die Gedanken bei der GAS zwar häufig als übertrieben erkannt werden, im Grunde aber ich-synton (als zu sich gehörig empfunden) sind (American Psychiatric Association, 1994; Brawman-Mintzer et al., 1995; Boerner, 2007).

7.2.6 Verlauf

Generalisierte Angststörung beginnt meist in der Adoleszenz, bzw. kurz nach dem 20. Lebensjahr, verläuft deutlich chronisch mit Symptomexazerbation in belastenden Situationen (American Psychiatric Association, 1994; Boerner, 2007).

7.2.7 Behandlung

7.2.7.1 Verhaltenstherapie

Zur GAS gibt es relativ wenig kontrollierte Therapiestudien. Nach DSM-IV-Kriterien sind erst vier Studien diesbezüglich erschienen. Ein Zwischenfazit lässt sich ziehen, dass nämlich GAS zwar verhaltenstherapeutisch erfolgreich behandelt werden können, jedoch im Vergleich zu anderen Angststörungen dem Patienten weniger dadurch geholfen wird bzw. die Verbesserungen nicht so stark oder nicht dauerhaft sind. Aus diesem Grund sind in den letzten Jahren neue Ansätze entwickelt worden, die mehr als bisher die pathologischen Sorgen, als das Hauptkriterium der GAS, berücksichtigen. Ein wichtiger Bestandteil der Therapie ist die Informationsvermittlung, die beinhaltet, was man unter einer GAS versteht, Beschreibung von Ängsten und deren Funktionen auf der motorischen, emotionalen und physiologischen Ebene. Auch das persönliche Bedingungsmodell der Patienten wird erläutert. Gemeinsam mit den Patienten werden die Entstehungsbedingungen der Störung entwickelt. Auch die Aufrechterhaltung wird thematisiert. Oft lassen sich in Entstehungsmodelle Vulnerabilitäten und Stressoren integrieren im Rahmen eines Vulnerabilitätsstressmodells (Bassler und Leidig, 2005).

7.2.7.1.1 Konfrontationsbehandlung

Bei der Konfrontation der Sorgen in sensu lernt der Patient gewissermaßen eine neue Technik, sich zu sorgen. Die einzelnen Sorgen werden isoliert, so dass die Sorgenketten durchbrochen werden können. Der Patient wird angeleitet, sich nicht mehr in Form mehr oder weniger abstrakter Gedanken, sondern in Vorstellungsbildern zu sorgen. Dadurch wird eine intensive emotionale Verarbeitung der Sorgen ermöglicht. Ziel der Konfrontation ist, dass es zunächst zu starker Angst kommt und dann eine Habituation, eine Gewöhnung bzw. die Hemmung der normalerweise mit der ängstlichen Erwartung einhergehenden Angstreaktion ermöglicht wird. Ergänzend wird das Vermeidungs- und Rückversicherungsverhalten mittels Konfrontation in vivo behandelt. Die Patienten erleben es als entlastend, nicht nur zu verstehen, was eine erhöhte Neigung zu Sorgen erklärt (Vulnerabilität), sondern vor allem zu verstehen, warum man damit nicht aufhören kann, warum man sie nicht kontrollieren kann. Um die Aufrechterhaltungsmechanismen zu vermitteln, bietet sich eine Gliederung an, bei der zwischen Merkmalen des Sorgenprozesses in Selbst- und Kontrollprozesse und Vermeidungsverhalten unterschieden wird (Becker und Hoyer, 2005).

Eine Expositions- und Konfrontationsbehandlung bedeutet, dass sich beim Patienten zunächst sehr intensiv Sorgen und Ängste steigern werden. Um sich zu dieser Form der Behandlung bereit zu erklären, muss der Patient nachvollziehen können, wie die Konfrontation wirkt, und, dass sie ihm helfen wird. Der Patient sollte verstehen, dass die vermehrte Angst, und, dass intensive Sorgen, welche zunächst durch die Exposition entstehen, die Voraussetzung für eine langfristige Reduktion dieser Zustände ist (Becker und Hoyer, 2005).

7.2.7.1.1.1 Konfrontation in sensu

Vor Beginn der Übung ist es sinnvoll, zuvor noch einmal das Ziel der Übung in Erinnerung zu rufen, es soll intensive Angst erlebt werden. Der Patient soll, wenn die Angst auftritt, nicht versuchen, sich abzulenken oder an etwas anderes zu denken und somit die Vorstellung verlassen. Er soll vielmehr in der Situation bleiben und die Angst achten und zulassen. Die Übung ist erfolgreich, wenn Angst auftritt und mit der Zeit in ihrer Intensität nachlässt. Die Vorstellung wird zunächst vom Therapeuten vorgegeben. Er baut dabei an den Stellen, in denen Angst auftreten könnte, längere Pausen ein. An die Vorstellung schließt sich eine intensive Nachbesprechung an. Dadurch sollten Therapeut und Patient einen Überblick darüber bekommen, wie die Vorstellungsübung empfunden wurde, und, ob und wie viel Angst aufgetreten ist. Am Ende von mehreren Vorstellungsdurchgängen sollten die Einschätzungen zusammengefasst und die Wirkung der Habituation nochmals besprochen werden. Bei der Vorstellung sollte die Angst mindestens in einem Bereich über 50 (bei einer Skala von 0-100) von dem Patienten eingeschätzt worden sein. Anschließend werden die Vorstellungsübungen mit dieser einen Szene so lange wiederholt, bis die Angst gesunken ist (in den Bereich unter 40). Es sollte für die ersten Konfrontationsübungen mehr als eine Stunde Zeit eingeplant werden (Becker und Hoyer, 2005).

7.2.7.1.1.2 Konfrontation in vivo

Die Vermittlung des Rationals der Konfrontation in vivo geschieht analog zu der Vermittlung des Rationals der Exposition in sensu. Um die Konfrontation in vivo einzuführen, können wieder Angstkurven erarbeitet werden. Gesucht wird nach Situationen, in denen die Angst und Sorgen aufgrund von Vermeidung und Rückversicherung kurzfristig nachließen. Auch hier wird dann wieder ein Gedankenexperiment durchgeführt. Was wäre, wenn die gefürchtete Situation durchlebt werden müsste und zwar (unendlich) lange? Die Befürchtungen und Erwartungen des Patienten bezüglich dieser Situationen werden erfragt. Wahrscheinlich spricht der Patient deutlich weniger Bedenken aus, als bei der Herleitung der Konfrontation in sensu, da das Konzept ihm nun schon bekannt ist. Anschließend werden die Habituationskurven aufgezeichnet. Wieder sollen zwei Punkte verdeutlicht werden: Zum einen hilft die Habituation, die Ängste langfristig zu verringern, zum anderen erlaubt das Durchleben der gefürchteten Situationen, neue Erfahrungen zu machen und die Sorgen zu überprüfen. Die Rückfallgefahr ist deutlich erhöht, wenn die Konfrontation in vivo nicht durchgeführt ist (Bassler und Leidig, 2005).

7.2.7.2 Entspannung

Bei einer Vielzahl von Angststörungen werden Entspannungstechniken sehr erfolgreich eingesetzt. Die progressive Muskelrelaxation (PMR) bietet sich an, das Prinzip der Entspannung so gut einzuüben und ökonomisch zu handhaben, dass sie auch in schwierigen Alltagssituationen schnell abgerufen werden kann (Breitholz et al., 2000).

7.2.7.3 Psychopharmakotherapie

Die Studienlage zur medikamentösen Behandlung der generalisierten Angststörung ist weit geringer als bei der Panikstörung. Auch die generalisierte Angststörung ist eine primär psychotherapeutisch behandelbare Störung. Beim Vorliegen einer komorbiden Depression, was relativ häufig der Fall ist, sollte in den meisten Fällen eine antidepressive Behandlung erfolgen (Boerner, 2007).

Zugelassen in der Behandlung der generalisierten Angststörung sind Venlafaxin 75–225 mg, Paroxetin 20–50 mg, Escitalopram 10–20 mg, Buspiron 15–60 mg, Opipramol 50–150 mg sowie als Reservemedikation Diazepam bis 15 mg. Am besten untersucht ist die Wirksamkeit von Venlafaxin und o.g. SSRI. Andere SSRI wurden hier nicht untersucht, eine Wirkung ist jedoch ebenfalls denkbar. Imipramin wird ebenfalls zur Behandlung der GAS empfohlen, ist jedoch nicht unter dieser Indikation zugelassen. Aufgrund der ähnlichen Wirkweise könnten Amitriptylin und Clomipramin ebenfalls wirksam sein, sind unter dieser Indikation jedoch nicht überprüft worden. Das Antihistaminikum Hydroxyzin war in einer Studie ebenfalls besser wirksam als Placebo, hier auch besser als Buspiron wirksam, ist jedoch nicht zugelassen unter dieser Indikation. Buspiron war in anderen Studien ebenfalls schlechter wirksam als Venlafaxin. Für Pregabalin konnte in einer Studie eine Wirkung auf die generalisierte Angststörung gezeigt werden. Die Überlegenheit einer kombinierten Psychotherapie/Psychopharmakotherapie gegenüber alleiniger Psychotherapie ist nicht belegt (Bandelow et al., 2007; Boerner, 2007).

7.2.8 Fallbeispiel

Der 38-jährige Herr M. kommt im Anschluss an einen dreiwöchigen stationären Aufenthalt wegen einer depressiven Episode in die ambulante Weiterbehandlung. Es sei ihm alles zuviel geworden, berichtet er, er habe den Eindruck gehabt, den Belastungen nicht mehr standhalten zu können. Als Besitzer eines kleinen Einzelhandels in einem Familienbetrieb habe er befürchtet, den Beanspruchungen im Weihnachtsgeschäft nicht gewachsen zu sein, Kunden zu verlieren und finanzielle Einbußen zu erleiden. Durch die depressive Symptomatik und die ständigen Sorgen um das Geschäft, die Familie, seinen Gesundheitszustand und um die Zukunft habe er seit Monaten kaum mehr abschalten können. Er leide an massiven Ein- und Durchschlafstörungen, Interessensverlust und Konzentrationsstörungen. Zuletzt habe er aufgrund der zeitweilig ausweglos erscheinenden Situation auch Suizidgedanken entwickelt. Die Familie habe ihn aus Sorge, dass er sich etwas antun könnte, in einer psychiatrischen Klinik vorgestellt. Die unerträglichen Ängste und Sorgen hätten sich bereits an

den ersten Tagen auf Gabe von Lorazepam deutlich gebessert, er habe erstmalig seit Wochen wieder ein wenig entspannen und schlafen können. Die antidepressive Behandlung mit Venlafaxin habe sich ebenfalls sehr positiv ausgewirkt, die Stimmungslage sei wieder stabiler, die Ängste seien zwar noch vorhanden, führten jedoch nicht mehr zu panikartigen Zuständen. Er sei zwar noch arbeitsunfähig, habe aber den Eindruck, nach Organisation einer Vertretung für seinen Betrieb den Anforderungen des Alltags wieder gewachsen zu sein und die Behandlung unter ambulanten Bedingungen fortsetzen zu können. Neben regelmäßigen psychiatrischen Konsultationen wegen der erst teilremittierten depressiven Symptomatik, zum Ausschleichen der noch eingenommenen Benzodiazepine, wurde eine ambulante Psychotherapie empfohlen, da Zukunftsängste und Sorgen um die eigene Gesundheit seit mindestens 3 Jahren den Patienten sehr beeinträchtigt hatten. Nach eigenen Aussagen konnte er seit langem nur noch im Urlaub abschalten. Er wurde ausreichend über die Indikation zur ambulanten Psychotherapie informiert und zeigte sich für diese Maßnahme auch motiviert. Schließlich habe er schon immer versucht, alles für seine Gesundheit zu tun. Bei Aufnahme der ambulanten Behandlung ist er mit Venlafaxin 225mg/d seit etwas mehr als drei Wochen und mit Lorazepam 1mg/d seit fast fünf Wochen behandelt. Er gibt an, die Medikation gut zu vertragen, nur in den ersten Tagen habe er unter vermehrter Unruhe und gelegentlichen Schlafstörungen gelitten. Aufgrund der erheblichen Effekte der ersten Gaben von Lorazepam lässt sich der Eintritt der antidepressiven Wirkung von Venlafaxin nicht eindeutig zeitlich einordnen, der Patient hat jedoch den Eindruck, dass sich die Stimmungslage seit etwa zwei Wochen deutlich stabilisiert habe, und dass er seitdem auch wieder ein verstärktes Interesse an seinen Hobbys und dem Geschäft entwickelt habe. Zudem könne er sich auch wieder besser konzentrieren. Zeitgleich sei es ihm auch gelungen, eine Vertretung für sein Geschäft zu organisieren, so dass er auch deutlich entlastet sei und die nächsten Wochen nicht unbedingt gebraucht werde.

Der Patient erscheint im Erstgespräch keineswegs depressiv, er nimmt aktiv Kontakt auf, berichtet recht offen und scheinbar aus einer gewissen emotionalen Distanz heraus über die bestehenden Problembereiche. Auf die Diskrepanz zwischen dem letzten psychischen Befund und dem aktuellen Eindruck angesprochen, erklärt er, dass es im Rahmen seiner kaufmännischen Tätigkeit zu einer fast automatisierten Fassade gekommen sei, in der Sorgen, Ängste oder Unsicherheiten keinen Platz gehabt hätten, da sie den beruflichen Erfolg hätten mindern können. Für die ersten Therapiestunden vereinbaren wir eine intensive diagnostische Phase sowie eine ausführliche Exploration der biographischen Anamnese, um Ängste und Sorgen diagnostisch und im biographischen Kontext besser einordnen zu können.

Obwohl in den letzten Monaten vereinzelte Panikattacken aufgetreten sind, gehen wir davon aus, dass es sich nicht um eine Panikstörung handelt, da zum einen in der weiteren Vorgeschichte keine ausgeprägten Panikattacken vorliegen, und es zum anderen, zu einem völligen Sistieren der Panikattacken nach Teilremission der depressiven Symptomatik gekommen war. Es bestehen vielmehr nahezu ständige Ängste und Sorgen um die berufliche Situation, familiäre Angelegenheiten sowie alltägliche Begebenheiten und gesundheitliche Fragen. Zudem macht er sich Sorgen um die Frage, ob es ihm gelingt, abzuschalten. Herr M. vermutet langfristig gesundheitliche Schäden durch das permanente sorgenvolle Nachdenken über die Zukunft, er beobachtet zum Teil sehr ängstlich die damit einhergehenden Symptome wie Schlafstörungen, Nervosität, Muskelverspannung und permanente Ruhelosigkeit. Er könne, so erklärt er, die ständigen negativen Gedanken über die Zukunft allerdings nicht abstellen, in den letzten 5 Jahren sei er mindestens 5–6 Stunden täglich mit derartigen Ängsten beschäftigt gewesen, in den letzten 8 Monaten häufig fast den ganzen Tag. Konkrete phobische Ängste können nicht exploriert werden, es besteht jedoch eine massive vegetative Reaktionsbereitschaft auf Reize, die auf einen Unfall in der Umgebung hinweisen, wie Rettungswagen, Martinshorn, Sirenen. Hier müsse er sich häufig rückversichern, dass alle Familienmitglieder wohlauf seien. Weiter bestehen massive Gesundheitsängste, die mit der Vorstellung verbunden sind, aufgrund eines bestehenden Rückenleidens möglicherweise noch schwerer zu erkranken, das Geschäft aufgeben zu müssen und letztlich die Familie nicht mehr ernähren zu können. Besonders schlimm sei es geworden, so der Patient, als vor einem knappen Jahr erstmalig Faszikulationen am rechten Bein aufgetreten seien. Trotz intensiver neurologischer Abklärung und der Versicherung, dass es sich um gutartige Faszikulationen im Zusammenhang mit einer älteren Wurzelschädigung nach Bandscheibenvorfall handelt, habe er nicht damit aufhören können, über die Möglichkeit einer schwereren Erkrankung nachzudenken. Zuletzt war es zu einer ständigen Selbstbeobachtung des Körpers und einer intensiven Inanspruchnahme des Gesundheitssystems gekommen. Die in den letzten Wochen vor der stationären Aufnahme aufgetretenen Zuckungen am gesamten Körper hätten ihn immer wieder annehmen lassen, er würde schwer erkranken. Inzwischen habe er erkannt, dass diese Symptomatik mit der ausgeprägten ängstlich-depressiven Symptomatik vereinbar sei und eine erneute neurologische Kontrolle mit Bestätigung der Diagnose benigner Faszikulationen habe ihn zuletzt sehr beruhigt. Diagnostisch gehen wir von einer generalisierten Angststörung aus. Die zuletzt ausgeprägten Gesundheitsängste sehen wir in diesem Kontext, die Symptomatik entspricht allerdings als Nebendiagnose einer hypochondrischen Störung, wobei die hypochondrischen Ängste und die Zunahme der permanenten unkontrollierten Sorgen nicht im Rahmen einer erst zuletzt bestehenden depressiven Episode zu sehen sind, sondern offensichtlich zu deren Ent-

stehung beigetragen haben. Das Vollbild einer generalisierten Angststörung besteht offensichtlich seit 4–5 Jahren, Hinweise für depressive Episoden in der Vorgeschichte gibt es nicht.

Wichtige Hinweise für die Entstehung der Störung lassen sich aus der biographischen Anamnese ableiten. Herr M. hat drei deutlich ältere Geschwister. Beide Eltern waren bereits in dem Familienbetrieb tätig, den er vor etwa zwanzig Jahren übernommen hat. Die Beziehung zu den Eltern sei sehr gut gewesen, er habe schon in der Kindheit gerne im elterlichen Geschäft mitgeholfen, der Kundenkontakt habe ihm immer große Freude bereitet. Die Mutter sei sehr warmherzig und unterstützend gewesen. Obwohl sie viel Zeit im Laden verbracht habe, sei noch ausreichend Zeit für die Familie geblieben, als Nachzügler sei er zeitweise sicher etwas verwöhnt worden. Der Vater sei ein „Macher" gewesen, der sich durch nichts aus der Ruhe habe bringen lassen, er sei im Kontakt mit den Kunden sehr charismatisch gewesen und er habe durch das Geschäft einen gewissen Wohlstand erwirtschaftet. Obwohl er vor allem für den Laden gelebt habe und darüber hinaus verschiedene Ämter in der Stadt und bei Vereinen übernommen hatte, sei ihm trotzdem Zeit für Hobbys, die Familie und Urlaub geblieben. Der Patient meint, dass sein Vater ein sehr glücklicher Mensch gewesen sei, er habe ihn sehr bewundert und sich immer gewünscht, als erwachsener Mensch ähnliche Fähigkeiten zu entwickeln. Von seinem Vater habe er auch gelernt, bestimmte Dinge, wie zum Beispiel gutes Essen oder kurze Ausflüge ins Ausland zu genießen. Schon früh sei ihm klar gewesen, dass er das Geschäft der Eltern irgendwann übernehmen wollte. Weniger gern sei er zur Schule gegangen, die Noten hätten trotz des geringen Aufwands von seiner Seite jedoch immer problemlos zur Versetzung ausgereicht. Das Gymnasium habe er nach der 10. Klasse mit mittlerer Reife verlassen. Sein ganzes Leben habe sich verändert, als die Eltern noch während seiner Schulzeit an einem tragischen Verkehrsunfall verstorben seien. Er sei wie unter Schock gestanden, jedoch sei ihm keine Zeit zum Trauern geblieben. Mit Unterstützung der älteren Geschwister habe er die Schule beendet und sich dann entschlossen, statt des Abiturs eine Lehre zu absolvieren, um mit anfänglicher Hilfe der älteren Schwester und einer Angestellten das elterliche Geschäft zu übernehmen. Er habe den Eindruck, den Verlust einigermaßen überstanden zu haben, sieht jedoch die vegetative Übererregbarkeit im Zusammenhang mit Martinshorn und Notarztwagen oder Feuerwehr, sowie die ausgeprägten Befürchtungen, die sich in solchen Situationen aufdrängen als Folge des tragischen Verlustes. Sehr geholfen habe ihm die Übernahme des elterlichen Geschäftes. Durch die hohen Anforderungen, den anfänglichen Erfolg und die Anerkennung durch die Kundschaft sei ihm selten Zeit geblieben nachzudenken. Zudem habe er schon früh eine wunderbare Frau kennen gelernt, mit der er jetzt bereits seit über 18 Jahre zusammen sei und mit der er einen 14-jährigen Sohn habe. Die geschäftliche

Situation sei allerdings sehr viel schwieriger geworden, die Familie könne zwar noch gut von dem Geschäft leben, er habe dies jedoch überwiegend im Zusammenhang mit seinem hohen Engagement gesehen. Zunehmend habe er Schwierigkeiten gehabt, bestimmte Tätigkeiten zu delegieren, so dass er in den letzten Jahren häufig eine Arbeitsbelastung von über 60 Wochenstunden gehabt habe. Darüber hinaus habe er sich von ehrenamtlichen Tätigkeiten, die er ähnlich wie sein Vater mit hohem Engagement wahrgenommen habe, nicht zurückziehen können, sondern vielmehr habe er sich immer wieder überreden lassen, noch zwei Jahre dranzuhängen, da kein geeigneter Nachfolger zu finden gewesen sei. Vor fünf Jahren sei ein Bandscheibenvorfall aufgetreten, der ihm massive Rückenschmerzen besorgt habe, aber außer geringen Sensibilitätsstörungen und einer Reflexabschwächung seien keine Ausfälle aufgetreten. Die Symptomatik habe sich unter konservativer Therapie vollständig zurückgebildet, allerdings leide er seither zumindest 4–5-mal jährlich unter ausgeprägten Lumbalgien, die ihn über Tage erheblich einschränken, bislang unter Therapie mit Ibuprofen jedoch spätestens nach 10 Tagen wieder vollständig verschwunden seien. Obwohl er mit diesen Einschränkungen und auch mit der Schmerzsymptomatik eigentlich recht gut zurecht gekommen sei, habe er sich seither zunehmend Sorgen um seine Gesundheit gemacht. Ständig habe er darüber nachgegrübelt, was passieren könnte, wenn er aufgrund eines erneuten Bandscheibenvorfalls längere Zeit ausfalle oder auf einer Geschäftsreise eine schwere Lumbago entwickle und beispielsweise nicht mehr Autofahren könne. Er habe sich hier zunehmend selbst beobachtet, viele Aktivitäten gemieden, die zu einer Belastung der Wirbelsäule hätten führen können, die Freizeit durch ständige Arzttermine oder Physiotherapie sehr eingeschränkt. Am meisten habe er darunter gelitten, dass er aufgrund der ständigen Sorgen nicht einmal mehr Urlaubsreisen habe genießen können. Aus Angst, nicht mehr zurückfahren zu können, habe er Geschäftsreisen ins nahe gelegene Ausland, die ihm früher sehr viel Freude bereitet hatten, nahezu ganz aufgegeben. Mit dem Patienten werden an mehreren Beispielen Inhalt und Ausmaß der täglichen Sorgen erarbeitet:

Beispiel Gesundheit: „Für morgen habe ich einen Termin mit einem Lieferanten in Belgien vereinbart. Gestern habe ich wieder ein leichtes Ziehen im Lendenbereich wahrgenommen. Was, wenn diese Rückenbeschwerden morgen wieder beginnen? Im letzten Jahr waren die Beschwerden so schlimm, dass ich mich kaum mehr rühren konnte, ich hätte so unmöglich Auto fahren können. Fast eine Woche war ich damals nicht arbeitsfähig. Eine Woche alleine in einem belgischen Hotel mit diesen Schmerzen würde ich nicht aushalten. Aber wenn ich trotz der Schmerzen oder gar unter der Wirkung von Schmerzmitteln nach Hause fahre, könnte ich einen Unfall verursachen, das würde meine Familie ruinieren, mein Sohn würde den Verlust nicht verkraften. Wenn ich die Kontakte zu den Lieferanten nicht pflege, könnte dies aber auch negative Auswirkungen auf das Geschäft haben. Schon zweimal habe ich aufgrund der Sorgen im letzten halben Jahr Termine abgesagt. Irgendwie kriege ich das nicht in den Griff, so kann das nicht weitergehen, ich ruiniere mich noch mit den ständigen Ängsten. Vom Leben habe ich auch nicht mehr viel, früher waren diese Auslandsfahrten angenehme Abwechslungen im Leben, ich habe mir Städte angeschaut, mich für Kultur interessiert, die Küche anderer Länder genossen. Nach den Geschäftsreisen war ich immer recht entspannt. Heute kann ich mich kaum mehr entspannen, kann kaum mehr etwas wirklich genießen. Wenn das so weiter geht, werde ich noch eine Depression entwickeln, deswegen für lange Zeit ausfallen. Gestern und vorgestern habe ich schon ganz schlecht einschlafen können, ist das nicht eine Frühwarnzeichen einer beginnenden Depression? Meine Frau habe ich jetzt auch schon ganz verrückt gemacht, sie hat mir zwar versichert, dass sie mich abholt, hat mich auch daran erinnert, dass der Rücken häufig zieht, ohne dass es richtig schlimm wird. Aber wenn es mir ganz schlecht geht, kann ich mich gar nicht ins Auto setzen, unseren Sohn können wir ja während der Schulzeit auch nicht eine ganze Woche alleine lassen. Jetzt muss ich aber endlich mit dem Grübeln aufhören, sonst schaffe ich mein heutiges Pensum auch nicht."

Typisch an diesem Beispiel ist das ständige Springen von einer Sorge zur anderen, es ist daher weder möglich, Sorgen im Sinne einer Lösungskompetenz zu Ende zu denken, noch durch das Verharren bei einem Gedanken zu habituieren. Eine tatsächliche emotionale Auseinandersetzung mit den Gedanken findet nicht statt. Im Gegensatz zu anderen Angststörungen sind keine typischen gefürchteten Situationen auszumachen, trotzdem begünstigen viele alltägliche Situationen das Auftreten der Ängste und Sorgen. Rückversicherungen und Vermeidungsverhalten treten hier ebenfalls auf. Neben den Sorgen über negative Ereignisse in der Zukunft bestehen auch Sorgen über das ständige sich Sorgen. Diese werden in einigen therapeutischen Ansätzen Meta-Sorgen genannt und sollten in die Therapieplanung mit eingehen.

Andere Beispiele, an denen wir mit dem Patienten den typischen Verlauf des sich Sorgens besprachen, waren seine Sorgen über geschäftliche Einbußen, zwischenmenschliches Fehlverhalten, schulische Leistungen und die Zukunft des Sohnes, die adäquate Wahrnehmung der Vaterrolle sowie typische Beispiele aus dem Alltag des Patienten.

Anhand der Informationen aus der psychiatrisch-psychotherapeutischen Diagnostik, der biographischen Anamnese, der Verhaltensanalyse, der Analyse von Ressourcen, Defiziten und Belastungsfaktoren sowie der therapeutischen Beziehungsgestaltung planten wir gemeinsam mit dem Patienten die nächsten Therapieschritte. Zuerst wurde ein verständliches Entstehungsmodell der generalisierten Angst und der sekundären Depression erarbeitet. Mithilfe ausführlicher Informationen über Genese und Verlauf von Angststörungen konnten hier auch problematische Verhaltensweisen wie vermehrte

Selbstbeobachtung, Vermeidung von bestimmten Situationen und Gedanken, die in der Aufrechterhaltung von Angststörungen eine große Rolle spielen, besprochen werden. Störungsspezifische Aspekte der generalisierten Angststörungen konnten aufgrund der vielen vorliegenden Sorgenprotokolle ebenfalls besprochen werden. Obwohl hier auch primär ein störungsspezifischer kognitiv verhaltenstherapeutischer Zugang nach dem Manual von Becker und Margraf denkbar gewesen wäre, entschieden wir uns wegen der starken Vermeidung von jeglichen Gedanken an Verlustereignisse, insbesondere von Gedanken an den Verlust der Eltern bei gleichzeitig in der therapeutischen Beziehung wahrgenommenen starken Bedürfnissen nach Fürsorge bezüglich dieser traumatischen Ereignisse primär zu einem konfliktorientierten Arbeiten. Gestützt wurde diese Entscheidung von Hinweisen, die darauf hindeuten, dass der Patient eine massive Tendenz entwickelt hatte, sich zu überfordern. Er hatte kaum Möglichkeiten, sich abzugrenzen mit gleichzeitig massiven Auswirkungen auf die generalisierte Angst und den bestehenden Befürchtungen, zu versagen, den Anforderungen nicht zu genügen oder gar längerfristig auszufallen. Der Patient erklärt, dass er sich den Tod der Eltern über viele Monate hinweg kaum habe realisieren können, dass er unter Schock gestanden sei und die Beerdigung mit Hilfe von Benzodiazepinen bewältigt habe. Irgendwie habe er weiter funktioniert, sei bereits am ersten Tag nach dem Unfall wieder zur Schule gegangen. Schnell war klar geworden, dass die ältere Schwester die Vormundschaft übernehmen würde. Zu ihr habe er seither eine besonders enge Beziehung entwickelt. Die Entscheidung, das elterliche Geschäft so schnell wie möglich zu übernehmen und die Schule nach der 10. Klasse zu verlassen, sei ebenfalls früh gefallen. Die konkrete Perspektive und die früh übernommene Verantwortung hätten ihm dabei geholfen, nicht zu viel an den Verlust zu denken. Zeit zum Trauern sei eigentlich nie geblieben, er erinnere sich eher an seine Ängste, dass möglicherweise noch anderen wichtigen Bezugspersonen etwas widerfahren könne, auch die massive vegetative Reaktionsbereitschaft bei Hinweisen auf Unfälle bestehe schon lange. Bei der Bearbeitung dieses Verlustes wird dem Patienten schnell deutlich, dass er mit einem Schlag jegliche jugendliche Leichtigkeit verloren hatte. Es war nach dem Tod der Eltern hauptsächlich ums Überleben, Funktionieren, vernünftig Handeln gegangen. Zeit für Vergnügungen, Entspannung, Ausgelassenheit sei nicht mehr geblieben, er hätte sich dies auch gar nicht zugestanden. Das Wichtigste sei immer gewesen, das Erbe der Eltern nicht zu beschädigen, das Geschäft so weiterzuführen, wie es von den Eltern geführt worden war. Dies habe ihm einerseits Sicherheit gegeben, ihn aber auch zunehmend überfordert. Schon alleine das Einführen von einem freien Nachmittag habe bei ihm massive Schuldgefühle hervorgerufen. Hier kann der Patient Verbindungen zu seinem perfektionistischen, sich selbst überfordernden Verhalten herstellen. Er leitet daraus eine hohe Ände-

rungsmotivation ab, die er in den nächsten Wochen auch konkret umsetzen kann (Nickel et al., 2005). Den Sorgen, dem Erbe der Eltern nicht zu genügen, kann der Patient realistischere Gedanken an umsorgende Eltern entgegensetzen, die ihn nach einer derartigen Extremsituation sicherlich nie derartig überfordert hätten. Auch das bewusste Erleben trauriger Gefühle, das Hervorrufen von Erinnerungen an positive Erlebnisse, aber auch familiäre Hemmnisse durch die Selbstständigkeit und die zahlreichen ehrenamtlichen Engagements insbesondere des Vaters erlebt der Patient als sehr hilfreich. Ebenso das nachträgliche Einführen von Trauerritualen. Er erlebt hier nochmals die massive Unsicherheit, die sich damals eingestellt hatte, die Gefühle alleine und Stich gelassen zu sein. Gerade von dem idealisierten Vater hatte er sich noch viel Fürsorge und Unterstützung im Leben erwartet, er habe in der Folge immer damit leben müssen, viele Dinge weniger perfekt zu erledigen, als er das beim Vater erlebt hatte. Es kommt langsam zu einer nachhaltigen Änderung der Einstellung von: „Entweder ich mache es perfekt, oder ich sollte es ganz lassen" (für den Patienten eine furchtbare Vorstellung, da er die Verpflichtung, das elterliche Geschäft zu übernehmen für sich als lebenslange Verpflichtung definiert hatte) hin zu: „Sowohl das Wohl des Geschäftes als auch meine eigenen und familiäre Bedürfnisse sollten im Leben Platz haben." Diese veränderte Einstellung hat schnell konkrete Änderungen zur Folge, die innerhalb weniger Monate zu einer erheblichen Entlastung führen. Das Erkennen möglicher Zusammenhänge der massiven Todesängste im Zusammenhang mit den Faszikulationen und der Tatsache, dass sein Sohn nahezu im selben Alter ist, wie er war, als er die Eltern verlor, führten ebenfalls zu einer Entlastung. Es wurde möglich, eine geregelte Nutzung des Gesundheitssystems einzuführen.

Trotzdem wurde deutlich, dass diese Interventionen zwar zu nachhaltigen Änderungen überdauernder problematischer Schemata beitrugen, die Fähigkeit des Patienten sich abzugrenzen, eigene Bedürfnisse zu formulieren und einzufordern, sich zu entspannen deutlich verbesserten, aber nur eine geringe Verbesserung auf der störungsspezifischen Ebene entstand. Der Patient sorgte sich weiterhin vor allem um berufliche Themen, um kleine alltägliche interpersonelle Irritationen und gesundheitliche Fragestellungen. Hier wünschte er sich ein konkreteres Handwerkszeug, um die als störende Gedankenketten empfundenen Sorgen besser abstoppen zu können. Behavioral-kognitive Interventionen mittels Sorgentagebüchern, Sorgenexposition und Bearbeitung der Meta-Sorgen führte hier schnell zu einer nachhaltigen Besserung, so dass sich der Patient bezüglich der Symptomatik der generalisierten Angst zur Beendigung der Therapie ebenfalls stark verbessert erlebte.

Am Problematischsten im ambulanten Therapieverlauf erschien rückblickend die frühzeitige Verordnung von Benzodiazepinen. Aufgrund der massiven Entlastung von den Sorgen kam es hier zu einer schnellen Besserung der Symptomatik, die aufgrund der zunehmenden Sorgen des Patienten sich in eine Abhängigkeit zu manövrieren jedoch nicht anhaltend war. Das ambulante Ausschleichen der Benzodiazepine führte zu einem massiven Rebound der Sorgen und Ängste, sekundär auch zu erheblichen Gefühlen von Verzweiflung und Hoffnungslosigkeit, so dass der Patient zum Ausschleichen der Benzodiazepine letztendlich für vier Wochen erneut stationär aufgenommen werden musste und ihn auch in den ersten Wochen nach der Entlassung massives Selbstbeobachten bezüglich erneuter Frühwarnzeichen einer depressiven Episode stark beeinträchtigte. Venlafaxin konnte nach ausführlicher Aufklärung des Patienten ebenfalls langsam ausgeschlichen werden, und zwar ohne größere Probleme. Trotz des Absetzens aller Medikamente befindet sich der Patient inzwischen seit über drei Monaten in stabilem Zustand. Langsam besteht auch eine ausreichende Sicherheit bezüglich der Wirksamkeit der verwendeten psychotherapeutischen Methoden, die der Patient von Anfang an als sehr hilfreich erlebte, aber trotzdem die anhaltende Zustandsbesserung lange Zeit an die Einnahme eines wirksamen Medikaments koppelte.

7.3 Angst und Depression, gemischt (F41.2)

Diese Diagnose des Angstkapitels der ICD-10 ist ziemlich umstritten. Um sie stellen zu können, muss sich der Untersucher sicher sein, festgestellt zu haben, dass weder die Kriterien einer Angststörung noch die einer depressiven Erkrankung nicht in dem Maße als erfüllt gelten, dass eine entsprechende Diagnose in Betracht gezogen werden könnte. Zusätzlich ist es notwendig, dass deutliche somatische Angstkorrelate wie Tremor, Mundtrockenheit, Herzklopfen etc. vorhanden sind. Das Vorhandensein der Symptome aus dem depressiven und aus dem ängstlichen Bereich verführt gerade dazu, diese Diagnose zu stellen. Jedoch darf nicht aus den Augen verloren werden, dass es auch gerade eine der am häufigsten falsch positiv gestellten Diagnosen ist (World Health Organisation, 1991; American Psychiatric Association, 1994).

8. Zwangsstörung (ICD-10: F42; DSM-IV: 300.3)

8.1 Einleitung

Bei der Zwangsstörung handelt es sich um wiederkehrende Zwangsgedanken, Zwangsimpulse oder Zwangshandlungen, die ich-dyston (als nicht zu sich gehörig empfunden) und schwer genug sind, um den Patienten mehr als eine Stunde am Tag zu beschäftigen. Die Patienten leiden unter diesen Symptomen und fühlen sich in ihrem täglichen Leben deutlich beeinträchtigt. Die Ich-Dystonizität kann oft durch scheinrationale Begründungen in den Hintergrund gedrängt sein (World Health Organisation, 1991; American Psychiatric Association, 1994).

8.2 Besondere Merkmale

Rituale, die aus kulturellen oder religiösen Beweggründen ausgeübt werden, sollen erst dann als ein Hinweis auf eine Zwangsstörung bewertet werden, wenn das Ausmaß dieser Ausübung von anderen Angehörigen der gleichen Kultur als nicht mehr angemessen beurteilt wird. Als ein zusätzlicher Hinweis kann die Beeinträchtigung der sozialen Funktionsfähigkeit gelten, wenn nicht gerade wichtige Lebensveränderungen und Trauer einen Anlass für die aktuelle Verstärkung von Ritualen gegeben haben (American Psychiatric Association, 1994; Fullana et al., 2005; Pinto et al., 2007).

Obwohl früher angenommen wurde, dass die Zwangsstörung in der Allgemeinbevölkerung relativ selten vorkommt, schätzen jüngst durchgeführte epidemiologische Studien die Lebenszeitprävalenz auf 2,5% und die 1-Jahres-Prävalenz auf 1,5–2,1% ein. Untersuchungen der letzten Jahrzehnte geben starke Hinweise auf Beteiligung von genetischen Faktoren in der Entstehung der Zwangsstörung, die bei Verwandtschaft ersten Grades deutlich häufiger vorkommt, als in der Allgemeinbevölkerung. Es wurden keine relevanten geschlechtspezifischen statistischen Unterschiede im Auftreten dieser Störung gefunden (American Psychiatric Association, 1994; Rasmussen und Eisen, 1992).

8.3 ICD-10-Forschungskriterien für Zwangsstörung

Die ICD-10-Forschungskriterien lauten (World Health Organisation, 1994):

A. Entweder Zwangsgedanken oder Zwangshandlungen (oder beides) an den meisten Tagen über einen Zeitraum von mindestens zwei Wochen.

B. Die Zwangsgedanken (Ideen oder Vorstellungen) und Zwangshandlungen zeigen sämtliche folgenden Merkmale:

1. Sie werden als eigene Gedanken/Handlungen von den Betroffenen angesehen und nicht als von anderen Personen oder Einflüssen eingegeben.

2. Sie wiederholen sich dauernd und werden als unangenehm empfunden, und mindestens ein Zwangsgedanke oder eine Zwangshandlung werden als übertrieben und unsinnig anerkannt.

3. Die Betroffenen versuchen, Widerstand zu leisten (bei lange bestehen-

den Zwangsgedanken und Zwangshandlungen kann der Widerstand
allerdings sehr gering sein). Gegen
mindestens einen Zwangsgedanken
oder eine Zwangshandlung wird ge-
genwärtig erfolglos Widerstand geleistet.
4. Die Ausführung eines Zwangsgedan-
kens oder einer Zwangshandlung ist
für sich genommen nicht angenehm
(dies sollte von einer vorüberge-
henden Erleichterung von Spannung
und Angst unterschieden werden).
C. Die Betroffenen leiden unter den
Zwangsgedanken und Zwangshandlungen oder werden in ihrer sozialen
oder individuellen Leistungsfähigkeit
behindert, meist durch den besonderen
Zeitaufwand.
D. Häufigstes Ausschlusskriterium: Die
Störung ist nicht bedingt durch eine
andere psychische Störung, wie Schizophrenie und verwandte Störungen
(F2) oder affektive Störungen (F3).

8.4 Diagnostische Kriterien für Zwangsstörung nach DSM-IV

Das DSM-IV beschreibt Zwangsstörung
wie folgt (American Psychiatric Association, 1994):

A. Entweder Zwangsgedanken oder
Zwangshandlungen:
Zwangsgedanken, wie durch 1, 2, 3 und
4 definiert:
1. wiederkehrende und anhaltende Gedanken, Impulse oder Vorstellungen,
die zeitweise während der Störung
als aufdringlich und unangemessen
empfunden werden und die ausgeprägte Angst und großes Unbehagen
hervorrufen,
2. die Gedanken, Impulse oder Vorstellungen sind nicht nur übertriebene
Sorgen über reale Lebensprobleme,
3. die Person versucht, diese Gedanken, Impulse oder Vorstellungen zu
ignorieren oder zu unterdrücken
oder sie mit Hilfe anderer Gedanken
oder Tätigkeit zu neutralisieren,
4. die Person erkennt, dass die Zwangsgedanken, -impulse oder -vorstel-
lungen ein Produkt des eigenen
Geistes sind (nicht von außen aufer-
legt wie bei Gedankeneingebung).
Zwangshandlungen, wie durch 1 und 2
definiert:
1. wiederholte Verhaltensweisen (z.B.
Händewaschen, Ordnen, Kontrollieren) oder gedankliche Handlungen
(z.B. Beten, Zählen, Wörter leise
Wiederholen), zu denen sich die Person als Reaktion auf einen Zwangsgedanken oder aufgrund von streng
zu befolgenden Regeln gezwungen
fühlt,
2. die Verhaltensweisen oder die gedanklichen Handlungen dienen
dazu, Unwohlsein zu verhindern
oder zu reduzieren oder gefürchteten Ereignissen oder Situationen
vorzubeugen; diese Verhaltensweisen oder gedanklichen Handlungen
stehen jedoch in keinem realis-
tischen Bezug zu dem, was sie zu
neutralisieren oder zu verhindern

versuchen, oder sie sind deutlich übertrieben.

B. Zu irgendeinem Zeitpunkt im Verlauf der Störung hat die Person erkannt, dass die Zwangsgedanken oder Zwangshandlungen übertrieben oder unbegründet sind.
Beachte: Dies muss bei Kindern nicht der Fall sein.

C. Die Zwangsgedanken oder Zwangshandlungen verursachen erhebliche Belastung, sind zeitaufwendig (benötigen mehr als 1 Stunde pro Tag) oder beeinträchtigen deutlich die normale Tagesroutine der Person, ihre beruflichen (oder schulischen) Funktionen oder die üblichen Aktivitäten und Beziehungen.

D. Falls eine andere Achse I-Störung vorliegt, so ist der Inhalt der Zwangsgedanken oder Zwangshandlungen nicht auf diese beschränkt (z.B. starkes Beschäftigtsein mit Essen bei Vorliegen einer Essstörung, Haareausziehen bei Vorliegen einer Trichotillomanie, Sorgen über das Erscheinungsbild bei Vorliegen einer Körperdysmorphen Störung, starkes Beschäftigtsein mit Drogen bei Vorliegen einer Störung im Zusammenhang mit Psychotropen Substanzen, starkes Beschäftigtsein mit einer schweren Krankheit bei Vorliegen einer Hypochondrie, starkes Beschäftigtsein mit sexuellen Bedürfnissen oder Phantasien bei Vorliegen einer Paraphilie, Grübeln über Schuld bei Vorliegen einer Major Depression).

E. Das Störungsbild geht nicht auf die direkte körperliche Wirkung einer Substanz (z.b. Droge, Medikament) oder eines medizinischen Krankheitsfaktors zurück.

Bestimme, ob:

Mit wenig Einsicht: Wenn die Person während der meisten Zeit der gegenwärtigen Episode nicht erkennt, dass die Zwangsgedanken und Zwangshandlungen übermäßig oder unbegründet sind. (Beachte: ICD-10 unterscheidet an der 4. Stelle Zwangsstörungen danach, ob eher Zwangsgedanken, -handlungen oder eine Mischung vorliegt. Für jede dieser Unterformen ist eine gesonderte Diagnoseschlüsselung angegeben.)

8.5 Diagnosestellung nach differentialdiagnostischen Überlegungen

Bei den Zwangsgedanken handelt es sich nicht um besonders ausgeprägte Sorgen über eigene, reale Lebensprobleme. In der Regel besteht zwischen den Zwangsgedanken und den realen Lebensbedingungen der betroffenen Person kaum eine Beziehung. Meist bemühen sich die Betroffenen, die Zwangsgedanken zu unterdrücken, zu ignorieren oder mit anderen Gedanken oder Tätigkeiten zu überdecken. Das ständige Überprüfen eines Lichtschalters kann beispielsweise so eine überdeckend-beruhigende Funktion bei jemandem haben, der von Zwangsgedanken geplagt wird, das Lichtausschalten vergessen zu haben (American Psychiatric Association, 1994; Voderholzer und Hohagen, 2006).

Zwangshandlungen sind sich wiederholende Verhaltensweisen wie z.B. Ordnen, Prüfen oder Reinigen. Auch leise oder nur in Gedanken zwanghaft beten, zählen, Wortsequenzen oder Wörter wiederholen zählen dazu. Zwangshandlungen helfen den Betroffenen lediglich Angst oder das Gefühl, sich unwohl zu fühlen, zu reduzieren. Das Erreichen des Wohlbefindens bzw. das Gefühl der Befriedigung gelingt dadurch nicht. Die in der klinischen Arbeit am häufigsten zu beobachtende Zwangshandlung ist das Waschen der Hände bei den Personen, die dadurch ihre Angst vor Kontaminierung zu reduzieren versuchen. Manchmal führen Patienten nach schwer verständlichen Regeln rigide oder stereotype Handlungen aus, ohne diese selbst ausreichend begründen zu können. Wie bei Zwangsgedanken erkennen die Betroffenen zu irgendeinem Zeitpunkt, dass ihre Handlungen übertrieben oder unbegründet sind (American Psychiatric Association, 1994; Voderholzer und Hohagen, 2006).

Manche Personen, die von Zwangsgedanken oder Zwangshandlungen betroffen sind, sind sich über deren Vernünftigkeit unsicher. Je nach Situation kann die Angst, sich zu beschmutzen als unbegründet angesehen werden, was z.B. oft in einem Gespräch mit dem behandelnden Arzt der Fall ist, gleichzeitig schafft der Patient es jedoch nicht, dem Arzt die Hand zu geben oder die Türklinke anzufassen. Im Verlauf der Störung, nachdem den Zwangsgedanken oder Zwangshandlungen repetitiv nicht widerstanden werden konnte, gibt die betroffene Person nach und integriert sie in die alltägliche Routine. Zwangsgedanken und -handlungen können jedoch sinnvolle oder Freude und Befriedigung verschaffende Tätigkeiten verdrängen, ersetzen und die tägliche Funktionsfähigkeit des Patienten praktisch suspendieren (Rasmussen und Eisen, 1992; American Psychiatric Association, 1994; Voderholzer und Hohagen, 2006).

Bei betroffenen Personen kann oft ein exzessiver Gebrauch von anxiolytischen Medikamenten, Hypnotika und Sedativa oder Alkohol imponieren. Die Zwangsstörung kann gemeinsam mit einer depressiven Episode oder einer der Angststörungen wie z.B. der spezifischen Phobie, der sozialen Phobie oder der Panikstörung auftreten. Nicht selten ist auch eine Komorbidität mit zwanghafter Persönlichkeitsstörung, Essstörung oder bei Personen mit Tourette-Syndrom zu beobachten. Am häufigsten trifft die Zwangsstörung mit depressiven oder ängstlichen Erkrankungen zusammen. Schätzungsweise bis zur Hälfte der betroffenen Patienten können gleichzeitig die Symptome von Zwang und Depression oder Zwang und Angst aufweisen. Oft weisen dermatologische Probleme auf ein exzessives Händewaschen mit Wasser oder ätzenden Waschsubstanzen hin (American Psychiatric Association, 1994; Voderholzer und Hohagen, 2006; Fineberg et al., 2007).

Im diagnostischen Vorgehen soll ausgeschlossen werden, dass die Zwangsstörung nicht mit einer körperlichen Erkrankung, durch Benutzung von Drogen oder Medikamenten oder durch Exposition gegenüber einem Toxin ätiologisch begründet werden kann (American Psychiatric Association, 1994; Voderholzer und Hohagen, 2006).

Eine Zwangsstörung wird ebenfalls nicht diagnostiziert, wenn Zwangsgedanken, Impulse oder Verhaltensweisen ausschließlich mit anderen psychischen Störungen zusammenhängend auftreten. Als Beispiel könnte hier eine permanente Beschäftigung mit dem eigenen Erscheinungsbild bei der dysmorphoben Störung gelten. Eine zusätzliche Diagnose einer Zwangsstörung wird nur dann gegeben, wenn Zwangsinhalte nicht im Zusammenhang mit dieser anderen psychischen Störung stehen (Rasmussen und Eisen, 1991; American Psychiatric Association, 1994; Voderholzer und Hohagen, 2006; Fineberg et al., 2007).

Anhaltendes Grübeln über meist unangenehme Inhalte kommt oft während einer depressiven Episode vor und wird als dieser zugehörig angesehen (American Psychiatric Association, 1994; Voderholzer und Hohagen, 2006; Fineberg et al., 2007).

Ebenfalls wird keine Zwangsstörung diagnostiziert, wenn sich die Zwangsgedanken ausschließlich auf die Möglichkeit beziehen, eine ernsthafte Erkrankung zu haben. In diesem Fall wird am wahrscheinlichsten die Diagnose einer Hypochondrie angemessen sein. Wenn jedoch Sorge um die Krankheit mit Waschritualen oder sonstigen Vermeidungsritualen in einem Ausmaß, das mehr als eine Stunde pro Tag fordert, verbunden sein sollte, ist die Diagnose einer Zwangsstörung zu-

sätzlich sinnvoll (American Psychiatric Association, 1994; Voderholzer und Hohagen, 2006; Fineberg et al., 2007).

Falls die Sorgen darauf gezielt sind, sich eine Krankheit zuzuziehen und nicht eine zu haben, sollte der Untersucher die Diagnose einer spezifischen Phobie in Betracht ziehen (Rasmussen und Eisen, 1991; American Psychiatric Association, 1994).

Es gibt Verläufe einer Zwangsstörung, in denen die Patienten ihren Realitätsbezug soweit verlieren können, dass die Zwangsinhalte ein wahnhaftes Ausmaß ausnehmen (American Psychiatric Association, 1994; Phillips et al., 2006; Voderholzer und Hohagen, 2006).

Zwanghaftes Grübeln und bizarre stereotype Verhaltensweisen im Verlauf einer Schizophrenie sind ich-synton. Es gibt jedoch Patienten, die sowohl an einer Schizophrenie, als auch an einer alle diagnostischen Merkmale erfüllenden Zwangsstörung leiden und in diesem Fall werden gleichzeitig beide Diagnosen gestellt (Rasmussen und Eisen, 1991; American Psychiatric Association, 1994; Steward et al., 2005).

Im Unterschied zu einer Zwangsstörung sind Tics und stereotype Bewegungen typischerweise viel weniger komplex und erfüllen nicht den Zweck, einen Zwangsgedanken zu neutralisieren. Manche Personen, entwickeln jedoch, insbesondere im Verlauf des Tourette-Syndroms, beide Störungen gleichzeitig, so dass auch beide Diagnosen gerechtfertigt sind (American Psychiatric Association, 1994; Phillips et al., 2006; Voderholzer und Hohagen, 2006).

Trotz der Ähnlichkeit der Bezeichnungen „zwanghafte Persönlichkeitsstörung" und „Zwangsstörung" sind die klinischen Ausprägungen dieser Störungen unterschiedlich. Die Persönlichkeitsstörung umfasst ein durchgängiges Muster des starken Beschäftigtseins mit Ordentlichkeit, Perfektionismus, Regeln und Kontrolle und sie muss im frühen Erwachsenenalter beginnen. Wenn jedoch die betroffene Person Symptome von sowohl Zwangsstörungen als auch zwanghafter Persönlichkeitsstörung zeigt, können beide Diagnosen gestellt werden (American Psychiatric Association, 1994).

8.6 Verlauf

Die Zwangsstörung tritt üblicherweise zum ersten Mal in der Adoleszenz oder im frühen Erwachsenenalter auf. Am häufigsten wird ein chronischer, schwankender Verlauf mit Symptomverschlechterungen, die oft in Konfliktsituationen auftreten beobachtet. Relativ selten kann einen episodischer Verlauf mit Zeiten einer fast vollständiger oder sogar vollständiger Remission vorkommen. Ca. ein Fünftel der Patienten zeigt eine progrediente Verschlechterung der Symptomatik mit konsekutiver Verschlechterung der täglichen Funktionsfähigkeit (American Psychiatric Association, 1994; Phillips et al., 2006; Voderholzer und Hohagen, 2006).

8.7 Behandlung

8.7.1 Einleitung

Eine völlige Heilung der Zwangssymptomatik ist häufig nicht möglich. Ziel der Therapie ist eine Reduktion der meist massiven Leidensdruck verursachenden und die Lebensqualität erheblich einschränkenden Symptomatik. Dies erfordert eine intensive Aufklärung der Patienten über die Mechanismen der Zwangsstörung und eine Transparenz der eingesetzten Therapieschritte. Der Patient wird damit sozusagen „Spezialist seiner eigenen Erkrankung". Moderne Therapiestudien messen die Reduktion der Zwangssymptomatik mittels der Y-BOCS (Yale-Brown Obsessive Compulsive Scale) (Deacon und Abramowitz, 2005). Hier werden in einem strukturierten Interview Kriterien wie zeitlicher Aufwand durch die Zwangssymptomatik, Widerstand gegen die Zwangssymptome, Möglichkeit, sich von den Zwangsgedanken und -handlungen zu distanzieren, sowie Beeinträchtigung und Leiden durch die Symptomatik erfasst.

Neben der Symptomreduktion sind nach individueller Ausprägung und Ausgestaltung der Störung jedoch noch verschiedene übergeordnete Ziele zu berücksichtigen: Reduktion komorbider psychischer Symptome (Depression, Suchtmittelmissbrauch, zwischenmenschliches Problemverhalten) sowie eine Verbesserung der Lebensqualität. Dies misst sich häufig in Kriterien wie Selbstwertgefühl, adäquaten Umgang mit Familienangehörigen, Partnern, Freunden, Kollegen, der

Möglichkeit, ein selbstbestimmtes, nicht durch die Zwangssymptomatik dominiertes Leben zu führen sowie der Leistungsfähigkeit in Ausbildung oder Beruf. Die Zwangssymptomatik hat häufig eine in der Therapie unbedingt zu beachtende Funktionalität (Ecker, 2005). Das heißt, durch die Ausführung von Zwangsritualen „profitieren" die Patienten nicht nur im Rahmen der kurzfristigen Reduktion unangenehmer Gefühle. Die Zwangssymptomatik tritt häufig gerade dann verstärkt auf, wenn unangenehme Gefühle zum Beispiel im Arbeitsleben, in der Partnerschaft oder im Rahmen einer ausgeprägten Trauerreaktion auftreten und kann damit einen gewichtigen Stellenwert in der intrapsychischen Emotionsregulation übernehmen (Lakatos und Reinecker, 1999). Zwangssymptome können auch das Selbstwertgefühl stabilisieren, indem sie eine Erklärung für das Scheitern an bestimmten Lebensaufgaben bieten. „Ohne diese Kontrollzwänge hätte ich mein Mathematikstudium sicherlich bewältigt und wäre jetzt beruflich erfolgreich", was im Einzelfall sicher leichter zu ertragen ist, als die Erkenntnis, den Anforderungen einer Ausbildung intellektuell nicht gewachsen gewesen zu sein. Auch im zwischenmenschlichen Bereich können die Zwänge eine gewisse Funktion übernehmen. Sie können ein Ventil für Konflikte oder Ärger in einer Partnerschaft sein, Mitmenschen binden oder auf Distanz halten oder eine Erklärung für die Vermeidung unangenehmer Aufgaben bieten. Daher kann die Therapie meist nicht ausschließlich darauf abzielen, die Zwangssymptome „wegzunehmen", häufig muss mit den Patienten auch am Aufbau alternativer Fertigkeiten gearbeitet werden, bzw. beachtet werden, welche Auswirkungen die Zwangssymptomatik auf die Persönlichkeitsentwicklung und die familiären und partnerschaftlichen Systeme des Patienten hatte (Hand, 2006).

Eine wesentliche Rolle in der Behandlung der Zwangsstörungen spielt inzwischen die Pharmakotherapie. In vielen Studien konnte eine deutliche Überlegenheit von SSRI gegenüber Placebo nachgewiesen werden. Dabei ist meist eine längere Latenz bis zum Eintritt der Wirkung zu beachten, häufig ist eine höhere Dosierung dieser Medikamente im Vergleich zu Angststörungen oder Depressionen erforderlich. Zudem ist eine dauerhafte Verbesserung der Zwangssymptomatik nur bei ständiger Medikamenteneinnahme zu erwarten, die Rückfallquoten liegen nach Absetzen der Medikation sehr hoch. Zusätzliche Probleme ergeben sich aus der relativ hohen Anzahl der Non-Responder und der möglicherweise auftretenden Nebenwirkungen (Voderholzer und Hohagen, 2006).

Ein völliges Verschwinden der Zwangssymptomatik ist ohnehin nicht zu erwarten, die durchschnittliche Reduktion der Zwangssymptomatik liegt bei 20–30%, Verbesserungen um über 70% im Rahmen der ausschließlichen medikamentösen Therapie mit SSRI sind eher die Ausnahme. Trotzdem ist die Therapie mit SSRI vergleichsweise gut verträglich, bei Anschlagen der Therapie und ausreichender Verträglichkeit ist eine Langzeiteinnahme denkbar. Zudem kann bereits eine Reduktion der Zwangssymptomatik um 30% bezüglich der Lebensqualität der Patienten eine große Rolle spielen und zum Beispiel dazu führen, dass der Patient wieder arbeitsfähig ist. Zu berücksichtigen ist auch, dass die Pharmakotherapie im Vergleich zu einer lege artis durchgeführten kognitiven Verhaltenstherapie mit dem Element der Reizkonfrontation gut und jeder Zeit verfügbar ist (Voderholzer und Hohagen, 2006).

Eine ausreichende Evidenz besteht für die zusätzliche Einnahme einiger atypischer Neuroleptika bei Therapieresistenz auf SSRI. Im Gegensatz hierzu gibt es keinerlei Hintergrund für die in der Versorgungsrealität häufig zu beobachtenden Monotherapie mit Neuroleptika bei Zwangspatienten. Neuroleptika sollten nur „add-on" zu einer weiterlaufenden Therapie mit SSRI verordnet werden. Aufgrund der recht häufigen unerwünschten Nebenwirkungen auch von atypischen Neuroleptika sollte zuvor eine Monotherapie mit mindestens einem SSRI in ausreichender Dosierung und mindestens 12-wöchigen Beobachtungszeitraum erfolgt sein. Für eine Therapie mit herkömmlichen Neuroleptika gibt es aufgrund der bestehenden Studienlage keine ausreichende Begründung. Als evidenzbasiertes Therapieverfahren erfolgt an anderer Stelle eine ausführlichere Auseinandersetzung mit der Pharmakotherapie der Zwangsstörung (Voderholzer und Hohagen, 2006).

Mit der Pharmakotherapie und der kognitiven Verhaltenstherapie liegen zwei Verfahren vor, mit denen zumindest einem Teil der Zwangspatienten wirksam geholfen werden kann. Beide Verfahren werden daher im weiteren noch ausführlicher beschrieben. Kritisch anzumerken bleibt hier, dass auch bei Kombination beider Verfahren bei weitem nicht alle Patienten eine zufrieden stellenden Symptomreduktion erzielen können, dass ein nicht unerheblicher Anteil der Zwangspatienten weder die Nebenwirkungen der medikamentösen Therapie noch die Erwartungsangst der Expositionstherapie toleriert und damit von keiner der beiden Therapien profitieren kann. Wenig berücksichtigt ist zudem, inwieweit sich eine Reduktion der Zwangssymptomatik auch tatsächlich auf die Lebensqualität auswirkt. Ebenfalls wenig berücksichtigt ist, wie häufig es im mittelfristigen oder Langzeitverlauf zu einer erneuten Verschlechterung der Lebensqualität durch eine Symptomverschiebung nach erfolgreicher Reduktion der Zwangssymptomatik kommt. Dies erscheint insbesondere bei nicht ausreichender Beachtung der Funktionalität, ursächlicher Konflikte oder Traumata denkbar. Die bisherigen Katamneseuntersuchungen zeigen allerdings weitgehend stabile Befunde nach erfolgreicher kognitiven Verhaltenstherapie der Zwangsstörung. Als hauptsächlicher Risikofaktor für massive Rückfälle wurde eine komorbide depressive Störung identifiziert. Eine Verbesserung der Versorgungslage könnte durch integrative Therapieverfahren, in welche neben den störungsspezifischen Maßnahmen, die Konfliktebene, die Ressourcenebene und systemische Blickweisen mit einbezogen werden, erreicht werden (Nadone, 2003; Ambühl und Meier, 2003).

Auch die therapeutische Beziehung sollte ausreichend berücksichtigt werden, die Erfahrung einer von der traumatisch erlebten familiären Beziehung grundsätzlich abweichenden Beziehung, spielt im Therapieprozess sicherlich für einige Patienten eine wesentliche Rolle. Konflikte, die die Störung aufrecht erhalten, sollten dem Patienten bewusst werden, um mit den erwachsenen Ressourcen eine alternative Problemlösung zu ermöglichen. Ein rein verhaltenstherapeutischer Zugang ohne Berücksichtigung dieser Überlegungen zur Entstehung und Aufrechterhaltung von Zwängen dürfte bei einer Reihe von Zwangspatienten zu einem nicht ausreichenden Therapieerfolg führen. In einigen Fällen könnte die Pseudolösung der zugrunde liegenden Konflikte durch die Zwangssymptomatik eine derartige existentielle Wichtigkeit haben, dass ohne das Erarbeiten von Alternativen eine Reizkonfrontation zum Scheitern verurteilt sein muss. Nicht ausreichende Beachtung der Funktionalität oder nach psychodynamischer Nomenklatur des primären oder sekundären Krankheitsgewinns könnte ein gewichtiger Grund für das Therapieversagen der Verhaltenstherapie bei einigen Patienten sein (Ecker, 2005).

Bei Durchsicht neuerer kognitiv-verhaltenstherapeutischer Therapiemanuale und Veröffentlichungen fällt auf, dass es offensichtlich eher Regel als Ausnahme ist, entsprechende psychodynamische Hypothesen in den Therapieprozess zu integrieren. Dazu zählen die Überlegungen zur Beziehungsgestaltung und Funktionsanalyse bei Lakatos & Reinecker, das Zwei-Bühnenmodell bei Hoffmann & Hofmann, die Überlegungen von Ambühl zur Entstehung von Zwangsstörung durch basale Verunsicherung, sowie zu einer integrativen Psychotherapie bei Zwangspatienten, den Anmerkungen von Hand zu einer ausreichenden Beachtung partnerschaftlicher oder familiärer Systeme bei der Behandlung von Zwangsstörungen und den Untersuchungen von Eckert zu „Therapieversagern" (Ambühl und Meier, 2003; Ecker, 2005).

Trotzdem bleibt anzumerken, dass tiefenpsychologische Modelle, die die Reaktivierung frühkindlicher Konflikte als ausschließliche Ursache von Zwangsstörungen überbetonen und neurobiologische und lerntheoretische Modelle, Erkenntnisse der Psychotraumatologie und die Entstehung von Zwangsymptomen im Rahmen misslungener Anpassungsbemühungen an veränderte interpersonelle Rollenerwartungen ausklammern, den individuellen Krankheitsmodellen nicht ausreichend gerecht werden. Zudem spielen in der Therapieplanung von Zwangspatienten krankheitsaufrechterhaltende Faktoren im Sinne von operantem Lernen (zuverlässige und prompte Angstreduktion durch Ausübung von Zwangsritualen oder Vermeidung auslösender Situationen) eine gewichtige Rolle. Obwohl es durchaus ermutigende Einzelfallberichte erfolgreicher tiefenpsychologisch fundierter Therapien bei Zwangsstörungen gibt, liegen bezüglich der Effekte dieser Therapie bei Zwangsstörungen bislang keinerlei kontrollierte Studien vor. Zudem galten Zwangsstörungen bis zum Aufkommen medikamentöser und kognitiv-verhaltenstherapeutischer Behandlungsstrategien als weitgehend therapieresistent. Es ist nach heutigen Erkenntnissen wenig wahrscheinlich, dass ein Zwangspatient bei entsprechender Chronifizierung der Symptomatik alleine durch Erkennen eines ursächlichen, reaktivierten dysfunktional gelösten Konfliktes und der Entwicklung erwachsenerer, adäquaterer Bewältigungsstrategien in der Lage ist, über Jahre mit zumindest kurzfristigem Erfolg eingesetzte Zwangsrituale zu unterlassen. Zumindest bei einem großen Teil der Zwangspatienten erscheinen hier an der Störung und Symptomatik orientierte störungsspezifische Psychotherapieansätze sowie Erkenntnisse der kognitiven Therapie, die auf Problemverschiebung und veränderte Bewertungen abzielen unverzichtbar. Nur gelegentlich kann eine Therapie „am Symptom vorbei" tatsächlich primär indiziert sein (Lakatos und Reinecker, 1999; Hand, 2002; Ambühl und Meier, 2003).

Wie häufig Psychotraumas bei Patienten mit Zwangsstörungen sind, ist unklar. Während wir ebenso wie andere Untersucher eher von einer relativ geringen Anzahl ausgehen, fanden andere Untersucher über 30% schwere Psychotraumas in der Vorgeschichte von Zwangspatienten. Bei diesen Patienten gab es wiederholt Überlegungen, dass eine therapeutische Bearbeitung des Traumas auch zu einer Besserung oder gar zum weitgehenden Verschwinden der Zwangssymptomatik

führen kann. Gerade bei Patienten, die bereits kurz nach Auftreten des Psychotraumas in Behandlung kommen, scheint es hier in beschriebenen Einzelfällen nach entsprechend wirksamer Traumatherapie z.B. im Rahmen einer trauma-orientierten kognitiven Verhaltenstherapie mit Traumaexposition in sensu, oder einer Traumatherapie mit Elementen der EMDR zu einem weitgehenden Verschwinden der Zwangssymptomatik kommen zu können. Allerdings gibt es zu dieser Fragestellung ebenfalls keinerlei kontrollierte Studien. Ob entsprechende Effekte auch bei Patienten zu erzielen sind, deren Zwangssymptomatik sich bereits „verselbstständigt" hat, z.B. weil sie erst Jahre nach dem ursächlichen Trauma und bei bereits chronifizierter Zwangssymptomatik in Therapie kommen, ist unbekannt und erscheint auch eher zweifelhaft. Völlig unklar ist, wie trauma-orientierte Therapieansätze bei komplex traumatisierten Patienten, die nicht selten neben anderen dysfunktionalen Verhaltensweisen auch Zwangssymptome z.B. im Zusammenhang mit der damit möglichen Spannungsreduktion oder Ich-Stabilisierung entwickeln, zu beurteilen sind. Eine komorbide Borderline-Persönlichkeitsstörung, also eine Störung bei der eine komplexe Traumatisierung häufig anzutreffen ist, gilt bislang als eher prognostisch ungünstiger Faktor bezüglich der Behandlungserfolge einer störungsspezifischen Behandlung der Zwangsstörung (Steketee und Chambless, 2001; Voderholzer und Hohagen, 2006).

Ein Patient mit einer schweren Zwangsstörung wird seine Zwangssymptome durch Lesen von entsprechender Selbsthilfeliteratur meist nicht selbst behandeln können. Trotzdem haben diese Bücher einen großen Stellenwert in der Entstigmatisierung der Erkrankung. Sie können dazu führen, dass bei Patienten Hoffnung bzgl. einer Behandelbarkeit der Störung entsteht, machen mögliche Behandlungsverfahren für den Patienten transparent, können helfen, bestimmte Gedanken und Handlungen neu einzuordnen. Die meisten erhältlichen Selbsthilfebücher sind auf der Basis der kognitiven Verhaltenstherapie entstanden. Sie beinhalten nachfolgend noch ausführlicher beschriebene kognitive Techniken wie geleitetes Entdecken typischer Mechanismen der Angst- und Zwangsstörungen, Problemverschiebung, Neubewertung von Zwangsgedanken, Vermittlung von auslösenden und aufrechterhaltenden Faktoren der Störung, Einführung des Expositionsrationals. Häufig beinhalten sie einen ausführlichen psychoedukativen Teil und vermitteln auch neurobiologische Aspekte der Störung. Das Verfahren der Reizkonfrontation wird beschrieben, die Patienten werden ermutigt erste Erfahrungen zu machen, die auf eine Veränderung der Situation abzielen. Seriöse Ratgeber und Selbsthilfebücher beschreiben jedoch auch die Grenzen dieser im Eigenmanagement durchgeführten Therapien. Ziel ist eher Information, Wecken von Hoffnung, Entstigmatisierung, Motivation zum Aufgreifen geeigneter Therapien. Gerade bei räumlich ungünstigen Möglichkeiten zur Durchführung therapeutenbegleiteter Expositionen können Selbsthilfebücher z.B.

in enger telefonischer Abstimmung mit dem Therapeuten begleitend genutzt werden (Baer und Greist, 1997; Ambühl und Haldimann, 1998).

Bei Patienten mit nur mittelschwerer Zwangssymptomatik und geringer interpersoneller und beruflicher Beeinträchtigung wird die ambulante Behandlung im Allgemeinen bevorzugt. Dafür spricht insbesondere die Möglichkeit der intensiven Reizkonfrontation im Alltagsbereich der Patienten. Viele Patienten haben während eines stationären Aufenthalts die Möglichkeit, Zwangssymptome wegzuschieben, sie können gerade bei Kontrollzwängen, aber auch bei Waschzwängen, die überwiegend eine Reinhaltung der eigenen Wohnung erfordern, sogar „Urlaub" von den Zwängen machen. Des weiteren spricht für eine ambulante Behandlung, die Möglichkeit, das mit in die Symptomatik einbezogene familiäre System intensiver kennen zu lernen, bzw. zu beraten, ferner die geringere Stigmatisierung durch eine ambulante Behandlung und die Möglichkeit, dass die Patienten in ihrem normalen Umfeld, in dem auch Ressourcen aktiviert werden können, verbleiben (Ambühl und Haldimann, 1998).

Eine stationäre Behandlung ist häufig dann angesagt, wenn eine Herausnahme aus dem Alltag aufgrund extremer Belastungssituationen unabdingbar erscheint, wenn die Zwangssymptome ein Ausmaß erreicht haben, das den Patienten daran hindert, den Alltag zu bewältigen, oder, wenn es sich um ein komplexes Geschehen z.B. mit komorbider Depression oder Persönlichkeitsstörung handelt, wo mehrere

Behandlungszweige nebeneinander erforderlich sind. Auch eine komplexe medikamentöse Einstellung, die Erfolglosigkeit bisheriger ambulanter Psychotherapieverfahren und Schwierigkeiten in der differentialdiagnostischen Einschätzung können Gründe für eine stationäre Behandlung sein. Nach unserer Erfahrung ist aufgrund der komplexen Behandlungsnotwendigkeit auf unterschiedlichen Ebenen meist mit einer stationären Behandlungsdauer von 8-14 Wochen, je nach Schwere und Komplexität der Störung zu rechnen (Zielke, 1994; Ambühl und Haldimann, 1998).

Ebenso wichtig wie die Patientenvariablen erscheinen bei der Beantwortung der Frage ambulant/stationär jedoch auch die Therapeutenvariablen: Als „Goldstandard" gilt eine gute störungsspezifische Kenntnis, die Bereitschaft zur Arbeit auf mehreren Ebenen mit Berücksichtigung der Symptomebene, der Konflikt- und Funktionalitätsebene, sowie der systemischen Ebene sowie der Fähigkeit zur offenen Beziehungsgestaltung mit dieser Patientengruppe. Gefordert wird zudem die Bereitschaft, mindestens drei Reizkonfrontationsübungen außerhalb der Praxis, am günstigsten dort, wo die Zwänge am häufigsten und intensivsten auftreten, also z.B. beim Patienten zu Hause, durchzuführen. Für eine häusliche Reizkonfrontation sollten dabei mindestens drei Therapiestunden veranschlagt werden, um den Patienten bis zur ausreichenden Habituation zu begleiten. Hinzu kommt die Bereitschaft diese, häufig chronisch kranken und nur teilweise remittierenden

Patienten langjährig zu begleiten und ihnen in Krisensituationen bzw. zur Wiederauffrischung bei Rückfällen, verfügbar zu sein. Egal, aus welcher Schule der Therapeut stammt, es sind gute Kenntnisse in der Vorbereitung und Durchführung der Reizkonfrontation notwendig. Da gerade in ländlichen Gebieten ambulante Therapeuten mit diesen Anforderungen nicht verfügbar sind, zudem die nahe liegenden Krankenhäuser mit Versorgungsauftrag ebenfalls nicht über diese Möglichkeiten verfügen, verbleibt die Möglichkeit, diese Patienten in störungsspezifische Einrichtungen an psychiatrisch-psychotherapeutischen oder psychosomatischen Kliniken zu überweisen. Auch hier sollte die Möglichkeit der häuslichen Reizkonfrontation, wenn diese für die Behandlung der Zwangsstörung unabdingbar erscheint, kritisch geprüft werden. Unter diesen Umständen sind nach unserer Erfahrung störungsspezifische, stationäre Behandlungsversuche auch bei schwer beeinträchtigten Patienten Erfolg versprechend, da hier aufgrund der Ressourcen eines multimodalen Teams, der kombinierten Einzel- und Gruppentherapie und den häufig multimodalen Therapiekonzepten die verschiedenen Ebenen miteinbezogen werden können. Zudem verfügen bei entsprechender Schulung viele Co-Therapeuten aus anderen Berufsgruppen über hervorragende Kenntnisse in der störungsspezifischen Behandlung dieser Patienten, so dass bestimmte Therapieschritte sehr intensiv erfolgen können. Nicht zu vergessen, die zum Teil hervorragenden Möglichkeiten, dass sich Patienten mit ähnlichen Störungsbildern und Lernerfahrung gegenseitig unterstützen und Ressourcen aktivieren können. Besonders zu planen ist allerdings bei dieser, häufig vom Wohnort der Patienten entfernten Art der Behandlung, der Übergang in die weitere ambulante Therapie. Leider ist zu sagen, dass aufgrund der Verteilung der in Frage kommenden ambulanten Therapeuten im deutschsprachigen Raum wahrscheinlich noch nicht für jeden Zwangspatienten eine suffiziente psychotherapeutische Behandlung möglich ist (Zielke, 1994; Berle und Phillips, 2006).

Den Überlegungen Grawes (Grawe, 1998) zum Verständnis einer allgemeinen Psychotherapie folgend haben in den letzten Jahren viele Zwangstherapeuten beispielhaft integrative (schulenübergreifende) Vorgehensweisen in der Behandlung der Zwangsstörungen vorgeschlagen. Hierbei wird die störungsspezifische Perspektive der Zwangsstörung zwar als notwendig, jedoch für viele Patienten als nicht hinreichend erachtet. Schon bei der Beschreibung der störungsspezifischen Perspektive der Zwangsstörung wird deutlich, dass in vielen Manualen ausführliche Überlegungen zur Beziehungsgestaltung, den Auswirkungen auf familiäre Interaktion, typischen überdauernden Schemata/Funktionen/Konfliktbereichen im Zusammenhang mit der Zwangsstörung beschrieben sind. Bei einer schulenübergreifenden Vorgehensweise wird vorgeschlagen, die störungsspezifische Perspektive um eine Ressourcenperspektive, eine Konfliktperspektive, eine Beziehungsperspektive und um eine systemische Perspektive

zu erweitern (Ambühl und Haldimann, 1998; Ecker, 2005).

Die meisten empirisch orientierten Psychotherapeuten sind sich allerdings einig, dass die störungsspezifische Perspektive auf die Mechanismen des Zwangs zur Behandlung des Störungsbildes ohne Alternative ist. Zwangsstörungen werden unabhängig von den auslösenden Bedingungen von vielen Therapeuten als semiautonomes Zustandsbild mit hoher Eigendynamik bezüglich Erleben und Verhalten gesehen. Eine Veränderung dieser Eigendynamik wird daher als unabdingbar für weitere Therapieschritte gesehen. Einigkeit herrscht bei vielen Therapeuten auch darin, dass zum Unterbrechen der Eigendynamik störungsspezifische kognitiv-verhaltenstherapeutische Maßnahmen unverzichtbar sind, und, dass eine ausschließliche Bearbeitung der systemischen Perspektive bzw. eines dahinterliegenden Konfliktes nicht ausreichend ist. Andererseits besteht auch eine weitgehende Einigkeit darin, dass die Entwicklung und Aufrechterhaltung der Zwangsstörung höchst heterogen ist, eine ausschließliche störungsspezifische Sicht z.B. bei Patienten mit komorbider Persönlichkeitsstörung, Traumatisierungen im Zusammenhang mit Auslösung der Zwangsstörung oder einer hohen Funktionalität in der familiären Beziehungsgestaltung oder der intrapsychischen Konfliktbewältigung nicht ausreichend gerecht wird. Viele Therapeuten gehen heute von einer Heterogenität der Zwangsstörungen aus, eine Weiterentwicklung und Überprüfung der störungsspezifischen Therapiemanuale im

Hinblick auf Untergruppen der Zwangsstörung könnte daher ein weiterer Fortschritt sein. Untergruppen könnten hier nicht einfach nur aufgrund der Phänomenologie der Störung gebildet werden (Chronifizierung, Krankheitsbeginn, Phänomenologie der Zwänge, Komorbidität), sondern aufgrund neurobiologischer und psychologischer Überlegungen zur Entwicklung der Störung und deren Aufrechterhaltung. Eine Ergänzung der störungsspezifischen Maßnahmen unter Berücksichtigung des individuellen Störungsmodells könnte hier für einige Patienten, bei denen bislang entsprechende Besonderheiten nicht ausreichend berücksichtigt wurden, Vorteile bringen (Ambühl und Haldimann, 1998; Ecker, 2005).

Die Ressourcenperspektive wurde in der Beschreibung der kognitiven Verhaltenstherapie in der Zielanalyse und der Konsolidierung der Reizkonfrontation teilweise berücksichtigt. Es ist allerdings davon auszugehen, dass einige Patienten, wenn sie nach der Reizkonfrontation alleine gelassen werden, nicht über ausreichende Ressourcen verfügen, um entsprechende übergeordnete Ziele zu erreichen, bzw. die Ziele nicht den vorhandenen Ressourcen angepasst haben. Gerade bei Patienten, die aufgrund der Zwangsstörung schon erhebliche psychosoziale Beeinträchtigungen erlebt haben und bei Patienten deren Zunahme der Zwangssymptome im engen Zusammenhang mit aktuellen oder länger anhaltenden psychosozialen Stressoren steht kann die Berücksichtigung dieser Perspektive eine große Rolle spielen. Beispiel: Ein junger Patient, der

durch kombinierte psychotherapeutische und soziotherapeutische Maßnahmen in der Lage ist, sein übergeordnetes Ziel, den Beginn eines Studiums, den Auszug von zu Hause in eine Wohngemeinschaft zu erreichen, was zu einer anhaltenden Besserung des Selbstwertgefühls und des sozialen Netzes führt, könnte eine hohe Motivation entwickeln, weiterhin auch unangenehme, jedoch hilfreiche störungsspezifische Maßnahmen im Umgang mit der Zwangsdisposition einzusetzen. Andererseits könnte ein Patient dessen Defizite im Aufbau sozialer Beziehungen, bzw. eine internalisierte Überbetonung von Leistung gegenüber Genuss oder Entspannung nicht ausreichend berücksichtigt wurde, in derselben Situation schnell wieder dekompensieren. Auf Grund der erneuten sozialen Außenseitersituation und der Überforderungs- oder Insuffizienzgefühle ist denkbar, dass er wieder auf die stabilisierenden und die Anspannung regulierenden Zwangshandlungen zurückgreift (Ambühl und Haldimann, 1998; Ecker, 2005; Hoffmann und Hoffmann, 2004).

Die Konfliktperspektive wird von den meisten störungsspezifischen Manualen zwar nicht vollständig ausgeklammert, Hinweise wie diese Konflikte bearbeitet werden können sind jedoch ausgesprochen rar, eine nicht ausreichende Berücksichtigung der ursächlichen Konflikte wird von einigen Autoren als Grund für Therapieversagen oder Symptomverschiebung gesehen. Auch die in diesem Buch geschilderten Beispiele lassen zum Teil erhebliche Konfliktdispositionen im Zusammenhang mit der Entwicklung der Zwangsstörung vermuten. Sicherlich ist nicht bei jedem Patienten die Berücksichtigung eines Konfliktes zum Erreichen eines zufrieden stellenden Behandlungserfolgs notwendig. In einigen Fällen wird die Einsicht in bestimmte Zusammenhänge, die z.B. im Rahmen der Reizkonfrontation und der erweiterten biographischen Exploration gewonnen werden, ausreichen. Bei nicht wenigen Patienten wird jedoch die intensivere Bearbeitung von anhaltenden Autonomie-Abhängigkeitskonflikten, verdrängter Traumatisierungen, sich ständig aktivierender, negativer emotionaler Schemata oder problematischer interpersonaler Bindungsmuster sinnvoll sein. Hier bieten sich psychodynamische Ansätze, spezielle Maßnahmen der Psychotraumatologie, spezielle kognitiv-verhaltenstherapeutische Ansätze zur Behandlung von Persönlichkeitsstörungen, die Schematherapie nach G. Young, aber auch andere Verfahren an (Ambühl und Haldimann, 1998).

8.7.2 Schulenübergreifendes (integratives) psychotherapeutisches Setting

Schulenübergreifend wird heute akzeptiert, dass die Güte der therapeutischen Beziehung mit dem Therapieerfolg korreliert. Eine besondere Beachtung der therapeutischen Beziehung erscheint daher bei der Behandlung sämtlicher Zwangspatienten notwendig. Die vertrauensvolle therapeutische Beziehung ist eine notwendige Grundlage für die Akzeptanz störungsspezifischer Maßnahmen, sie kann helfen, im Rahmen der therapeutischen Beziehung zentrale zwischenmenschliche Befürchtungen zu überprüfen und kann sich bezüglich negativer emotionaler Schemata korrigierend auswirken. Auch die Übertragung und die Schemaaktivierung in der therapeutischen Beziehung kann hier im Sinne einer allgemeinen Psychotherapie genutzt werden (Ambühl und Haldimann, 1998).

Die systemische Perspektive sollte zum einen die Auswirkungen der Zwangsstörung auf die nächsten Bezugspersonen erfassen. Bei einer hohen interpersonellen Funktionalität der Zwänge in der Beziehungsgestaltung und Lösung von Konflikten muss mit dem Patienten oft eine alternative Problemlösung vor dem Aufgeben der Zwangssymptomatik erarbeitet werden. Zum anderen ist zu bedenken, dass nach Veränderung der Zwangssymptomatik stabilisierende Effekte auf partnerschaftliche oder familiäre Systeme wegfallen können. Die Abhängigkeit des zwangskranken Partners kann den „gesunden" Partner durchaus in seinem Selbstwertgefühl stabilisieren, bzgl. der Dauerhaftigkeit der Beziehung trotz möglicherweise grundlegender Differenzen Sicherheit geben. Eine Reduktion der Zwänge und der damit verbundenen Abhängigkeit kann zu einer Destabilisierung des „gesunden" Partners und auch zu offenen Eheschwierigkeiten führen. Patienten sollten möglicherweise im Einzelfall über derartige Nebenwirkungen der Psychotherapie aufgeklärt werden. Nicht selten ist es notwendig, in Paar- oder Familiengesprächen alternative Lösungen zu finden. In der Bearbeitung von Zwängen im Kindes- und Jugendalter wurde häufig die Rolle des Symptomträgers im Rahmen systemischer Problembereiche, z.b. die Erkrankung des Kindes als einzige tragfähige Gemeinsamkeit einer ansonsten vor dem Scheitern stehenden Ehe beschrieben. Derartige Funktionen in der Stabilisierung familiärer oder partnerschaftlicher Systeme erscheinen auch im Erwachsenenalter in einigen Fällen denkbar oder sogar wahrscheinlich (Ambühl und Haldimann, 1998; Hand, 2006).

Zusammenfassend kann vermutet werden, dass ein Beachten dieser unterschiedlichen Perspektiven und eine Integration von Strategien der kognitiven Verhaltenstherapie, tiefenpsychologischer Verfahren, der systemischen Therapie, der Schematherapie und anderer Verfahren zu einer Verbesserung der Responderzahlen bei der Psychotherapie der Zwangsstörungen führen könnte. Unabdingbar bleibt trotzdem die Kenntnis störungsspezifischer Maßnahmen. Eine integrative Therapie sollte auf keinen Fall dazu führen, dass die lege artis durchgeführte Reizkonfrontation seltener eingesetzt wird. In der Versorgungsrealität befinden sich Patienten mit Zwangsstörungen sehr viel seltener in Behandlung als Patienten mit anderen Angststörungen. Auch Patienten, die schon mehrere ambulante oder stationäre Behandlungsversuche gemacht haben, haben offensichtlich in höchstens 30% der Fälle Erfahrungen mit Expositionsverfahren gemacht, selbst bei einer abgeschlossenen Verhaltenstherapie sind die Zahlen nicht höher. Hoffnung macht allerdings, dass neben dem zunehmenden Interesse von störungsspezifischen Therapeuten an schulenübergreifenden Perspektiven auch vermehrt psychodynamisch arbeitende Kollegen in Workshops zur Vorbereitung und Durchführung der Reizkonfrontation gesichtet wurden (Ambühl und Haldimann, 1998).

8.7.3 Verhaltenstherapie

8.7.3.1 Kognitive Verhaltenstherapie

Therapie der ersten Wahl ist die kognitive Verhaltenstherapie, wobei die Durchführung von Expositionsübungen als wesentlich für den Therapieerfolg gilt. Selbst bei ausschließlich kognitiven Ansätzen, die vorwiegend auf eine Neubewertung und vermehrte emotionale Distanzierung zu der Zwangssymptomatik abzielen, somit häufig ohne therapeutenbegleitete Reizkonfrontationsübungen auskommen, dürfte der Therapieerfolg davon abhängen, ob es dem Patienten gelingt, sich selbst den Angst auslösenden Situationen auszusetzen, dysfunktionale Bewältigungsstrategien im Sinne des individuellen Zwangssystems zu unterlassen und bisheriges Vermeidungsverhalten zu reduzieren (Hoffmann und Hoffmann, 2004; Hand, 2006; Voderholzer und Hohagen, 2006).

Die kognitive Verhaltenstherapie mit Reizkonfrontation und Reaktionsmanagement ist in ihrer Wirkung gut belegt. Von dieser Therapie profitieren etwa zwei Drittel der Patienten deutlich, die Hälfte der

Patienten auch langfristig. Damit ist diese Therapie als Therapie erster Wahl anzusehen und in der Wirksamkeit der medikamentösen Therapie überlegen. Die Therapie der Patienten ist jedoch aufgrund unterschiedlicher Probleme erschwert. Häufige Schwierigkeiten ergeben sich bereits durch die Probleme in der Diagnostik der häufig aus Scham verschwiegenen Störung. Die Heterogenität der Zwangsstörungen macht zudem ein sehr individuelles Vorgehen notwendig. Außerdem erschweren häufige komorbide psychische Erkrankungen oder Persönlichkeitsstörungen nicht selten Diagnostik, Beziehungsaufbau und Therapie der Erkrankung. Im Vergleich zu anderen Angststörungen fällt es vielen Patienten mit Zwangsstörungen häufig sehr viel schwerer, sich auf eine Expositionsbehandlung einzulassen. Menschen mit Zwangsstörungen haben beispielsweise im Vergleich zu phobischen Patienten den Nachteil, dass ihre Befürchtungen in der Zukunft liegen. Ein Patient mit HIV-Angst und damit verbundenen Waschzwängen kann erst in 6-12 Monaten mit Sicherheit ausschließen, dass das „Restrisiko", das er während der Exposition eingegangen ist, nicht zu einer Infektion geführt hat. Für den Agoraphobiker oder den Spinnenphobiker ist die angstauslösende Situation hingegen überstanden, wenn er die Situation verlassen hat, bzw. die Spinne entfernt wurde. Daher sind bei den meisten Patienten mit Zwangsstörungen eine ausführliche Vorbereitung mit Schwerpunkt auf eine vertrauensvolle, offene Beziehungsgestaltung, ein genauestes Verständnis der Zwangssymptomatik, eine ausrei-

chende Motivation mit häufig notwendiger Motivationsarbeit, sowie kognitive Strategien zur besseren Distanzierung von den Befürchtungen unabdingbar. Im Vergleich zu phobischen Patienten ist häufig auch eine höhere Funktionalität, sowie aufgrund des oft chronischen Verlaufs eine langfristige Interferenz mit beruflicher Leistungsfähigkeit, dem sozialen Netz des Patienten, der Beziehungsgestaltung und der Persönlichkeitsentwicklung erkennbar. Im Allgemeinen sind daher längere Therapiezeiten, häufig auch über 45 Stunden hinaus notwendig. Eine vollständige Heilung der Zwangssymptomatik ist nur in Ausnahmefällen möglich. Ziel der Behandlung auf Symptomebene ist eine deutliche Reduktion der Zwangshandlungen und des Vermeidungsverhaltens, ein adäquaterer Umgang mit angstauslösenden Situationen und den meistens geringer beeinflussbaren Zwangsgedanken, sowie die Erarbeitung von Fertigkeiten für Rückfälle. Übergeordnetes Ziel sollte hierbei natürlich immer eine Verbesserung der Lebensqualität, der sozialen Fertigkeiten und der Anpassungsfähigkeit, des adäquateren Umgangs mit individuellen psychosozialen Stressoren, der Problemlösefertigkeiten und der beruflichen Leistungsfähigkeit sein. In der kognitiven Verhaltenstherapie sollte daher nach folgendem zeitlichen Schema vorgegangen werden (Lakatos und Reinecker, 1999):

1. Aufbau einer offenen, vertrauensvollen therapeutischen Beziehung
2. Motivationsanalyse, evtl. Motivationsarbeit

3. Verhaltensanalyse auf Mikro- und Makroebene
4. Hypothesen zur Funktionalität (Funktionsanalyse)
5. Zielanalyse
6. Vorbereitung der Erstexposition (Psychoedukation, individuelles Krankheitsmodell, Vermittlung des Therapierationals)
7. Graduierte Exposition mit Reaktionsmanagement, kognitive Techniken, Bearbeitung der Funktionalität, Erlernen eines alternativen Umgangs mit ausgelösten Emotionen, Bearbeitung eines zugrunde liegenden Traumas
8. Erweiterung der Expositionsmaßnahmen (Eigenmanagement, häusliches Umfeld)
9. Maßnahmen zur Stabilisierung des Behandlungserfolgs (z.B. Veränderungen im partnerschaftlichen oder familiären System, berufliche Umorientierung oder Wiedereingliederung, Rückfallprophylaxe).

8.7.3.1.1 Beziehungsgestaltung

Zwangspatienten gelten häufig als „schwierige Patienten". Die Ich-Dystonie der Symptomatik, also die Erkenntnis des Patienten, dass die Zwangsgedanken unsinnig und übertrieben sind, er sie aber trotzdem nicht unterlassen kann, führt meist zu einer ausgeprägten Scham über die bestehenden Zwangsgedanken oder -handlungen. Viele Patienten befürchten, dass sie, wenn die Mitmenschen oder auch die Therapeuten ihre Gedanken oder Rituale erkennen, abgelehnt werden oder

sogar als verrückt oder gefährlich angesehen werden. Manche Patienten reagieren daher bereits auf diskreteste Hinweise, die eine Verunsicherung oder Ablehnung beinhalten könnten, mit hoher Kränkbarkeit, Schuldgefühlen, eventuell sogar mit Beziehungsabbruch oder Rückzug auf Nebenschauplätze. Da die Zwangsgedanken häufig zu massiver Angst oder Unruhe führen, besteht teilweise von Beginn an eine starke Neigung, den Therapeuten in das bestehende Zwangssystem einzubeziehen, indem ständig Rückversicherungen eingeholt werden, bestimmte angstauslösende Situationen vermieden werden (die Hand geben, sich auf einen Stuhl setzen) oder der Wunsch besteht, bestimmte Rituale gemeinsam durchzuführen. Die Symptomatik wird von vielen Patienten anfänglich bagatellisiert, häufig werden Gedanken, die besonders große Angst auslösen, als peinlich oder als gefährlich angesehen werden vermieden. Eine nicht selten anzutreffende Persönlichkeitsakzentuierung oder problematische frühe Bindungserfahrungen können zu interaktionellen Problemen führen. Dazu tragen eine stark gehemmte Emotionalität, das Beharren auf Regeln, Diskussionen um den Sinn oder Unsinn bestehender Rituale bei. Anankastische Patienten neigen dazu, das Therapeutenverhalten sehr streng zu beurteilen. Viele Patienten verhalten sich ausgesprochen aggressionsgehemmt, unterwürfig, überangepasst und konfliktvermeidend. Andere Patienten sind hingegen sehr stark um übermäßige (Pseudo)autonomie bemüht, sie versuchen die Situation und damit mögliche Emotionen zu kontrollieren. Bezüglich der Änderungsmotivation besteht nachvollziehbar häufig eine große Ambivalenz, da die Angst vor bestimmten therapeutischen Interventionen groß ist und jede Veränderung ganz allgemein Verunsicherung hervorruft. Zudem sind vielen Patienten aufgrund der langjährigen Zwangsstörung häufig für normale Standards nicht mehr zugänglich und benötigen hier Modelle vom Therapeuten oder anderen Zwangspatienten (Lakatos und Reinecker, 1999; Ambühl und Meier, 2003; Hoffmann und Hoffmann, 2004).

Für die Therapeuten ergeben sich hieraus einige Anforderungen im Beziehungsaufbau. Hilfreich ist das Ausstrahlen von Kompetenz, z.B. durch Kenntnisse über die Logik von verbreiteten Zwangssystemen. Gerade im Erstgespräch ist Empathie, Geduld, das Ernstnehmen auch skurriler oder „ekelerregender" Zwangssymptome gefordert. Eine tragfähige Beziehung ist für viele gemeinsame therapeutische Schritte unersetzlich. Die entsprechenden Bemühungen sollten vor verfrühten Interventionen erfolgen. Darüber hinaus ist auch die Bereitschaft zu begleiteten Interventionen in „ungewöhnlichen" Situationen gefordert. Die Bereitschaft, chronisch kranke Patienten möglicherweise langjährig zu begleiten und ihnen auch bei wiederholten Rückfällen zur Verfügung zu stehen, ist sehr hilfreich. Vor Beginn entsprechender Interventionen sollten die Möglichkeiten erfasst werden, die dem Patienten zur Verfügung stehen, um sich von seinen Befürchtungen zu distanzieren und den Zwängen mit Wider-

stand zu begegnen. Wenig sinnvoll ist es, über Sinn oder Unsinn der Rituale zu diskutieren. Der Zwang lässt sich nicht mit Argumenten wegreden. Ein Patient, der sich vollständig von seinen Befürchtungen distanzieren kann, kann sich vermutlich oft auch alleine helfen (Ambühl und Haldimann, 1998; Lakatos und Reinecker, 1999; Ambühl und Meier, 2003; Hoffmann und Hoffmann, 2004).

8.7.3.1.2 Motivationsanalyse

Zu berücksichtigen ist, dass die meisten Patienten massive Ängste vor einer Reizkonfrontationsbehandlung haben. Auch offensichtlich motivierte Patienten wollen zu Beginn der Behandlung eher eine Optimierung der Zwangssymptomatik und kein völliges Weglassen der angstreduzierenden Rituale. Intensiver Motivationsaufbau ist notwendig, wobei die Motivation durch Transparenz bezüglich der Therapieschritte, durch gründliche Vorbereitung der Expositionsübungen, Verstärkung auch kleiner positiver Veränderungen, sowie durch die positiven Auswirkungen der Veränderungen auf die Lebensqualität verbessert wird (Lakatos und Reinecker, 1999; Hoffmann und Hoffmann, 2004).

8.7.3.1.3 Verhaltensanalyse

Die Verhaltensanalyse beinhaltet neben der genauen Erfassung der aktuellen Zwangssymptomatik auch die Lerngeschichte und die Entwicklung der Symptomatik im Längsschnitt. Um das Zwangssystem des Patienten möglichst umfassend zu verstehen, können genutzt werden (Lakatos und Reinecker, 1999; Voderholzer und Hohagen, 2006):

- Psychiatrisch-psychotherapeutisches Interview (evtl. zusätzlich standardisiert: SKID);
- Strukturierte Fragebögen zur qualitativen und quantitativen Einschätzung (z.B. Y-BOCS);
- Biographische Anamnese;
- Fremdanamnese (z.B. Lebenspartner, Eltern);
- Selbstbeobachtungsprotokolle;
- Verhaltensbeobachtung (evtl. mit Beobachtung der betroffenen familiären Systeme).

Um ausreichend Material zur Planung der Expostionsübungen sammeln zu können, hat es sich bewährt, dass die Patienten in der Führung von Zwangsprotokollen geschult werden. Günstig erscheint hierbei, wenn die Patienten für etwa fünf unterschiedliche Situationen Protokolle mit auslösender Situation, auftretenden Gedanken und Gefühlen, Beschreibung des neutralisierenden oder vermeidenden Verhaltens, Beschreibung und Intensität der auftretenden Emotionen sowie vermutetem Risiko erstellen (Lakatos und Reinecker, 1999) (s. Tabelle 2).

Verhaltensbeobachtung und Fremdanamnese geben häufig entscheidende Hinweise über die Schwere der Zwangssymptomatik, die von den Patienten nicht selten bagatellisiert wird. Hierbei könnte z.B. eine Patientin mit Waschzwängen gebeten werden eine vermeintlich kontaminierte Türklinke anzufassen. Wichtig ist, sie eine kurze Zeit innehalten zu lassen, damit sie die auftretenden Gedanken, Gefühle und Impulse erfassen und beschreiben kann, auch sie zu fragen, ob es ihr jetzt möglich wäre, Widerstand zu leisten, und sie dann auffordern das Waschritual zu zeigen und die dabei ablaufenden Gedanken und Gefühle zu beschreiben. Allerdings sollte es dabei in der Regel bei der Verhaltensbeobachtung bleiben, es sollte von der Verhaltensbeobachtung nicht über das Hintertürchen eine nicht ausreichend vorbereitete Expositionsübung begonnen werden. Die Intensität der auftretenden Gefühle während der Verhaltensbeobachtung, die häufig zu beobachtenden Schwierigkeiten der Patienten Widerstand gegen die Zwangsimpulse zu leisten, machen oft ausreichend deutlich, dass eine therapeutenbegleitete Exposition unabdingbar ist. Zudem ergeben sich gerade in der Verhaltensbeobachtung Hinweise für verdecktes Vermeidungsverhalten oder für kognitive Meidung. Diese könnten etwa wie folgt lauten: „Der Therapeut würde mich diese Türklinke nicht anfassen lassen, wenn es gefährlich wäre, er hat wahrscheinlich gesehen, dass sie gesäubert wurde." Kriterien, die die Schwere der Störung einschätzen lassen, können hier oft besser erfasst werden als im Gespräch. Zu achten ist hier auf (Lakatos und Reinecker, 1999; Hoffmann und Hoffmann, 2004; Hand, 2006):

- Die Möglichkeit, die Zwangsrituale zu verschieben und
- Widerstand gegen den Zwangsimpuls zu leisten,

PROTOKOLL

Wo und wann trat der Zwang auf?	Gestern 17 Uhr auf dem Rückweg mit dem PKW von der Arbeit.
Was haben Sie gerade gemacht?	Bin von der Arbeit zurückgefahren, war etwas erschöpft und unkonzentriert. Es dämmerte schon, plötzlich war ich unsicher, ob ich einen Radfahrer gestreift habe.
Welche Gedanken sind Ihnen dabei durch den Kopf gegangen?	War da nicht ein Geräusch, versuchte die Situation zu rekonstruieren, die Unsicherheit blieb. Hat mich jemand gesehen. Ich halte das nicht aus, wenn etwas passiert ist. Ich könnte eine Anzeige bekommen. Freunde wenden sich von mir ab, vielleicht verliere ich meine Arbeit, komme sogar ins Gefängnis.
Wie haben Sie sich verhalten?	Habe versucht in den Spiegel zu schauen, es war zuviel Verkehr, ich konnte nicht anhalten. Bin die Strecke noch zweimal abgefahren, war mir trotzdem unsicher, ob ich nicht etwas übersehen habe. Ich war dann zu Hause sehr gereizt, bis meine Frau angeboten hatte mit mir die Strecke nochmals abzufahren.
Wie haben Sie sich gefühlt? (Gefühlsstärke 0–10)	Zuerst große Angst (9) vor Strafe, Ausgrenzung und Verarmung. Später Ärger (7) über den Zwangsgedanken und über meine Frau (5), die mich zuerst nicht verstanden hat.
Haben Sie dabei auch Veränderungen an Ihrem Körper wahrgenommen?	Hitzegefühl, Druck in der Magengegend, Kopfschmerzen.
Wie hoch schätzen Sie das Risiko ein (0–10)?	7
Wie stark war Ihr Drang den Zwängen nachzugeben (0–10)?	10
Welche Folgen hatte Ihr Zwangsverhalten (positiv/negativ) letztendlich (kurzfristig/langfristig)?	Positiv: war nach dem gemeinsamen Abfahren der Strecke mit der Frau erleichtert, konnte gut schlafen (kurzfristig). Negativ: habe mich geschämt gegenüber meiner Frau. Habe mich geärgert, dem Zwang nachgegeben zu haben (kurzfristig). Habe langfristig meine Zwangssymptomatik verstärkt.

TABELLE 2

- Verlust der Kriterien für das Abschließen der Zwangsrituale,
- Distanz zur Sinnhaftigkeit der Rituale bzw. zum Realitätsgehalt der Gedanken,
- Zweifel an der Durchführung der Zwangsrituale,
- Ausmaß der Angst in der Situation, Auftreten etwaiger dissoziativer Phänomene.

Nur in Einzelfällen ist es zur Vervollständigung der Verhaltensanalyse wichtig, Strichlisten über die Häufigkeit oder Dauer der Zwangssymptomatik zu führen. Das wäre bei Patienten, die die Häufigkeit und den Zeitaufwand der Rituale kaum abschätzen können, sinnvoll. Allerdings haben derartige Hausaufgaben häufig den paradoxen Effekt, dass dadurch eine Symptomreduktion eintritt. Dies kann bei manchen Patienten durchaus in der Therapie genutzt werden (Nardone, 2003).

Obwohl im weiteren Verlauf der Behandlung bei vielen Patienten vor allem im ersten Teil der Therapie der Schwerpunkt der Behandlung überwiegend in den aufrechterhaltenden Faktoren der Zwangsstörung liegt, erscheint es für den Beziehungsaufbau, die Verbesserung der Motivation, die Funktionsanalyse und auch für die Planung des Reaktionsmanagements während der Reizkonfrontation wichtig, ausreichende Kenntnisse über die Entwicklung der Zwangsstörung im Längsschnitt, bestehende intra- und interpsychische Problem- und Konfliktbereiche sowie über bestehende überdauernde Schemata und Ressourcen zu erhal-

ten. Beispielhaft können sich damit vorläufige Hinweise für einige Fragen ergeben, wie (Ambühl und Haldimann, 1998; Ecker, 2005; Hoffmann und Hoffmann, 2004; Hand, 2006):

- Wie war der häusliche Erziehungsstil? (überbehütend, hohe Leistungsansprüche, inadäquater Umgang mit „Fehlern", überwiegend bestrafend, Schuldgefühle induzierend, fehlende Vermittlung von Kompetenzen im Umgang mit Problemen, fehlende „Angstimmunisierung").
- Welche Lernerfahrungen wurden im Zusammenhang mit den Zwangsinhalten bzw. übergeordneten Themen gemacht? (Umgang mit Sauberkeit, Konflikten, starken Emotionen, konditionierende Stimuli etc.).
- Gab es Traumata die in ursächlichen Zusammenhang mit der Entwicklung der Zwangsstörung stehen könnten? (Verlustereignisse, Gewalterfahrungen, massive Zurückweisung z.B. nach Umzug, Klassenwechsel etc.).
- Gibt es überdauernde Persönlichkeitsfaktoren, die im Zusammenhang mit Entwicklung und Aufrechterhaltung der Zwangsstörung stehen könnten? (Selbstunsicherheit, Selbstzweifel, Katastrophendenken, Ängste vor Ablehnung oder Isolation, hohe moralische Standards, interpersonelle Defizite, übermäßige Aggressionsgehemmtheit oder Konfliktvermeidung).
- Welche religiösen/gesellschaftlichen Normen bestehen, muss im Beziehungsaufbau beachtet werden. Diese müssen

eventuell kognitiv oder anderweitig therapeutisch bearbeitet werden, um die langfristigen Erfolgsaussichten zu verbessern (Überbetonung von Schuld und Sünde, massive Ängste vor „bestrafendem" Gott, Rigidität und Perfektionismus im Umgang mit gesellschaftlichen Normen aus Angst vor Ablehnung/Isolation, übermäßiger Gerechtigkeitssinn). Hierbei ist zu beachten, dass religiöse/gesellschaftliche Standards und Werte durchaus auch Ressourcen im Umgang mit der Zwangsstörung beinhalten können, dass andererseits aber eine langjährige Zwangsstörung die Persönlichkeitsentwicklung per se schon erheblich beeinträchtigen kann.

▪ Welche Möglichkeiten bestehen im Umgang mit negativen Emotionen? (Trauer nach Verlustereignissen, Schuldgefühle nach tatsächlichem oder vermeintlichem „Versagen", Ärger, Eifersucht, Wut nach zwischenmenschlicher Zurückweisung/Kränkung)

▪ Gab es Lebensereignisse, die zu einer massiven Änderung in der Ausprägung der Zwangsstörung geführt haben? (massive Zunahme der Zwangssymptomatik nach dem Auszug von zu Hause, Übernahme von mehr beruflicher Verantwortung; nahezu vollständiges vorübergehendes Verschwinden der Zwänge während einer Phase intensiver Verliebtheit oder während einer Phase mit großer kollegialer Unterstützung).

An dieser Stelle sei nochmals darauf hingewiesen, dass manche Zwangssymptome von den Patienten gar nicht als solche wahrgenommen werden oder aber aus Scham verschwiegen werden. Empathisches Therapeutenverhalten, Lesen von Patientenratgebern bzw. das Ausfüllen strukturierter Interviews zur qualitativen Erfassung der Zwangsstörung (z.b. Y-BOCS, qualitativ) kann hier die Verhaltensanalyse vervollständigen (Fricke und Hand, 2006).

8.7.3.1.4 Hypothesen zur Funktionalität

Nach Erhebung der ausführlichen Verhaltensanalyse im Querschnitt und im Längsschnitt, Beobachtung der therapeutischen Beziehungsgestaltung, Erfassung von Vermeidung und etwaigen Widerständen, und nachdem Kenntnisse über Lernerfahrungen, Persönlichkeitsmerkmale und das subjektive Krankheitsmodell gewonnen wurden, ist es häufig möglich, erste Hypothesen zur Funktionalität mit dem Patienten zu erarbeiten. Für viele Therapeuten stellt sich hier die Frage, ob man zuerst die Funktionalität bearbeiten sollte, oder, ob die Reizkonfrontation auch ohne eine vorherige ausreichende Bearbeitung der Funktionalität Erfolg versprechend ist. Wichtig erscheint vor allem, dass das weitere Vorgehen mit dem Patienten transparent besprochen wird, und, dass beachtet wird, dass nach derzeitiger Kenntnis vor allem Habituationserfahrungen und Erfahrungen über alternative Möglichkeiten im Umgang mit Ängsten oder Stressoren eine große Rolle in der Bewältigung der Zwangsstörung spielen. Zudem verfügen viele Patienten nach Reduktion der Zwangssymptomatik über weit mehr Fertigkeiten in nahezu allen Lebensbereichen und sind wesentlich häufiger in der Lage, bestehende Ressourcen einzusetzen, als bei einer Beeinträchtigung durch Zwangssymptome. Alleine die Erfahrung, den Zwangsimpulsen Widerstand entgegensetzen zu können oder bestimmte Situationen ohne Zwänge bewältigen zu können, führt in der Regel zu einer deutlichen Stärkung des durch die Zwangsstörung meist massiv beeinträchtigten Selbstwertgefühls. Damit gelingt auch eine Verbesserung des Vertrauens in die eigene Lösungskompetenz. Diese Punkte sollten bei der Planung des weiteren Vorgehens ebenso wie das möglicherweise bei Patienten (und Therapeuten) bestehende Vermeidungsverhalten bezüglich einer aufwändigen und möglicherweise stark emotionsinduzierenden Reizkonfrontation bedacht werden. Allerdings sollte der Patient über ausreichende Fertigkeiten im Reaktionsmanagement verfügen. Die eingesetzten Fertigkeiten sollten nicht dysfunktional z.B. im Sinne einer Symptomverschiebung oder verdeckten Vermeidung sein (anorektisches Verhalten, Selbstverletzungen, Rauschmittelkonsum zur alternativen Spannungsreduktion oder sozialer Rückzug, um z.B. Konfrontation mit „Schmutz" zu vermeiden). Gerade im ambulanten Setting sollte überprüft werden, ob es beim Verhindern der Zwangssymptome nicht zu einer Überforderung des familiären oder partnerschaftlichen Systems kommt, ob möglicherweise ausschließlich die Zwangssymptomatik vor den Übergriffen eines Partners oder der Eltern schützt, bzw. das Unterlassen der Zwänge zu massiven Aggressionen in diesem System

führt. Wenn ein Patient auf kognitive Maßnahmen und die Reizkonfrontation mit Reaktionsmanagement nicht anspricht, kann es sinnvoll sein, die Gründe in einer nicht ausreichend beachteten Funktionalität zu suchen und diese zu bearbeiten. Allerdings sollte auch immer darauf geachtet werden, dass die Reizkonfrontation ausreichend vorbereitet wurde, vom Patienten auch wirklich gewollt wurde und er die Verantwortung für die Inhalte der Exposition übernehmen kann. In der verhaltenstherapeutischen Literatur gibt es kaum Untersuchungen zur Funktionalität bei Zwangsstörungen. Dies spiegelt sich auch darin wider, dass die Bearbeitung der Funktionalität in entsprechenden Manualen eher diffus angesprochen wird. Hier wird auf entsprechende Einzelbeiträge bzw. tiefenpsychologische Untersuchungen zur Genese von Zwangsstörungen verwiesen. Die Funktionalität bei Zwangsstörung kann vielgestaltig sein. Man unterscheidet im Wesentlichen eine intrapsychische und eine interpersonelle Funktionalität der Zwangsstörung (Ambühl und Haldimann, 1998; Ecker, 2005; Hoffmann und Hoffmann, 2004; Hand, 2006).

8.7.3.1.4.1 Intrapsychische Funktionalität

Auf der Störungsebene selbst liegt die Funktionalität hauptsächlich darin, Angst zu reduzieren oder zu vermeiden, vermeintlichen Schaden von sich selbst oder anderen Menschen abzuwenden. Zwangsrituale sind für die meisten Betroffenen höchst unangenehm, zeitaufwändig, oder auch demütigend. Sie werden meist alleine wegen der zuverlässigen, kurzfristigen Reduktion der Angst und der Beruhigung oder Ablenkung von unangenehmen Gedanken aufrechterhalten. Aus der Sicht der Lerntheorie werden die Rituale dadurch negativ verstärkt. Zwangspatienten halten ihre Zwangshandlungen oder gedanklichen Rituale zunehmend für notwendig, um Schaden – wie eine Erkrankung, Ausgrenzung, den Tod anderer Menschen – abzuwenden. Zudem kann ja die gegenteilige Erfahrung, dass also auch beim Unterlassen der Zwangsrituale nichts passiert, nicht gemacht werden (Lakatos und Reinecker, 1999).

Zwänge und damit verbundene Ängste schützen teilweise vor anderen unangenehmen Emotionen. Manche Patienten berichten, sich beim Unterlassen der Zwangshandlungen teilnahmslos, traurig, häufig sogar depressiv zu fühlen. Nicht selten werden jedoch andere Gefühle wie eine extreme Traurigkeit nach Verlustereignissen, Schuldgefühle im Zusammenhang mit traumatischen Ereignissen, oder „unerlaubte" Aggressionen z.B. nach dem Fremdgehen des Lebenspartners vermieden (Lakatos und Reinecker, 1999; Ambühl und Meier, 2003).

Zwänge können auch zu einer für den Patienten akzeptablen Erklärung für vorher diffuse Ängste oder unerklärliches Unwohlsein werden. Es scheint bei einigen Patienten so zu sein, dass es für sie erträglicher ist, wenn sie wissen, warum es ihnen schlecht geht und wie sie ihrer Angst begegnen können („Ich bin mit dieser Türklinke in Berührung gekommen, sie war

möglicherweise mit HIV-Viren infiziert, ich muss schnell meine Hände waschen, dann geht es mir wieder besser"), als sich unerklärlichen Unwohlsein ausgeliefert zu fühlen (Hoffmann und Hoffmann, 2004).

Zwänge können von eigenen Defiziten ablenken bzw. Pseudolösungen für diese anbieten. Viele Patienten haben erhebliche Defizite in der sozialen Kompetenz, in der Fähigkeit, unangenehme Gefühle zu tolerieren sowie in der Wahrnehmung verbaler und nonverbaler Signale anderer Menschen. Diese Defizite lassen sich häufig mit dem elterlichen Erziehungsstil, teilweise aber auch mit traumatisierenden Erfahrung in anderen Bezugsgruppen erklären. Die Zwangssymptome können hier eine Erklärung für die Schwierigkeiten geben, so dass die Patienten nicht immer wieder mit ihrem sozialen Versagen konfrontiert sind. Sie können sich auch „die Erlaubnis" geben, sich aus unsicheren Situationen zurückzuziehen. Problematischerweise machen die Patienten jedoch gerade durch den Rückzug oder die Durchführung von Zwangsritualen in der Öffentlichkeit zuverlässig die Erfahrung, auf Ablehnung zu stoßen oder verachtet zu werden. Schemata von Isolation oder Scham können auf diese Art und Weise immer wieder aktiviert werden (Ambühl und Haldimann, 1998; Ecker, 2005).

8.7.3.1.4.2 Interpersonelle Funktionalität

Zwänge können in der Beziehungsgestaltung Nähe und Distanz regulieren. Ein junger Mann mit einem Ordnungszwang kann auf diese Art seine Mutter daran hindern, sein Zimmer zu betreten und sich so vor Übergriffen auf seinen privaten Bereich schützen. Vermeintliche sexuelle Verpflichtungen können vermieden werden. Das Verhalten anderer Menschen in der Nähe-Distanz-Regulierung kann kontrolliert werden, andere Personen können auch gebunden werden, Abhängigkeiten können eine alternative Begründung finden. Eine emotionalere, engere oder spontane Beziehungsgestaltung kann verhindert werden (Lakatos und Reinecker, 1999; Ecker, 2005).

Zwänge können auch zu einem Mittel in zwischenmenschlichen Machtkämpfen werden. Lebenspartner oder Angehörige werden bei Einbeziehung in das Zwangssystem zunehmend in ihrer Autonomie beschnitten, während die Betroffenen auf ihre eigene Autonomie im Durchführen der alternativlosen Zwänge pochen. Diese Machtkämpfe können körperliche Auseinandersetzungen zur Folge haben und belasten die familiären Systeme zum Teil ungemein (Ambühl und Haldimann, 1998; Nardone, 2003; Hand, 2006).

Zwänge können auch ein Ausdruck ungelebter Aggressionen sein. So hat eine Patientin ihren Ehemann in ihre Toilettenrituale mit einbezogen. Sie war auf die gesamte Familie des Ehemannes schlecht zu sprechen, da sie sich in der Pflege der Schwiegermutter missbraucht sah.

Zwänge können jedoch auch vor unangenehmen Verpflichtungen oder Lebensaufgaben schützen, sie können den Tag strukturieren und vor Langeweile schützen (Hoffmann und Hoffmann, 2004; Hand, 2006).

Problematisch ist es, aufgrund der Inhalte der Zwänge auf die intrapsychische oder interpersonelle Funktionalität zu schließen. Aggressive Zwangsgedanken gegenüber dem Kind oder sexuelle Zwangsgedanken gegenüber Schülern stehen häufig nicht im Zusammenhang mit einer Ambivalenz in der Eltern-Kind-Beziehung oder ungelebten sexuellen Impulsen. Hintergrund ist häufig vielmehr ein rigides Wertesystem, das gerade diese Gedanken als besonders problematisch oder gar gefährlich erscheinen lässt. Die Patienten haben massive Schuldgefühle wegen ihrer Zwangsgedanken. Wenn nun von den Inhalten der Gedanken auf eine bestehende aggressive oder sexuelle Komponente der Person geschlossen wird, führt dies eher zu einer Zunahme der Schuldgefühle. Zwänge werden ja typischerweise nicht gelebt. Bei Müttern mit aggressiven Zwangsgedanken gegenüber ihren Kindern lassen sich Grundannahmen finden wie: „Ich will unbedingt eine gute Mutter sein", „auch geringe Gefühle von Ärger gegenüber meinem Kind sind Hinweise dafür, dass ich keine gute Mutter bin, mein Kind vielleicht sogar ablehne", „vielleicht bin ich sogar gefährlich für mein Kind, wenn ich derartige Gedanken habe". Es ist leicht vorstellbar, welche Auswirkungen es haben kann, wenn ambivalente Gefühle gegenüber dem Kind oder ungelebte aggressive Impulse gegenüber dem Kind bei diesen Patientinnen als Hintergrund der Zwangssymptomatik erarbeitet werden (Lakatos und Reinecker, 1999; Ambühl und Meier, 2003; Hoffmann und Hoffmann, 2004).

Wichtig zu erwähnen ist, dass die intrapsychische Funktionalität häufig ein erhebliches Hindernis im therapeutischen Prozess bedeutet. Ein Patient, der sehr darauf bedacht ist, sich vor unangenehmen Emotionen zu schützen, kann beispielsweise sehr viel besprechen, ohne wirklich etwas zu ändern. Die interpersonelle Funktionalität kann ebenfalls in der therapeutischen Beziehung aktiviert werden und damit die Beziehungsgestaltung erheblich erschweren (Lakatos und Reinecker, 1999; Ambühl und Meier, 2003).

8.7.3.1.5 Zielanalyse

Vor Beginn der spezifischen Therapiemaßnahmen sollte mit den Patienten eine ausführliche Zielanalyse besprochen werden, die selbstverständlich im Verlauf der Therapie überprüft, und bei Bedarf modifiziert werden sollte. Bei der Erstellung der Zielanalyse ist es notwendig, neben konkreten Zielen auf der Symptomebene auch Ziele in Bezug auf die übergeordneten Problembereiche festzulegen (Lakatos und Reinecker, 1999).

Beispiel einer Zielanalyse: Ein 34-jähriger Assistenzarzt leidet unter massiven Waschzwängen, die ihn anfänglich durch den hohen Zeitaufwand, später aufgrund der ständigen Zweifel, ob nicht etwas Schlimmes passiert sei, bei der Arbeit stark behindert haben. Hintergrund ist eine Herpes simplex Infektion mit rezidivierenden Fieberbläschen im Mundbereich, die bei ihm wiederholt zu der Angst geführt hatten, möglicherweise abwehrgeschwächte Patienten zu gefährden. Als

Zwangssymptome hatten sich zuerst ausgeprägte Waschrituale am Arbeitsplatz, später Rückversicherungszwänge bezüglich der möglichen Gefährdung von Patienten ergeben. Zur Arbeitsunfähigkeit kam es, nachdem sich der Assistenzarzt teilweise über 30 Minuten vor dem Patientenkontakt nach möglichen Zeichen einer beginnenden Herpeseffloreszens abzusuchen gezwungen sah bzw. aus Angst, Patienten zu gefährden, immer häufiger gar nicht mehr zur Arbeit gehen konnte. Nach Eintritt der Arbeitsunfähigkeit kam es zu einer Ausweitung der Zwangssymptomatik im Alltagsbereich mit massiven Waschzwängen, Kontrollzwängen und zuletzt fast vollständiger Vermeidung zwischenmenschlicher Kontakte.

Auf Symptomebene wurden beispielsweise folgende Ziele vereinbart:

- Verlassen des Hauses, Aufsuchen öffentlicher Orte ohne vorheriges Kontrollieren auf Infektionszeichen;
- Abwischen und Desinfektion von Gegenständen im Alltag unterlassen, auch bei bestehender Herpesinfektion;
- Unterlassen der Waschrituale, Einüben von „normalem" Händewaschen;
- Haus verlassen und öffentliche Orte wie z.B. Café, Mensa auch bei bestehender Herpesinfektion aufsuchen;
- Sicherheitsabstand zu anderen Menschen auf Normalmaß reduzieren;
- Kontakt mit Betriebsmediziner bzw. einem Hygienebeauftragten aufnehmen, um Verhaltensnormen im Umgang mit Patienten auch bei bestehender Herpesinfektion zu erhalten, Wieder-

aufnahme der Tätigkeit im Krankenhaus und Patientenkontakt unter Berücksichtigung dieser Normen.

Als übergeordnete Ziele wurden beispielsweise erarbeitet:

- Verbesserung sozialer Fertigkeiten insbesondere im Umgang mit Frauen (der Patient hatte so große Angst davor, er könnte Frauen eventuell ausnutzen oder durch die etwaige Beendigung einer Beziehung kränken, dass er noch nie eine Freundin hatte);
- Bearbeitung des rigiden Wertesystems mit massiven Schuldgefühlen;
- Aufbau von Möglichkeiten, Dinge zu genießen;
- Verbesserung der Wahrnehmung von Grenzen und Einsatz von Entspannungstechniken;
- Klärung der weiteren beruflichen Perspektiven und möglicher Alternativen. Der Patient hatte von Enttäuschungen im Zusammenhang mit seiner ärztlichen Tätigkeit berichtet, er sah seine Interessen mehr in der Forschung. Die Klärung sollte allerdings erst nach Exposition in der Klinik stattfinden, um ihn nicht in möglichen Vermeidungsstrategien zu unterstützen. Ziel sollte hier sein, eine von der Zwangsstörung unabhängige Entscheidung zu ermöglichen.

8.7.3.1.6 Einführung in das Expositionsrational

Bei der Psychoedukation geht es darum, den Patienten über mögliche neurobiologische, psychologische und psychosoziale Ursachen der Erkrankung aufzuklären. Konkret bedeutet das, mögliche Ursachen, Auslöser und aufrechterhaltende Faktoren zu benennen und über multimodale Therapieaspekte inklusive der verschiedenen psychotherapeutischen Möglichkeiten und der Pros und Cons einer etwaigen begleitenden Pharmakotherapie aufzuklären. Anschließend sollte mit dem Patienten ein individuelles Modell für Ätiologie und Verlauf der Erkrankung erstellt werden. Dieses Modell kann in einem weiteren Schritt dafür genutzt werden, geplante Therapiemaßnahmen transparent zu machen und die aktive, verantwortliche Mitarbeit des Patienten für diese Maßnahmen zu gewinnen. Psychoedukation ist ein wesentlicher Aspekt der kognitiven Verhaltenstherapie, sie wird im Erstgespräch bzw. zu Anfang der Therapie eher aufklärend, später mehr in Form eines geleiteten Entdeckens angeboten. Die Psychoedukation im Erstgespräch wird allgemeiner gehalten, in späteren Therapiephasen berücksichtigt sie die individuellen Bedingungen des Patienten (Lakatos und Reinecker, 1999; Voderholzer und Hohagen, 2006).

Das individuelle Krankheitsmodell wird mit dem Patienten vor Einführung des Expositionsrationals zusammengefasst, so dass viele Therapieschritte dem Patienten transparent gemacht werden können. Es umfasst die genetisch/neurobiologische Perspektive, die lerngeschichtlichen Aspekte in Bezug auf die Symptomatik, die Persönlichkeitsentwicklung und das bestehende Wertesystems. Es nimmt genauso Bezug auf die Bedingungen bei der Auslösung der Erkrankung, als auf die aufrechterhaltenden Faktoren und erste Hypothesen zur Funktionalität (Ambühl und Haldimann, 1998; Lakatos und Reinecker, 1999; Hoffmann und Hoffmann, 2004).

Nachfolgend kann hier das Expositionsrational aus diesem Modell abgeleitet werden. Zusätzlich kann hier die Sinnhaftigkeit anderer Therapien im multimodalen Setting transparent gemacht werden und damit die Therapiemotivation für gewisse, für viele Patienten auch ungewohnte oder Angst auslösende, Verfahren verbessert werden. Empfehlenswert für die Einführung des Expositionsrationals und die Vermittlung von Einsichten darüber, wie Zwangsrituale und Zwangsgedanken entstehen können und aufrechterhalten werden, bzw. welche Effekte hier z.B. auch Affekte haben, ist das von Reinecker modifizierte kognitive Modell, das sehr ausführlich im Therapiemanual von Lakatos und Reinecker beschrieben ist. Vor der Durchführung der Erstexposition ist es nun notwendig, eine individuelle Zwangshierarchie mit dem Patienten zu erarbeiten (Lakatos und Reinecker, 1999; Voderholzer und Hohagen, 2006).

8.7.3.1.7 Erstexposition

8.7.3.1.7.1 Allgemeine Hinweise

Im günstigen Fall führt die zunehmend offene und vertrauensvolle Beziehungsgestaltung, die Psychoedukation über die Mechanismen des Zwangs und die kognitive Vorbereitung unter anderem mit der Vermittlung des Expositionsrationals dazu, dass Patienten selbst den Beginn der Reizkonfrontation wünschen und keine weitere Zeit verlieren wollen. Dies ist vor allem dann der Fall, wenn der Wunsch nach Veränderung, das Vertrauen in die eigenen Ressourcen und die Hoffnung auf ein anderes Leben die bestehenden Ängste übersteigen. Da eine Expositionsbehandlung im allgemeinen nur bei Freiwilligkeit des Patienten, bzw. bei einer gewissen Hoffnung, dass es zu einer Habituation kommt, der Patient die auftretenden Reaktionen mit Unterstützung des Therapeuten bewältigen kann, Erfolg versprechend ist, sollten Patienten nicht gedrängt oder überredet werden. Andererseits ist es auch nicht sinnvoll, sich zum Komplizen des Vermeidungsverhaltens zu machen. Bei zögerlichen Patienten sollte weiter an der Motivation gearbeitet werden. Es soll versucht werden, die Distanzierung des Patienten zu seinen Befürchtungen zu erleichtern, ihm Fertigkeiten für die Bewältigung der auftretenden Ängste zu vermitteln und zusätzlich sollte transparent gemacht werden, dass eine wirkliche Besserung der Symptomatik ohne diese therapeutische Maßnahme nur schwer denkbar ist (Lakatos und Reinecker, 1999; Ambühl und Meier, 2003; Hoffmann und Hoffmann, 2004).

Um die Freiwilligkeit vor dem Beginn der Reizkonfrontation noch einmal sicher zu stellen, greifen hier manche Therapeuten auf Checklisten zurück, die sie gemeinsam mit dem Patienten durchgehen. Diese können z.B. Folgendes beinhalten (Borgart und Meermann, 2004):

Freiwilligkeit und Eigenverantwortlichkeit sind vorhanden, das Therapierational ist verstanden, es besteht Transparenz über die Rolle des Therapeuten in der Reizkonfrontation und im Rahmen des Reaktionsmanagement, somatische oder psychiatrische Kontraindikationen wurden ausgeschlossen, die Reizkonfrontationsübung wurde ausführlich vorbesprochen – der Patient weiß, was auf ihn zukommt – er hat seine Ziele im Umgang mit der Situation genau definiert – er ist über die zeitlichen Ressourcen des Therapeuten informiert – ein „Notfallköfferchen" für auftretende Krisen, für eine etwaige „Kapitulation" gegenüber dem Zwang ist gepackt, der Patient ist informiert, dass eine ausgeprägte, vegetative Reaktion während der Reizkonfrontation prognostisch wesentlich günstiger ist, als fehlende Reaktionen, er sieht zumindest eine realistische Chance, die Übung zu bewältigen, er weiß darüber Bescheid, dass einmaliges Üben nicht sinnvoll ist, dass eine Fortsetzung der Übung im Eigenmanagement notwendig ist. Einbettung der Zwangssymptomatik in ein individuelles Krankheitsmodell ist erfolgt, positive Aspekte für den Fall der Reduktion der Zwangssymptomatik sind vorhanden.

8.7.3.1.7.2 Auswahl der Erstexposition

Mit dem Patienten sollten die Vor- und Nachteile eines graduierten Vorgehens gegenüber einem flooding, also einer Exposition der am meisten Angst auslösenden Situation besprochen werden. Aufgrund der besseren Aussicht, Situationen im mittelschweren Bereich zu bewältigen und der geringeren Gefahr eines Therapieabbruchs wird man sich meistens zu einem graduierten Vorgehen entscheiden. Wichtig ist jedoch, dass ein ausreichender Spannungsanstieg erreicht werden kann, um überhaupt eine Habituationserfahrung machen zu können. Die Übung sollte zu bewältigen sein und leicht aufgesucht werden können, so dass es möglich ist, in der Folge ohne größeren Aufwand die Übungssituation zu wiederholen. Die Reaktionen auf physiologischer, gedanklich/emotionaler und motorischer Ebene sollten für den Therapeuten nach Möglichkeit erkennbar sein. Beim Vorhandensein offener Zwangshandlungen und versteckter gedanklicher Zwangsrituale sollte in der Erstexposition einer Situation mit offenen Zwangshandlungen der Vorzug gegeben werden. Positiv ist es, wenn die Übung einen engen Bezug zum Alltag des Patienten hat, bzw. eine Bewältigung der Situation ohne Zwangsrituale sogar eine massive Erleichterung für den Alltag des Patienten bedeutet (Lakatos und Reinecker, 1999; Hoffmann und Hoffmann, 2004).

Als Beispiel für die Auswahl und Durchführung beschreiben wir die Erstexposition einer Patientin, Frau B., mit ausgeprägten Wasch- und Reinigungszwängen. Sie hatte sich als erste Reizkonfrontation das ausgiebige Berühren des Bodens im Therapieraum überlegt. Diesen Boden hatten verschiedene, der Patientin auch unbekannte, Menschen betreten. Sie vermutete zwar nicht, dass diese Menschen mit toten Tieren in Kontakt gewesen waren, konnte jedoch weder dies noch das Vorhandensein kleinster, unsichtbarer Mengen tierischer oder menschlicher Fäkalien ausschließen. Eine kognitive Meidung, z.B. „der Raum wurde gerade erst gereinigt", wurde ausgeschlossen. Es war vereinbart worden, die Reinigung am Vorabend zu unterlassen. Anfänglich hatte Frau B. zwar fast einen Rückzieher gemacht, die Situation erschien ihr zu wenig alltagsnah. Das Beispiel eines auf den Boden gefallenen Geldbeutels überzeugte sie jedoch, da dies in der Realität bei ihr bereits massive Ängste auslöste. Außerdem hing die völlige Dekompensation damit zusammen, dass sie aufgrund der Befürchtung, vor ihrer Haustür auf Fäkalien zu stoßen, das Haus nicht mehr verlassen konnte. Die vermutete Anspannung lag im mittelschweren bis schweren Bereich (7–8), die Patientin sah sich jedoch aufgrund der bislang erfolgten Stabilisierung und der Hoffnung auf eine bessere Lebensqualität in der Lage, die Übung zu bewältigen. Bei der Vorstellung der Übungssituation wurde deutlich, dass die Hauptproblematik nicht im intensiven Anfassen des Bodens, sondern in der Frage, was sie in der Folge mit ihren Händen machen sollte, lag. Hier wurden Tendenzen der Patientin, die Situation zu meiden, deutlich. Frau B. schilderte den starken Wunsch, mit den vermeintlich kontaminierten Händen nichts zu berühren. Um hier die Möglichkeit einer ausreichenden Habituation zu haben, wurde vereinbart, mit den „beschmutzten" Händen die Kleidung, die Unterarme, den Wangenbereich und die

Haare zu „kontaminieren". Zudem wurde besprochen, in der Folge verschiedene persönliche Gegenstände zu berühren. Kontakt mit der Wohnung wurde für diese Erstexposition allerdings noch ausgeschlossen, da die Patientin dies als zu endgültig und überfordernd erlebte. Es wurde vereinbart, in der Folge über 4 Stunden lang die Hände nicht zu waschen, abends nicht zu duschen, die „kontaminierte" Kleidung am Folgetag zumindest für kurze Zeit zu tragen. Da für Frau B. der Toilettengang mit der Befürchtung, andere Menschen mit ihren Ausscheidungen zu gefährden, in einem noch schwierigeren Bereich lag, wurde für diesen Fall das „Rekontaminieren" der Hände am Boden besprochen. Frau B. erhoffte sich im Falle der Bewältigung der Übung eine erhebliche Erleichterung für den Alltag, insbesondere wünschte sie sich, die aufwändigen Rituale beim Betreten der häuslichen Wohnung und das Wegwerfen von Gegenständen, die mit dem Boden Kontakt hatten, würden wegfallen. Außerdem vermutete sie eine Reduktion der Waschrituale um 40% alleine durch die Bewältigung dieser Übung. Für Frau B. war auch deutlich, dass die Situation derart leicht herbei geführt werden konnte, dass tägliches Üben an den nächsten Tagen möglich erschien. Sie äußerte sogar die Hoffnung, bald wieder auf den Stufen eines großen Platzes sitzend ein Eis essen zu können, wie sie das früher sehr genossen hatte.

Schon Stunden vor der Durchführung der Übung war eine massive Erwartungsangst aufgetreten. Anfänglich handelte es sich um leichte Tendenzen der Patientin, die Übung auf einen „besseren Tag" zu verschieben, die aber schnell aufgefangen werden konnten. Frau B. fand schnell zu ihren Zielen zurück, ging zuversichtlich in die Übung und erlebte nur einen kurzen massiven Spannungsanstieg beim Anfassen des Bodens. Trotz des Aufspürens suspekter „Krümel" und des offenen Ansprechens der Gedanken, der Ängste und vor allem der Ekelgefühle erlebte sie schon nach wenigen Minuten eine Reduktion der Anspannung, weit unter das Niveau der Erwartungsangst. Allerdings traten bereits im weiteren Verlauf der Erstexposition starke Aggressionen und eine ausgeprägte Traurigkeit im Zusammenhang mit wiederauftretenden Gedanken an die Kränkungen und Verletzungen, die sie im Umgang mit dem über Jahre fremdgehenden Ex-Ehemann erlitten hatte. Immer wieder hatte sie ihm eine neue Chance gegeben, doch der Ex-Partner hatte ihr Vertrauen auf unvorstellbare Art missbraucht. Viele Details aus dieser Zeit hatte sie in der vorausgegangenen, zweijährigen ambulanten Therapie zurückgehalten. Sie hatte sich wahnsinnig geschämt, dass sie das alles mit sich hat machen lassen.

Als besonders positiv hatte sie einige Wochen nach der Erstexposition die überraschend schnelle Habituation der Ängste und Ekelgefühle vor Schmutz erlebt und die Erkenntnis, dass für sie alleine schon die massiven Erwartungsängste dazu geführt hatten, keine korrigierenden Erfahrungen zuzulassen. Zum anderen habe sie sich auch dadurch, dass sich der Therapeut, für sie überraschend, ebenfalls auf den Boden gesetzt hatte, eine starke Nähe,

Unterstützung und Solidarität mit ihrer Situation gespürt, die sie ermutigt habe auch sehr belastende Details ihrer Biographie anzusprechen. Frau B. war durch die positiven Erfahrungen der Exposition derart ermutigt, dass sie in der Folge in vier weiteren begleiteten Expositionsübungen auch die schwierigsten Situationen intensiv aufsuchte, zweimalig eine begleitete Exposition in der eigenen Wohnung durchführte und eine etwa 90%ige Reduktion der Zwangssymptomatik in zehn Wochen stationärer Behandlung erzielte, welche bei einer Nachuntersuchung zwei Jahre später ebenfalls noch vorhanden war. Die Schuldgefühle, in der Ehe versagt zu haben, den Mann damit in die Untreue getrieben zu haben, waren inzwischen vollständig verschwunden. Sie habe ihrem Mann sogar ein wenig verzeihen können, nachdem sie herausgefunden hatte, dass er sich in anderen Beziehungen ähnlich verhalten habe. Die Schuld- und Schamgefühle waren inzwischen dem Wunsch gewichen, in einer etwaigen weiteren Beziehung mehr auf die eigenen Bedürfnisse zu achten, bei fehlender Übereinstimmung auch frühzeitiger Konsequenzen zu ziehen.

Auch wenn viele Erstexpositionsübungen bei weitem nicht derart positiv verlaufen, sondern für das Erreichen der obigen Ziele häufig viele Stunden erforderlich sind, wobei alleine das Anfassen des Bodens für viele Patienten mit ähnlicher Symptomatik im höchsten Anspannungsbereich liegt, können anhand des Beispiels einige Grundsätze der Exposition vermittelt werden. Zu ergänzen ist, dass bei dieser Patientin trotz der Schwere und Chronifizierung der Zwangsstörung viele prognostisch günstige Faktoren vorlagen (Lakatos und Reinecker, 1999; Ambühl und Meier, 2003; Hand, 2006):

- Late onset Zwangsstörung, Erkrankungsbeginn nach dem 30. Lebensjahr
- Hohe Therapiemotivation
- Gute psychosoziale Integration
- Zeitweilige Möglichkeit, Widerstand gegen die Zwänge zu leisten
- Eigene Habituationserfahrungen im Umgang mit „leichteren" Situationen
- Viele Ressourcen im beruflichen, zwischenmenschlichen Bereich und in der Freizeitgestaltung
- Intensive positive Erinnerungen an die Zeit vor dem Zwang, mit dadurch guter Möglichkeit der Normenkontrolle.

Folgende Komponenten der Reizkonfrontation mit Reaktionsmanagement können unterschieden werden (Lakatos und Reinecker, 1999; Hoffmann und Hoffmann, 2004):

- Habituation: Erleben, dass die Anspannung auch ohne Durchführen der Rituale abfällt.
- Realitätskontrolle: „Es gibt keine 100-prozentige Sicherheit, ich kann wieder erkennen, welchen Risiken ich mich wieder stellen kann."
- Kognitive Neubewertung der Situation: „Den Schmutz des Bodens auf der Haut, auf den Kleidern zu spüren, ist nicht angenehm, es ist allerdings auch nicht gefährlich, ich kann es ertragen. Mein Problem ist, dass ich ständig an Schmutz denken muss und dadurch unter einer dauerhaften Erwartungsangst stehe."

- Emotionsinduktion: Erleben intensiver Gefühle von Angst, Traurigkeit, Hilflosigkeit, Einsamkeit, Depression, Wut, Ärger, Ekel, oder anderer Gefühle.
- Verbesserung der internen Kontrollüberzeugung: „Ich kann diese Gefühle aushalten, ich werde davon nicht überrollt, selbst wenn der Therapeut nicht anwesend ist, ziehen die Gefühle wieder vorbei."
- Möglichkeit zur erweiterten biographischen Exploration: Im Rahmen der Reizkonfrontation ist nicht selten zu beobachten, dass manche Erinnerungen wesentlich intensiver, emotional näher vorhanden sind. Dies sollte jedoch nicht forciert werden, das Konzentrieren auf die Situation steht an oberster Stelle.
- Intensivierung der therapeutischen Beziehung: Gerade in der Exposition wird der Therapeut als sehr unterstützend, akzeptierend, solidarisch, empathisch, wirklich am Wohl des Patienten interessiert erlebt. Dies steht häufig in starkem Gegensatz zu den bisherigen Beziehungserfahrungen der Patienten mit Abwertung, Ablehnung, emotionaler Kälte, Ausgrenzung.

Hieraus ergeben sich unterschiedliche Anforderungen an das Therapeutenverhalten während der Expositionsbehandlung (Ambühl und Haldimann, 1998; Ambühl und Meier, 2003; Hand, 2006):

- Eine empathische, geduldige, akzeptierende, warme Grundhaltung ist in dieser für den Patienten oft beschämenden Situation besonders wichtig. Offenheit und Humor kann in vielen Situationen zur Entspannung beitragen.

■ Ausreichend Zeit sowie die Bereitschaft bis zur beginnenden Habituation in der Situation zu bleiben, vollständige Konzentration auf den Augenblick (Dienstpiepser, Handy, Termindruck wegen Vortrag oder privater Verabredungen sind kontraproduktiv).

■ Unterstützen des Patienten, um in der Situation zu bleiben, Sicherstellen von Freiwilligkeit und Eigenverantwortung.

■ Verstärkung und Anerkennung auch für kleine Veränderungsschritte, ausreichendes Lob vor erneuter schwierigerer Anforderung.

■ Erkennen und Ansprechen versteckter bzw. kognitiver Meidung. Den Patienten im Erleben und Ansprechen bestimmter Befürchtungen unterstützen, das Auftreten von Emotionen verstärken.

■ Manchmal ist der Therapeut hier sogar gefordert, bestimmte Emotionen zu aktivieren, indem für den Patienten typische Befürchtungen angesprochen und erfragt werden. Beruhigung, Entspannungsübungen oder andere Maßnahmen, die eine Emotionsinduktion verhindern, sind nicht sinnvoll.

■ Eventuell ein Modell geben, hierbei sollte allerdings geklärt werden, dass damit nicht die Reaktionsbereitschaft des Patienten erheblich vermindert wird.

■ Unterstützung im Reaktionsmanagement. Entsprechende Möglichkeiten

sollten mit dem Patienten hier schon vorbesprochen sein, der Therapeut unterstützt den Patienten dabei, diese einzusetzen.

■ Unterstützung und Stabilisierung des Patienten auch beim Misslingen der Übung. Hier brauchen Patienten besondere Hilfe, da sie in solchen Situationen für den geringsten Hinweis auf eine Abwendung des Therapeuten besonders sensibel sind. Häufig ergeben sich auch aus „misslungenen" Übungen besonders wertvolle Hinweise für die weitere Therapie.

■ Anwesenheit für krisenhafte Dekompensation. Das Herausgeben der Handynummer für Notfälle, Vereinbarung eines Telefontermins einige Stunden nach der Übung.

8.7.3.1.8 Weiterer Verlauf der Reizkonfrontationsbehandlung

Nach Möglichkeit sollte in Therapeutenbegleitung gerade in den am meisten angstauslösenden Situationen gearbeitet werden. Dies ist bei vielen Patienten das häusliche oder berufliche Umfeld. Sehr wichtig ist, die ausreichende Überführung der Übungen ins Eigenmanagement, das heißt, die Patienten sollten auch darin geschult werden, sich selbst Expositionsübungen zu überlegen, ohne sich beim Therapeuten rückzuversichern. Die Patienten sollten über die Chronizität der Erkrankung aufgeklärt sein, sie sollten wissen, dass es immer wieder notwendig sein kann, bestimmte Übungen aufzufrischen. Sie sollten wachsam bzgl. einer Rückkehr der Zwänge sein und erlernen, auslösende Situationen besser zu identifizieren und für typische Stressoren alternative Bewältigungsstrategien entwerfen (Ambühl und Haldimann, 1998; Hand, 2006).

Manchen Patienten geht bei einer Teilremission der Zwangssymptomatik, aufgrund des reduzierten Leidensdrucks die Veränderungsmotivation verloren. Die damit verbundenen Probleme (erhöhte Rückfallgefährdung beim Arrangement mit bestimmten Symptomen) sollten offen angesprochen werden. Trotzdem entscheidet der Patient, die therapeutische Beziehung sollte unter einer derartigen Entscheidung nicht in Frage gestellt werden. Sinnvoll könnte sein, eine Intervalltherapie im Falle einer erneuten Verschlechterung anzubieten (Lakatos und Reinecker, 1999).

8.7.3.1.9 Reizkonfrontation bei unterschiedlichen Zwangssymptomen

8.7.3.1.9.1 Allgemeine Hinweise

Obwohl die Grundprinzipien der Reizkonfrontation bei unterschiedlichen Arten der Zwangsstörung gelten, müssen auch Unterschiede bedacht werden. Es würde allerdings den Rahmen dieses Buches sprengen, die spezifische Reizkonfrontation bei Waschzwängen, Kontrollzwängen, Ordnungszwängen, Sammelzwängen, magischen Gedanken, aggressiven, religiösen oder sexuellen Zwangsgedanken zu beschreiben. Zu beachten ist, dass die Reizkonfrontation immer individuell auf das Zwangssystem zugeschnitten ist und auch andere Perspektiven der Entwicklung der

Störung in der Therapie beachtet werden. Auf einige typische Unterschiede sei jedoch kurz hingewiesen (Ambühl und Meier, 2003; Hoffmann und Hoffmann, 2004).

8.7.3.1.9.2 Waschzwänge und Berührungsvermeidung

Große Nähe zu phobischen Störungen, im Gegensatz zur Phobie kann die auslösende Situation jedoch nicht zuverlässig vermieden werden, die Angst liegt häufig in der Zukunft. Als Beispiel sei hier eine Patientin mit einer Eidechsenphobie genannt. Die panische Angst vor Eidechsen hatte sich bei ihr inzwischen derart ausgeweitet, dass sie ganze Regionen meiden musste, in denen sie eine Eidechse gesehen hatte. Allein die Vorstellung in die Laufspur einer Eidechse getreten zu sein, löste derartigen Ekel aus, dass sie massive Waschrituale entwickelte. Eine Ärztin in der stationären Behandlung hatte ihr erzählt, dass sie in der Nähe ihres Hauses Eidechsen gesehen hatte. Alleine die Möglichkeit, dass diese Ärztin mit Eidechsen in Berührung gekommen sein könnte, dass sie damit eventuell den Arztbrief „kontaminiert" hatte, und somit die Hausärztin der Patienten ebenfalls „in Berührung" mit Eidechsen war, führte dazu, dass die Patientin den Hausarzt wechselte. Neben massiven Waschritualen, hatte sie inzwischen auch Kontrollrituale entwickelt, sie konnte in den „Eidechsenmonaten" kaum mehr das Haus verlassen. Phobische Störung oder Zwangsstörung?

Häufig geht es jedoch bei Waschzwängen um menschliche Ausscheidungen, wobei den meisten Zwangspatienten Ausscheidungen unsympathischer Menschen gefährlicher oder ekliger erscheinen, als die sympathischer Menschen. Nähe-Distanz-Regulierung spielt hier oft eine große Rolle, zudem sind Angehörige oft in massiver Art und Weise in die Zwangssymptomatik einbezogen. In der Reizkonfrontation sind folgende Aspekte zu berücksichtigen (Ambühl und Haldimann, 1998; Ecker, 2005; Hand, 2006):

■ „My home is my castle". Da vieles abwaschbar ist, nicht abwaschbare Gegenstände weggeworfen werden können, geht es vielen Patienten mit Waschzwängen vor allem darum, die Wohnung „sauber zu halten". Die Patienten haben sich teilweise regelrechte Schleusen überlegt, um sicher zu sein, dass keine Schmutzpartikel in die Wohnung kommen können. Eine Reizkonfrontation ohne Miteinbeziehung des häuslichen Bereichs ist hier oft erfolglos. Ohne therapeutische Begleitung sind diese Patienten häufig nicht in der Lage, die Wohnung „irreversibel zu kontaminieren". Bei einer stationären Behandlung, weit entfernt von der Wohnung der Patienten, zur Vorbereitung der häuslichen Reizkonfrontation, bieten sich z.B. nicht abwaschbare, für den Patienten wertvolle Gegenstände, oder das Auto des Patienten an.
■ Irreversibilität der Übung herstellen. Ansonsten sind die Patienten häufig über Wochen mit der Frage beschäftigt, ob sie nicht doch besser Putzen sollen. Eine Habituation ist damit erschwert.

■ Subtiles Vermeidungsverhalten beachten. Es reicht nicht aus, dass die Patienten die Hände beschmutzen, sie könnten ansonsten in der Folge mit „chirurgischer Handhaltung" solange Ausharren, bis sie wieder waschen dürfen, es ist wahrscheinlich unnötig zu erwähnen, dass eine Habituation auf diese Art und Weise nicht möglich ist und die Patienten bis zum Händewaschen unter qualvoller Anspannung bleiben.
■ Beim graduierten Vorgehen werden gerade am Anfang der Reizkonfrontationsbehandlung Situationen bleiben, die noch nicht ohne nachfolgende Waschrituale gelöst werden können. Hier müssen Möglichkeiten der „Rekontamination" im gerade beübten Modus besprochen werden.
■ Bei pathologischen Zweifeln („könnte ich nicht doch wieder angestoßen haben?", „habe ich überhaupt die Hände gewaschen?"), Verlust des Kriteriums, wann es gut ist, mit Waschen, bei zeitaufwändigen Ritualen, die den Patienten bis an den Rande der Erschöpfung bringen und ihm kaum mehr Zeit zum Essen oder Schlafen lassen, stationäre Behandlung überdenken.
■ Stationäre Behandlung ist für manche Patienten auf problematische Art entlastend („wenigstens bleibt die Wohnung jetzt sauber"), für andere aufgrund der Nähe zu anderen Menschen oder etwa der damit verbundenen Notwendigkeit, öffentliche Toiletten oder Duschen zu nutzen, nur schwer denkbar. Trotzdem haben wir die Erfahrung

gemacht, dass im stationären Setting Patienten mit Waschzwängen, die im Doppelzimmer untergebracht wurden, besser profitierten als Patienten im Einzelzimmer.

▪ Auslösende Situation durch traumatische Erfahrung oder massive Verunsicherung häufiger als bei anderen Zwängen. Gerade bei akutem Beginn sollte danach gefragt werden.

8.7.3.1.9.3 Kontrollzwänge

Der Beginn ist häufig schleichend, oft wurde in der Familie ein Fehlverhalten oder ein Fehler sanktioniert. Schuldgefühle wurden in der Erziehung häufig induziert. Die Betroffenen haben häufig große Angst vor zwischenmenschlicher Ausgrenzung oder davor, etwas falsch zu machen und deshalb abgelehnt zu werden. Nicht selten gab es Hänseleien und Mobbingerfahrungen in der Schulzeit. Zwänge sollen hier häufig zwischenmenschliche Sicherheit geben und die Betroffenen davor schützen, Fehler zu begehen, die zur Ausgrenzung führen. Ein Heizungsinstallateur mit massiven Zwängen bei der Kontrolle des eigenen Gasbrenners hatte berichtet, dass sich seine Sorgen schon auch darauf beziehen, dass seine Familie qualvoll in den Flammen umkommen könnte, am unerträglichsten sei jedoch der Gedanke, von anderen Kollegen ausgestoßen und verlacht zu werden. „Der schafft es ja nicht einmal den eigenen Ofen in Ordnung zu halten." Diese Patienten sind häufig auch im sozialen Kontakt darum bemüht, alles richtig zu machen und stark darauf

bedacht, nur nicht anzuecken. Teilweise bestehen massive Schwierigkeiten im Umgang mit Aggressionen sowie große Probleme, sich abzugrenzen. Die Bearbeitung des unerbittlichen Wertesystems ist in diesem Fall unabdingbar. Einige Patienten profitieren sehr von einem sozialen Kompetenztraining, bzw. von Übungen, die es erfordern, jeden Tag eine kleine „Schweinerei" zu machen. Wobei sich diese „Schweinerei" auch darauf beschränken kann, in der Bäckerei mit einem 50 Euroschein zu bezahlen, bei Rot über die Ampel zu gehen, keinen Parkschein zu ziehen (Hoffmann und Hoffmann, 2004; Hauke, 2006).

Die Reizkonfrontation müssen diese Patienten überwiegend alleine beginnen, da sie ansonsten zu viele Möglichkeiten der kognitiven Meidung haben. „Der Therapeut würde nie zulassen, dass ich den Herd nicht ausgemacht habe und es zum Zimmerbrand kommt." Die Therapeutenbegleitung beschränkt sich hauptsächlich auf das Reaktionsmanagement, das anfänglich häufig von qualvollen Zweifeln, ob es nicht doch besser wäre, nochmals umzukehren und zu kontrollieren, begleitet ist (Lakatos und Reinecker, 1999; Hoffmann und Hoffmann, 2004).

In der stationären Behandlung sind diese Patienten häufig sehr entlastet, da sie für kaum etwas verantwortlich sind, weil Pflege- und Reinigungspersonal die Kontrollen übernehmen. Hier ist zum Teil viel Kreativität in der Planung der Reizkonfrontation notwendig. Patienten mit Kontrollzwängen neigen zu mehr oder weniger subtilen Rückversicherungszwängen. Einerseits ist es wichtig, mit den Patienten Normen für ein „normales" Kontrollieren zu entwickeln, andererseits ist es notwendig, dass die Patienten diese Normen eigenverantwortlich anwenden, ohne sich nochmals abzusichern (Lakatos und Reinecker, 1999; Hoffmann und Hoffmann, 2004).

8.7.3.1.9.4 Patienten mit überwiegenden Zwangsgedanken (häufig aggressiver, sexueller oder religiös/blasphemischer Natur)

Diese Patienten galten lange Zeit als besonders schwer therapierbar. Die klassische Reizkonfrontation war hier aufgrund der oft nicht vorhandenen Zwangsrituale besonders schwierig oder zum Scheitern verurteilt. Diese Sicht der Dinge sollte eventuell unter Berücksichtigung eines multimodalen Vorgehens revidiert werden. Möglicherweise ist ein Teil dieser Patienten sogar besonders gut mittels einer mehrere Perspektiven berücksichtigenden Psychotherapie behandelbar, weitere Studien zu dieser Fragestellung wären sicherlich von großem Interesse. Tatsache ist, dass bei Durchsicht einer relativ großen Patientengruppe mit überwiegenden Zwangsgedanken fast alle Patienten bei genauer Verhaltensanalyse zumindest gedankliche Rituale zur Spannungsreduktion einsetzten und ein nicht geringer Teil auch über verdeckte Handlungsrituale verfügte (häufig kurze Kontrollen, Rückversicherungen, Sicherheit gebende Rituale, bei religiösen Zwängen häufig gedankliche Betrituale). Intensives Vermeidungs-

verhalten war bei fast allen dieser Patienten auszumachen, so dass in vielen Fällen eine modifizierte Reizkonfrontation möglich war. Hierbei wurden besonders die vermiedenen Situationen berücksichtigt, die Patienten lernten die gedanklichen Rituale zu identifizieren und zu unterlassen. Zudem wurde oft mit in sensu-Expositionsübungen, Tonbandaufnahmen, Bildmaterial gearbeitet, Ziel war, wie bei der Exposition der überwiegenden Zwangshandlungen, eine ausgeprägte physiologisch/emotionale Reaktion, Habituationserfahrung und Überleitung der Übungen ins Eigenmanagement. Sehr wichtig ist bei diesen Patienten die individuelle Therapieplanung unter Einbeziehung überdauernder Grundüberzeugungen, des Wertesystems, der Konfliktperspektive und der Beziehungsgestaltung (Lakatos und Reinecker, 1999; Hoffmann und Hoffmann, 2004).

Gestützt werden diese eigenen Erfahrungen auch von neueren Studien, die bei late onset Zwangsstörungen eine besonders gute Prognose fanden, obwohl bei dieser Patientengruppe überwiegende Zwangsgedanken besonders häufig zu finden waren. Abgegrenzt werden müssen hier möglicherweise Patienten mit early onset Zwangsstörungen, Patienten mit einer möglicherweise stärkeren neurobiologischen Komponente der Zwangsstörung und jene mit überwiegenden Zwangsgedanken. Hier sind jedoch häufiger magische Zwangsgedanken, pathologische Langsamkeit, ein scheinbar sinnloses „Wiederkäuen" kaum nachvollziehbarer Gedanken, oft mit hoher Automatisierung und wenig Anspannung anzutreffen. Diese Patientengruppe profitiert nach unserer Erfahrung tatsächlich weniger von der multimodalen Psychotherapie, häufig bestehen komorbide Ticstörungen, eine ausgeprägte familiäre Belastung für psychiatrische Erkrankungen, neurologische soft signs oder differentialdiagnostische Schwierigkeiten z.B. in der Abgrenzung zur Schizophrenie, der schizotypen Störung oder einem Asperger Autismus (Herpertz-Dahlmann und Simon, 2005; Voderholzer und Hohagen, 2006).

8.7.3.1.10 Kognitive Therapieansätze

Kognitive Methoden spielen in sämtlichen Phasen der kognitiven Verhaltenstherapie der Zwangsstörungen eine große Rolle, sie wurden in o.g. Therapiephasen ausführlich beschrieben. Zusammenfassend werden kognitive Methoden eingesetzt (Ambühl und Haldimann, 1998; Ambühl und Meier, 2003):

- In der motivationalen Phase der Therapie zur Entlastung, zum Aufbau von Hoffnung und zur Erarbeitung von Zielen (Krankheitsaufklärung, Erarbeitung typischer Mechanismen von Angst und Zwang, Problemverschiebung).
- In der Vorbereitung der Exposition (kognitives Modell, Normenkontrolle).
- Zur Verbesserung der Distanzierung zum Zwang (Psychoedukation, neurobiologisches Modell, Selbstinstruktionsverfahren: „Das ist nur ein Zwangsgedanke, ich muss nicht reagieren",

Dialog mit dem Zwang, Neubewertung der tatsächlichen Risiken, Entkatastrophisieren).
- Während der Reizkonfrontation (Selbstinstrukionsverfahren, Nutzen der Habituationserfahrung zur Neubewertung, Erarbeitung alternativer Sichtweisen, Erkennen dysfunktionaler übergeordneter Schemata, die z.B. die Überschätzung von Risiken sowie die Unterschätzung eigener Bewältigungsmöglichkeiten begünstigen).
- In der Bearbeitung krankheitsbegünstigender/-aufrechterhaltender Schemata, Oberpläne, Wertesysteme.
- In der Konsolidierungsphase (z.B. „Packen eines Rückfallkoffers").
- In der Bearbeitung anderer symptomaufrechterhaltender Problembereiche z.B. soziale Ängstlichkeit/Isolierung; komorbide Persönlichkeitsstörung, Bindungsunsicherheit, geringe Genussfähigkeit, übertriebene Neigung zu Sorgen und Katastrophendenken in anderen Lebensbereichen, Normunsicherheit, Überbetonung sozial erwünschter Verhaltensweisen.

8.7.4 Systemische Therapie

Keine kontrollierte Studie, aber eine größere Anzahl von Einzelfallbeschreibungen liegt bezüglich der Therapie von Zwängen und Phobien mittels einer lösungsorientierten systemischen Kurzzeittherapie vor. Ziel dieses Therapieansatzes ist ebenfalls die Reduktion der dysfunktionalen Angstbewältigung durch Zwangshandlungen, die Unterbrechung des Vermeidungsverhaltens und der Aufbau adäquaterer Verhaltensweisen in interpersonellen Konfliktsituationen bzw. der alternative Umgang mit unangenehmen Emotionen. Auch dieser Therapieansatz orientiert sich wie die kognitive Verhaltenstherapie stark an dem aktuellen Problemverhalten, wobei im Vergleich zu verhaltenstherapeutischen Kurzzeittherapieansätzen der Beobachtung der Auswirkungen der Zwangssymptomatik auf interpersonale Systeme mehr Raum eingeräumt wird. In der Therapie wird teilweise mit „verhaltenstherapeutischen" Instrumenten, wie einer genauen Verhaltensanalyse, einer Funktionsanalyse und Selbstbeobachtungsprotokollen gearbeitet. Deutlich unterschiedlich ist jedoch der Einsatz typischer Strategien der systemischen Kurzzeittherapie wie paradoxe Interventionen, Symptomverschreibungen und Suggestivtechniken der Hypnotherapie, durch die offensichtlich Patienten, ähnlich wie durch rein kognitive Therapieansätze, ermutigt werden, lange Zeit vermiedene Situationen aufzusuchen, Zwangsrituale zu reduzieren, adäquatere Verhaltensweisen auszuprobieren und für zwischenmenschliche Probleme alternative Lösungsansätze zu finden (Nardone, 2003).

8.7.5 Psychodynamische Therapie

Ätiologische Modelle und Beschreibungen des Therapieprozesses aus psychodynamischer Sicht haben neben lerntheoretischen Modellen bis heute das Verständnis für die Entwicklung und Therapie der Zwangsstörungen geprägt. Aus klassisch psychoanalytischer Sicht liegt ein Grundkonflikt mit Abwehr aggressiver und/oder libidinöser Impulse bei rigider Über-Ich-Funktion auf der ödipalen Ebene vor. Als Beispiele werden hier typische aggressive oder sexuelle Zwangsgedanken bzw. Auswirkungen von Zwangsritualen auf die familiäre Dynamik angeführt. Für die Ausgestaltung der Symptomatik wird eine Regression auf die anal-sadistische Stufe mit dem damit verbundenen magischen Weltbild sowie das Wiederaufgreifen analer Konflikte als wesentlich gesehen. Neben dieser ödipalen Genese liegt aus klassisch psychoanalytischer Sicht ein pathologischer Konflikt während der analen Phase, also im zweiten bis dritten Lebensjahr des Kindes vor. Kinder erweitern in dieser Zeit ihren Aktionsradius, entwickeln vermehrt Wünsche nach Selbstständigkeit, sind jedoch gleichzeitig noch sehr von der Zuwendung und Unterstützung der Eltern abhängig. Werden Selbstständigkeitsbemühungen in dieser Phase durch einen strengen rigiden oder überängstlich behütenden Erziehungsstil der Eltern mittels Verboten, Sanktionen oder Entzug von Zuwendung zu stark eingeschränkt, kann sich nach dem Drei-Instanzen-Modell (Ich – Es – Über-Ich) ein strenges, übermäßig moralisches und rigide verbietendes Über-Ich entwickeln. Impulse nach Selbstständigkeit, aber in späteren Phasen auch sexuelle oder aggressive Triebimpulse werden abgewehrt, so dass das Ich ständig in einem Konflikt zwischen Triebimpulsen sowie Wünschen nach Autonomie und Abgrenzung und dem strengen, versagenden Über-Ich steht. Da Triebimpulse jedoch nicht gänzlich abgewehrt werden, können sich ausgeprägte Gefühle von Angst, Anspannung, Schuld oder Scham entwickeln, wenn dieser Konflikt nicht adäquat bewältigt werden kann. Dieser frühkindliche Konflikt kann in späteren Belastungs- oder Konfliktsituationen reaktiviert werden. Auslöser können hierbei partnerschaftlich-sexuelle Konflikte oder Versuchungssituationen, Ablösungssituationen vom Elternhaus, aber auch entsprechende Konflikte an einer Arbeitsstelle sein. Tatsächlich haben viele Zwangspatienten große Schwierigkeiten in der Integration aggressiver Impulse. Ärger oder Aggressionen werden häufig unterdrückt oder sanktioniert, da sie, wenn dies nicht gelingt, massive Angst- oder Schuldgefühle hervorrufen. Zudem werden bei Beachtung der Funktionalität häufig massive Probleme im Autonomie- versus Abhängigkeitsbestreben dieser Patienten ebenso beobachtet wie unzureichend gelöste häusliche Ablösungsbemühungen. Zwangspatienten wurden in diesem Kontext von verschiedenen Autoren als „gehemmte Rebellen" beschrieben. Auch ist bei Patienten mit Zwangsstörungen im Vergleich zu gesunden Kontrollgruppen wesentlich häufiger eine rigide, übermäßig moralische, selbstbestrafende Persönlichkeit im Sinne einer anankastischen Persönlichkeitsakzentuierung oder -störung zu finden. Noch häufiger sind allerdings dependente und ängstlich-vermeidende Persönlichkeitsstörungen (Joraschky, 1996; Lang, 2003).

Ähnlich wie bei Kleinkindern oder Naturvölkern zeigen einige Zwangspatienten einen „primitiven", magischen Denkstil. Allein das Auftauchen bestimmter Gedanken wird im Sinne von Allmachtsphantasien als Hinweis für eine tatsächliche Gefahr interpretiert, symbolische Handlungen oder Rituale können in magischer Art und Weise diese Gefahren abwenden. Auch werden charakteristische Abwehrmechanismen dieser Phase, wie Rationalisierung, Intellektualisierung, Affektisolierung, Ungeschehenmachen und Reaktionsbildung in der Arbeit mit Zwangspatienten häufig gesehen. Die Zwangssymptomatik wird hierbei als Pseudokonfliktlösung, aber auch als autoprotektive Möglichkeit z.B. als Schutz vor Ich-Fragmentierung gesehen. Der Umkehrschluss, dass bei einigen Zwangspatienten der Zwang vor einer psychotischen Dekompensation schützen würde, konnte jedoch für Zwangspatienten nie erhärtet werden. Zwangspatienten haben nach heutigem Stand der Wissenschaft kein erhöhtes Risiko, an einer schizophrenen Psychose zu erkranken, als eine Kontrollgruppe. Anders verhält es sich möglicherweise bei Zwängen im Rahmen einer Schizophrenie, wo es offensichtlich nach Reduktion der Zwangssymptomatik zu einer Zunahme der psychotischen Symptomatik kommen kann. Eine psychotische Dekompensation unter Exposition von Zwangspatienten mit komorbider Schizophrenie ist nicht selten. Die Häufigkeit von Zwangssymptomen bei Patienten mit Schizophrenien liegt je nach Studie bei 14–28%, also weit über der Häufigkeit in einer vergleichbaren Kontrollgruppe. Hier sollte man jedoch auf neuere Studien zurückgreifen, da in älteren Studien die Beobachtungen nicht selten bei jahrelang hospitalisierten Patienten gemacht wurden, Artefakte somit sehr wahrscheinlich sind (Csef, 1996; Ambühl und Meier, 2003).

Aufrechterhaltung der Zwangssymptomatik wird psychodynamisch durch den resultierenden, primären oder sekundären Krankheitsgewinn begründet. Der primäre Krankheitsgewinn liegt vor allem in der Entschärfung des zugrunde liegenden Konfliktes und der damit verbundenen Reduktion unerträglicher Schuld- oder Schamgefühle aufgrund der destruktiven oder sexuellen Regungen. Zudem wird in der Ausgestaltung der Zwangssymptomatik auch ein gewisser Kompromiss zwischen verbotenem Impuls und rigidem Über-Ich gesehen, der damit auch einen gewissen „Lustgewinn" vermittelt. Es kommt aus psychodynamischer Sicht häufig zu einer Pseudolösung von Konflikten auf der Beziehungsebene, was aufgrund der häufigen Miteinbeziehung von nahen Bezugspersonen in die Rituale auch recht nahe liegend erscheint. Zwangssymptome werden nicht nur im Zusammenhang mit dem Schutz vor psychotischer oder depressiver Dekompensation, sondern als Schutz z.B. vor übermächtigen Ängsten auch bei fragilem Selbst z.B. im Rahmen früher Störungen, wie narzisstischer Störung oder Borderline-Persönlichkeitsstörung gesehen. Als Beispiel kann dabei ein Patient beschrieben werden, der an der Zwangssymptomatik festhalten muss, um eine für sich und andere akzeptierte Begründung für sein Versagen in anderen Lebensbereichen zu erhalten, ohne Gefahr zu laufen, aufgrund dieser Kränkung zu dekompensieren. Analog zu obiger Beschreibung des „gehemmten Rebells" wurde diese Funktionalität „der Riese in Ketten" genannt. Gerade bei chronifizierteren Zwangsstörungen wurde zudem auf den sekundären Krankheitsgewinn durch Wegfall unangenehmer Verpflichtungen oder Berentung hingewiesen (Lang, 2003; Ecker, 2005).

Neuere Veröffentlichungen interpretieren die Ausbildung von Zwangssymptomen im Zusammenhang mit Untersuchungen der Bindungsforschung im Sinne der Entwicklung von Selbstkonzept und Objektbeziehung (Ambühl und Haldimann, 1998; Ecker, 2005; Hand, 2006).

In der psychodynamischen Therapie der Zwangsstörung werden auf Grund der Überlegungen zur Ätiologie und Aufrechterhaltung der Störung folgende Aspekte für wesentlich erachtet (Ambühl und Haldimann, 1998; Lang, 2003):

1. Die Herstellung des Arbeitsbündnisses wird dadurch begünstigt, dass der Leidensdruck durch die Einschränkungen im Zusammenhang mit der Zwangsstörung den Krankheitsgewinn übersteigen. Für eine tatsächliche Änderungsmotivation, die meist mit entsprechenden Ängsten einhergeht, wird ein gewisser „Wille zur Gesundung" als notwendig erachtet.

2. Die Bildung einer positiven Übertragung wird durch Berücksichtigung des vermuteten Konfliktes und das Nutzen psychotherapeutischer Grundprinzipien wie Geduld, Empathie, Verständnis, Respekt gefördert.

Beim Identifizieren von Auslösern für die Zwangssymptomatik, die Hinweise für die bestehende Konfliktdisposition liefern, kann es zu frühen Einsichten in die psychodynamischen Zusammenhänge der Symptomentstehung kommen. Diese können wiederum die tiefere Erfassung und Bearbeitung des zugrunde liegenden Konflikts begünstigen sowie eine gewisse Entlastung schaffen. Zu beachten ist hierbei, dass Zwangspatienten durch die bestehenden Abwehrmechanismen wie Intellektualisierung, Rationalisierung und Isolierung einen emotionalen Zugang zu den Konfliktbereichen erschweren und den therapeutischen Prozess damit vollständig kontrollieren bzw. sogar „boykottieren". Bereits Freud hatte formuliert, dass die Analyse von Zwangspatienten „immer in der Gefahr ist, sehr viel zu Tage zu fördern und nichts zu ändern".

Im Rahmen der ersten Therapieschritte kann der Therapeut zu „einem guten externalisierten Über-Ich" werden, und damit dem Patienten bei einer Entlastung von Schuldgefühlen bezüglich bislang ausgeklammerter Erinnerungen oder schambesetzter Impulse oder Gedanken unterstützen. Die Erfahrung, dass derartige Themen angesprochen werden, ohne dass sich der Therapeut abwendet, schockiert ist, oder die Beziehung in Frage stellt, kann zu einer Reduktion der Schuldgefühle und zu einer vermehrten Akzeptanz der bislang nicht eingestandenen Gefühle und alternativen Sichtweisen führen. Diese Ressourcen der therapeutischen Beziehung können schulenunabhängig genutzt werden (Ambühl und

Haldimann, 1998; Nardone, 2003; Ecker, 2005).

Allerdings wird beschrieben, dass eine durchgreifende Besserung in einigen Fällen erst dann zu erwarten sei, wenn es zu einem Umschlag der positiven Übertragung in eine negative komme, die „gehemmte Rebellion" in der therapeutischen Beziehung in eine offene Rebellion mit Äußerung von Aggressionen, Kritik, Abwertung gegenüber dem Therapeuten führe und damit erst an bislang abgewehrte, starke Emotionen hervorrufende Inhalte komme (Lang, 2003).

8.7.6 Psychotherapie in Kombination mit Psychopharmakotherapie

Aufgrund der Studienlage ist bei entsprechender Voraussetzung beim Patienten eine störungsspezifische Psychotherapie die Therapie erster Wahl. Falls ein Zugang zu dieser Therapie nicht verfügbar ist, ist der Einsatz von SSRI in ausreichender Dosierung oder Zeitdauer Therapie der Wahl (Voderholzer und Hohagen, 2006).

Die Ergebnisse von Studien, die eine Kombination dieser Therapieverfahren gegenüber der ausschließlichen Psychotherapie überprüften, sind inkonsistent. Bei Komorbidität einer mindestens mittelschweren bis schweren Depression, insbesondere beim Vorliegen einer primären rezidivierenden Depression scheinen die Behandlungsergebnisse stark von der suffizienten Depressionsbehandlung abzuhängen. Von vielen Autoren wird die Häufigkeit primärer Depressionen gegenüber sekundärer Depressionen jedoch nur im

Verhältnis 1:2 bis 1:3 eingeschätzt. Eine sekundäre, nicht zu schwer ausgeprägte depressive Symptomatik ist nicht automatisch eine Indikation zu einer kombinierten Therapie. Für die Durchführung der Reizkonfrontation ist es notwendig, dass der Patient sich von seinen Befürchtungen zumindest zeitweilig distanzieren kann, bei sogenannten Zwangsstörungen mit geringer Einsicht sollte vor Beginn der Reizkonfrontation medikamentös eine bessere Distanzierungsmöglichkeit erreicht werden. Bei Komorbidität mit Erkrankungen, die ebenfalls prognostisch ungünstig bzgl. eines Ansprechens der KVT gelten, z.B. Borderline Persönlichkeitsstörung, schizotype Störungen, sollten entsprechende Problembereiche, z.B. unerträgliche Spannungszustände, Neigung zu dissoziativen Zuständen oder affektive Instabilität ebenfalls medikamentös unterstützt werden. Zwangsstörung mit komorbider Ticstörung oder sehr frühem Beginn gelten ebenfalls bzgl. eines Ansprechens der KVT ungünstiger, hier sollte zumindest mit den Patienten die möglicherweise höhere Erfolgsaussicht bei kombinierter Therapie thematisiert werden. Zu unterschiedlichen Ergebnissen kamen verschiedene Autoren bzgl. der Frage, ob Patienten mit überwiegenden Zwangsgedanken von einer kombinierten Therapie mehr profitieren, die leichte Tendenz zu einer höheren Erfolgsaussicht in einigen Studien sollte den Patienten im Sinne einer „shared decision making" jedoch mitgeteilt werden. Beim Vorliegen entsprechender günstiger prognostischer Faktoren (z.B. überwiegende Zwangshand-

lungen, hohe Therapiemotivation, Erkrankungsbeginn frühestens im Jugendalter, Dauer der Zwangerkrankung zu Therapiebeginn höchstens wenige Jahre, gute psychosoziale Integration) kann nach unserer Einschätzung jedoch durchaus die Empfehlung einer ausschließlichen psychotherapeutischen Behandlung gegeben werden. Bei nicht ausreichendem Ansprechen sollte jedoch immer eine zusätzliche Pharmakotherapie empfohlen werden (Hoffmann und Hoffmann, 2004; Bandelow et al., 2005; Voderholzer und Hohagen, 2006).

Bei Entscheidung für eine kombinierte Therapie sollten jedoch einige Überlegungen zur zeitlichen Abfolge der Therapieschritte gemacht werden. Wie unten beschrieben dauert es bis zum Einsetzen einer zufrieden stellenden antiobsessiven Wirkung häufig 6-12 Wochen. Zumindest bezüglich der wirkungsvollsten Therapieverfahren wie z.B. kognitiver Verfahren zur besseren Distanzierung von den Zwangsbefürchtungen und der Reizkonfrontation sollte dem Patient die Chance gegeben werden, Erfolge der Psychotherapie unabhängig von einer möglicherweise gerade einsetzenden pharmakologischen Wirkung beurteilen zu können (Hoffmann und Hoffmann, 2004; Voderholzer und Hohagen, 2006).

Die Entscheidung über den Einsatz verschiedener Therapieoptionen sollte mit dem Patienten gemeinsam getroffen werden. In einem informellen Gespräch könnten dabei folgende Hypothesen angesprochen oder vor Aussprechen einer Empfehlung überdacht werden: Es könnte dem Patienten leichter fallen, sich unter pharmakologischer Unterstützung auf belastende Maßnahmen der Psychotherapie wie z.B. der Reizkonfrontation einlassen (Hohagen, 1998).

Ein multimodales Krankheitsmodell mit Hervorhebung möglicher neurobiologischer Ursachen und Behandlungsmöglichkeiten wirkt für einige Patienten entlastend und hilft gerade Patienten mit starkem Bedürfnis nach emotionaler Kontrolle, die Erkrankung zu akzeptieren. Auch wenn sie sich damit überwiegend auf eine biologisch-technizistische Sicht der Zwangsstörung einlassen, können andere Perspektiven, nachdem es überhaupt erst zu einem ausreichenden Beziehungsaufbau gekommen ist, in die Therapie integriert werden (Hohagen, 1998).

Durch eine Symptomreduktion von 40–50% mittels Pharmakotherapie könnte der Leidensdruck des Patienten derart verringert sein, dass die Motivation für eine möglicherweise belastende Psychotherapie deutlich verringert ist. Psychotherapeutische Verfahren könnten dadurch weniger intensiv angenommen, eventuell boykottiert oder unnötig verschoben werden (Lakatos und Reinecker, 1999; Hohagen, 1998; Hoffmann und Hoffmann, 2004).

Bei Patienten und Therapeuten wird möglicherweise eine eher passive Änderungserwartung induziert. Eine überwiegend neurobiologische Sicht verhindert die notwendige Emotionsinduktion, das Einlassen auf die Konfliktperspektive (Ambühl und Haldimann, 1998; Hohagen, 1998).

Patienten können sich durch die Empfehlung einer medikamentösen Behandlung abgeschoben, stigmatisiert, „psychiatrisiert" fühlen, sich in ihrer Sicht der Zwangsstörung nicht ausreichend ernstgenommen fühlen.

Zusammenfassend ist aus klinischer Sicht zu sagen, dass bei offenen Gesprächen „auf Augenhöhe" über diese Thematik mit den meisten Patienten eine gemeinsame Entscheidung zu erzielen ist. Beim Versagen der lege artis durchgeführten Psychotherapie bzw. sozialtherapeutischer Verfahren und Selbsthilfeaktivitäten sollte jedoch jeder Patient mit einer ausgeprägteren Zwangsstörung zumindest einmal den Versuch einer evidenzbasierten Pharmakotherapie in ausreichender Zeit und Dosierung unternehmen. Aufgabe des Arztes oder Therapeuten ist es, hier mit Hinblick auf den ungünstigen Verlauf der Störung bei unbehandelten Patienten eine Motivation für die regelmäßige Medikamenteneinnahme aufzubauen. Nicht wenige Patienten haben im Zusammenhang mit der Zwangsstörung übermäßige Ängste vor einer medikamentösen Therapie, z.T. sind die Befürchtungen vor Medikamenten sogar Teil des Zwangssystems (Hohagen, 1998; Voderholzer und Hohagen, 2006).

8.7.7 Psychopharmakotherapie

In der medikamentösen Therapie von Zwangsstörungen konnte für sämtliche Antidepressiva mit starker Serotonin-Wiederaufnahmehemmung in mehreren randomisierten, doppelblinden Studien

Wirksamkeit nachgewiesen werden. Antidepressiva mit überwiegender Noradrenalin-Wiederaufnahmehemmung erwiesen sich hingegen als wirkungslos. Die Wirkung tritt im Vergleich zur antidepressiven Therapie relativ spät ein. Ein nachweisbarer Effekt ist frühestens nach 4 Wochen, volle Wirksamkeit ist erst nach 8–12 Wochen zu erwarten. In den meisten Studien werden „Responder" als jene Patienten bezeichnet, die eine Verbesserung der Zwangssymptomatik von mindestens 25% erreichten. Bei dieser Definition respondierten 60–70% der Patienten, d.h., bei etwa einem Drittel der Patienten zeigten sich keine nennenswerten Effekte. Die durchschnittliche Wirkung lag in allen Studien bei einer 20–40%igen Besserung der Zwangssymptomatik, einem im Vergleich zu den antidepressiven Effekten dieser Substanzen vergleichsweise geringen Effekt. Allerdings zeigte sich im Gegensatz zu Studien mit depressiven Patienten nahezu in allen Studien ein sehr geringer Placeboeffekt. Bei einigen Antidepressiva konnten signifikant bessere Effekte bei höheren Dosierungen nachgewiesen werden, was auch der klinischen Erfahrung entspricht. Allerdings waren auch bei normaler antidepressiver Dosis Effekte nachzuweisen. In einer aktuellen Studie konnte gezeigt werden, dass bei „Ultra-Hochdosierung", also Dosierungen, die weit über der für diese Medikamente zugelassenen Dosis liegt, einige vorher therapieresistenten Patienten respondierten. Die Rückfallquoten nach Absetzen der Medikamente lagen sehr hoch, nach Absetzen verschlechterten sich 80–

90% der Patienten auf das ursprüngliche Ausgangsniveau. In einigen Langzeitstudien konnte gezeigt werden, dass über 1–2 Jahre kein Wirkungsverlust besteht, zudem hatten die Patienten, die während der ersten 3 Monate keine nennenswerten Nebenwirkungen entwickelten, die Medikation auch im weiteren Verlauf gut vertragen. Die Rückfallquoten lagen in den Studien, in denen die Medikation erst nach einem Jahr wieder abgesetzt wurden etwas geringer, als bei frühen Absetzen der Medikation. Clomipramin, ein Antidepressivum mit starker Serotonin- und Noradrenalin-Wiederaufnahmehemmung, war in einigen Metaanalysen etwas stärker wirksam als selektive Serotonin-Wiederaufnahmehemmer. Allerdings waren in den meisten Clomipramin-Studien vergleichsweise hohe Dosierungen eingesetzt worden. Zudem zeigten sich deutlich häufiger unerwünschte Nebenwirkungen. Venlafaxin zeigte hingegen eine eher schlechtere Wirksamkeit als SSRI (Paroxetin). Ein Wechsel auf Venlafaxin bei Therapieresistenz auf SSRI ist daher nicht empfehlenswert. In einer kontrollierten Studie mit allerdings sehr geringer Fallzahl zeigte sich unter Behandlung mit Mirtazapin eine deutliche Besserung der Zwangssymptomatik. Aufgrund der nicht ausreichenden Studienlage kann für die Behandlung mit Mirtazapin keine Empfehlung gegeben werden (Bandelow et al., 2005; Antai-Otong, 2007).

Folgende Medikamente 1. Wahl können bei primärer Zwangsstörung mit zugelassener Maximaldosierung empfohlen werden (Bandelow et al., 2005):

- Fluvoxamin 300 mg
- Fluoxetin 80 mg
- Paroxetin 60 mg
- Sertralin 200 mg
- Citalopram 60 mg
- Escitalopram 30 mg
- Clomipramin 225 mg

Trotz der möglicherweise etwas besseren Wirkung von Clomipramin setzen wir Clomipramin aufgrund der ausgeprägteren und häufigeren unerwünschten Nebenwirkungen und der damit verbundenen geringeren Compliance überwiegend als Medikament 2. Wahl ein. Oben genannte SSRI unterscheiden sich in geringem Ausmaß in den Nebenwirkungen und erheblicheren Ausmaß in der Pharmakokinetik bzw. der Interaktion mit anderen Medikamenten, nicht jedoch in der Wirkung. Zur Verbesserung der Compliance ist ein langsames Einschleichen häufig sinnvoll, SSRI sollten bei Zwangspatienten nach Möglichkeit bis zur Maximaldosis bzw. bis zur höchsten individuell vertragenen Dosis aufdosiert werden. Ein Behandlungsversuch mit Dosierungen über der Maximaldosis muss aufgrund der damit verbundenen Haftungsproblematik sicherlich sehr vorsichtig abgewogen werden. Aufgrund der beim schnellen Absetzen relativ häufig auftretenden subjektiv zum Teil sehr unangenehmen Absetzeffekte empfiehlt sich nach Möglichkeit ein langsames Ausschleichen bei der Entscheidung, das Medikament abzusetzen (Bandelow et al., 2005; Voderholzer und Hohagen, 2006).

Bei unzureichender Wirkung von SSRI oder Clomipramin empfiehlt sich eine zusätzliche Gabe eines atypischen Neuroleptikums in relativ geringer Dosierung. In einigen randomisierten Placebo-kontrollierten Studien konnte bei allerdings durchgehend relativ geringer Fallzahl eine partielle Besserung bei Weiterbehandlung mit SSRI und zusätzlicher Gabe von Risperidon, Olanzapin und Quetiapin nachgewiesen werden. Auch für Augmentierung mit Amisulpirid konnten in einer offenen Studie mit kleiner Fallzahl Effekte bei therapieresistenten Zwangsstörungen gezeigt werden. Allerdings kommt es durch Behandlung mit Neuroleptika bei schizophrenen Patienten in Einzelfällen auch zu einer Zunahme der Zwangssympomatik, insbesondere für Clozapin gibt es hier einige beschriebene Einzelfälle. Trotz der nachgewiesenen Wirksamkeit von Haloperidol als Augmentation bei therapieresistenten Zwangsstörungen kann diese Behandlung auf Grund des vergleichsweise geringen Nutzens und der möglichen Nebenwirkungen nicht empfohlen werden. Für eine Monotherapie mit einem Neuroleptikum gibt es bei Zwangsstörungen keine Evidenz, Behandlungserfolge sind aufgrund der bisherigen neurobiologischen Kenntnisse auch nicht zu erwarten, sämtliche Empfehlungen gelten einer add-on-Therapie und sind off-label (Vorderholzer und Hohagen, 2006). Symptomatisch können bei starker Anspannung passager niederpotente Neuroleptika eingesetzt werden. Benzodiazepine sollten bei Zwangsstörungen nur im Notfall, dann nur passager eingesetzt werden (Hoffmann und Hoffmann, 2004).

8.7.8 Tiefenhirnstimulation

Als einziger psychischer Störung werden bei schwerster, auf alle anderen Therapien therapierefraktären Zwangsstörung bis heute irreversible stereotaktische neurochirurgische Interventionen durchgeführt. Die Vorgehensweise der verschiedenen Zentren ist dabei unterschiedlich. Das Rational beruht auf dem neurobiologischen Modell der Zwangsstörung und auf Besserungsraten von angeblich 40–50% in Einzelfallserien oder offenen Studien ohne Kontrollgruppen (Richter et al., 2004). Im deutschsprachigen Raum spielt die Stereotaxie bei Zwangsstörungen keine Rolle.

Mit der Tiefenhirnstimulation wird inzwischen auch im deutschsprachigen Raum ein Therapieverfahren eingesetzt, das sich bei der Behandlung neurologischer Störungen (Morbus Parkinson, Dystonie) bewährt hat. Hier werden reversibel uni- oder bilateral Elektroden in den Zielregionen implantiert. Bislang beruht dieses Verfahren ebenfalls auf den berichteten Erfolgen in offenen Studien oder bei Einzelfällen. Der Einsatz kommt nur bei Patienten mit schwersten therapierefraktären Zwangstörungen in Frage, bei denen alle anderen evidenzbasierten Therapiemöglichkeiten lege artis ohne ausreichenden Erfolg durchgeführt wurden. Aufgrund fehlender kontrollierter Studien kann das Verfahren derzeit noch nicht als Mittel letzter Wahl empfohlen werden (Gilbert, 2006).

8.7.9 Fallbeispiel

Da verschiedene Aspekte der Therapie von Zwangsstörungen an Beispielen im Kapitel „kognitive Verhaltenstherapie der Zwangsstörung" verdeutlicht wurden, befasst sich dieses Fallbeispiel mit dem typischen Leidensweg einer Patientin mit einer schweren Zwangsstörung sowie mit den Problemen im Beziehungsaufbau, der Motivationsarbeit, der Vorbereitung der Exposition und der Auswahl von Expositionsübungen.

Frau M. berichtet von einer massiven Zwangsstörung mit im Vordergrund stehenden Wasch- und Reinigungszwängen. Erhebliche Putzzwänge seien bereits aufgetreten, als die Patientin nach der Geburt des ersten Sohnes ins Haus der Schwiegermutter gezogen war. Sie habe sich dort wiederholt wegen ihrer Haushaltsführung kritisiert und abgelehnt gefühlt. Zudem habe der Ehemann kurz nach dem Umzug seine Arbeitsstelle verloren und nur 200 km entfernt Arbeit gefunden, so dass sie unter der Woche alleine in der konflikthaften häuslichen Situation gewesen sei. Die Zwangssymptomatik habe jedoch nach dem Umzug an den Arbeitsort des Ehemannes eher zugenommen. Völlig dekompensiert sei die Zwangsstörung nach einer Fehlgeburt. Sie habe daraufhin massive Ängste entwickelt, andere Menschen, insbesondere ihren kleinen Sohn und den Ehemann, jedoch auch wildfremde Personen mit ihren Ausscheidungen (Blut, Scheidenflüssigkeit, Urin, Kot) zu gefährden. In den letzten Jahren hätten die Wasch- und Reinigungsrituale derart an Intensität zugenommen, dass sie zuletzt nicht mehr in der Lage gewesen sei, den Haushalt zu bewältigen. Frisch geduscht habe sie teilweise Stunden im Bett zugebracht, um erneute Kontaminationsmöglichkeiten zu vermeiden. Um andere Menschen nicht zu gefährden, sei sie nicht außer Haus gegangen. Sohn und Ehemann seien massiv in die Zwänge eingebunden gewesen. Der Sohn habe zum Teil ebenfalls lange Waschrituale durchführen müssen. Der Ehemann habe sie bei Toilettengängen häufig begleitet, um zu bestätigen, dass „alles richtig abgelaufen sei". Die Patientin wird vom behandelnden Nervenarzt als extrem chronifiziert angemeldet, er erklärt, er habe eigentlich wenig Hoffnung, dass bei der Patientin psychotherapeutisch etwas zu erreichen sei. Insbesondere sei die Therapiemotivation zweifelhaft, die Patientin habe vor 4 Jahren und vor 1 Jahr begonnene Psychotherapien nach wenigen Sitzungen abgebrochen. Sie habe die Kompetenz der Therapeuten angezweifelt.

Frau M. berichtet anfänglich sehr zurückhaltend, im weiteren Verlauf zunehmend offen und emotional beteiligt von ihrer Zwangssymptomatik. Ein hoher Leidensdruck sowie eine erhebliche depressive Komponente mit Hoffnungslosigkeit, Verzweiflung und massiven Schuldgefühlen wird deutlich. Sie habe nach den abgebrochenen Psychotherapieversuchen eigentlich nicht mehr daran geglaubt, dass sie von irgendjemand verstanden würde, geschweige denn, dass in ihrem Fall Hilfe möglich sei. Die erste Therapie habe sie bereits nach der ersten Stunde abgebrochen. Fragen des Therapeuten wie „was ist denn an Urin so schlimm?" hätten Unverständnis an ihrer Symptomatik signalisiert. Am meisten habe sie belastet, dass er zuletzt gesagt habe „und das lässt sich

ihre Familie alles gefallen?". Ohnehin vorhandene Schuldgefühle gegenüber Ehemann und Sohn seien daraufhin unerträglich geworden. Erst drei Jahre später nach weiterer Zunahme der Symptomatik habe sie einen weiteren Therapieversuch unternommen. Anfänglich habe sie sich von der Therapeutin einigermaßen angenommen und verstanden gefühlt, obwohl sie eine gewisse Irritation bei der Schilderung ihrer Ängste und Zwangsrituale wahrgenommen habe. Als die Therapeutin ihr nach der vierten Stunde aufgetragen habe, die Zeit für die Waschrituale mit einer Stoppuhr zu erfassen, habe sie dies ablehnen müssen. Sie habe der Therapeutin nicht vermitteln können, dass es ihr unmöglich sei, mit ungewaschenen Händen eine Stoppuhr anzufassen. Zum einen habe sie sich erneut unverstanden gefühlt, zum anderen habe die Therapeutin ihre Therapiemotivation angezweifelt, was letztendlich erneut zu einem Therapieabbruch geführt habe.

Für den ersten Eindruck gibt es keine zweite Chance. Patienten mit Zwangsstörung kann man bereits im Erstgespräch offen, authentisch, z.T. sogar mit einer Prise Humor begegnen, wenn man einige Dinge beachtet, die man auf jeden Fall tun sollte und Dinge, die man nach Möglichkeit unterlassen sollte. Diese Hinweise gelten bereits für „Spezialisten" in der psychiatrischen oder psychotherapeutischen Praxis. In der allgemeinärztlichen Praxis geht es vor allem darum, bei depressiven, umständlichen, sich häufig rückversichernden Patienten oder bei Patienten mit rezidivierenden Ekzemen an Händen und

Unterarmen Screeningfragen zu stellen. Falls Patienten tatsächlich den Hausarzt wegen einer Zwangssymptomatik aufsuchen, steht das Zuhören, das Ansprechen und Validieren des Leidensdruckes, das Ermutigen, etwas an der Situation zu ändern, und die Aufklärung über Behandlungsmöglichkeiten im Vordergrund.

Nach unserer Erfahrung sollte man für das Erstgespräch 1,5 bis 2 Stunden einplanen, es ist auch möglich, das Erstgespräch auf zwei Termine aufzuteilen.

Nach dem Erstgespräch sollte man eine ungefähre Vorstellung von dem Zwangssystem des Betroffenen haben, wobei viele Patienten mit besonders belastenden oder peinlichen Inhalten vor dem Aufbau einer tragfähigen Beziehung zurückhaltend sind. Besonders wichtig erscheint es hier, dem Patienten ausreichend Raum zur freien Schilderung der Zwangssymptomatik zu geben. Sie sind möglicherweise der Erste, der dem Patienten nach einer langjährigen Leidensgeschichte zuhört und versucht, zu verstehen. Ermutigt werden können Patienten häufig durch verstehende Anteilnahme, aber auch Kompetenz vermittelnde Rückfragen. Ein Beispiel: Eine Patientin mit Waschzwängen, die massive Ängste hat, ihre persönlichen Gegenstände mit dem „Schmutz" anderer Menschen oder mit Ausscheidungen zu kontaminieren, könnte gefragt werden, wie sie sich verhält, wenn sie nach der Arbeit nach Hause kommt, was sie mit der getragenen Kleidung macht, auch welche Bereiche sie besonders achtet (in diesem Fall neben den Händen möglicherweise die Schuhe und der untere Teil der Hose). Viele Patienten mit Waschzwän-

gen und Berührungsängsten haben vor der Wohnung regelrechte Schleusen eingerichtet, um „sauber" und „schmutzig" so zuverlässig wie möglich zu trennen.

Sie sollten einen Eindruck haben, in welchen Bereichen eine Beeinträchtigung besteht, wie die momentane Lebenssituation des Betroffenen ist.

Warum kommt der Patient gerade jetzt in Behandlung? Die Gründe für das Aufsuchen einer Behandlung könnten unterschiedlicher kaum sein. Genannt werden z.B.:

- Drohender Verlust der Arbeitsstelle.
- Partnerschaftliche Probleme durch die Zwangssymptomatik.
- Information durch Medien, Patientenratgeber oder Selbsthilfegruppen über Behandlungsmöglichkeiten.
- Auf Druck von Angehörigen oder Vorgesetzten.
- Zunehmender zeitlicher Aufwand oder zunehmende Unkosten durch die Zwänge.
- Zwangsrituale „funktionieren" nicht mehr, es kommt zu keiner ausreichenden Spannungsreduktion mehr durch die Zwangsrituale, Verlust des Kriteriums „jetzt ist es gut".
- Zunehmendes Vermeidungsverhalten mit Verminderung der Lebensqualität.
- Entwicklung einer komorbiden psychischen Störung z.B. Depression oder Sucht.
- Bei Patienten mit aggressiven oder sexuellen Zwangsgedanken auch Ängste, „verrückt zu sein", die Kontrolle zu verlieren, gefährlich zu sein.

Welche Wünsche und Ziele verbindet der Patient mit der Therapie? Patienten sollten „dort abgeholt werden, wo sie sich befinden". Es ist an dieser Stelle weder für den Therapeuten noch für den Patienten hilfreich, Widerstand des Patienten oder ausreichende Therapiemotivation zu bewerten. Manche Patienten kommen, um sich über Therapiemöglichkeiten „unverbindlich beraten zu lassen", andere Patienten haben konkrete Vorstellungen, auf was sie sich einlassen würden, und auf was nicht (z.b. keine Medikamente beziehungsweise nur pflanzliche, ausschließlich Arbeit an den „Ursache", auf keinen Fall Exposition, nur symptomorientiert, „über mein Privatleben wird nicht gesprochen"). Es gibt jedoch auch sehr aufgeklärte, therapiemotivierte, sogar „übermotivierte" Patienten, die am liebsten nach dem Erstkontakt mit den Expositionsübungen beginnen möchten. Aufgabe des Therapeuten ist an dieser Stelle, über Behandlungsmöglichkeiten aufzuklären, Ängste des Patienten wahrzunehmen, Unterstützung zu signalisieren, Hoffnung zu vermitteln, Bereitschaft zu äußern, mit dem Patienten an der Motivation für schwierige und ängstigende Therapiemaßnahmen zu arbeiten und dem Patienten auch die Zeit einzuräumen, die er für die einzelnen Schritte benötigt. Trotzdem bleibt der Therapeut „ Spezialist" für die Erkrankung. Auch wenn der Patient viel Zeit für den Beziehungsaufbau, die Bearbeitung aktueller Stressoren, die Motivationsarbeit für angstauslösende Therapiemaßnahmen braucht, sollte transparent bleiben was hilft und was nicht.

Welche Vorerfahrungen mit Therapien bestehen? Was hat geholfen, was nicht? Hier sollten vor allem medikamentöse Vorbehandlungen (nach Möglichkeit mit Dosierung und Therapiedauer) sowie ambulante und stationäre psychotherapeutische Vorbehandlungen erfragt werden. Sie sollten jedoch nicht vorschnell Patienten als „austherapiert" aufgeben. Nach unserer Erfahrung ist es nicht selten, dass Patienten trotz dreimaliger stationärer Behandlungsversuche und einer „Verhaltenstherapie" über 2 Jahre nicht einmal eine begleitete Reizkonfrontationsübung unternommen haben, bzw. das trotz vielfacher „Reizkonfrontationen" diese nicht lege artis durchgeführt wurden, bzw. durch kognitives Meiden des Patienten oder Beruhigungsversuche des Therapeuten verwässert wurden.

Hat der Patient ein subjektives Krankheitsmodell über Ursachen, Entwicklung und aufrechterhaltende Faktoren der Zwangsstörung? Gab es Schwankungen in der Intensität der Zwangssymptomatik? Sieht der Patient Zusammenhänge mit life events, Konflikten, Veränderungen?

Die Exploration wird vervollständigt durch Erfassung des psychischen Befundes, körperliche Vorerkrankungen, Erfassung komorbider aktueller und anamnestischer psychischer Störungen.

Wichtig bei der Erhebung des psychischen Befundes ist es, zwangsspezifische Befunde zu erheben:

■ Versucht der Patient Widerstand gegen die Zwänge zu leisten? Wie häufig gelingt dies?

- Ausmaß der Überzeugung bezüglich realistischer Gefahr durch die Zwangsgedanken, beziehungsweise beim nicht Durchführen von Zwangshandlungen?
- Zeitbedarf durch die Zwangsstörung?
- Beeinträchtigung der Leistungsfähigkeit durch die Zwänge?
- Zuverlässige Spannungsreduktion durch Ausführung der Zwangsrituale möglich
- Kriterium für „jetzt ist es in Ordnung" vorhanden? Pathologische Zweifel z.b. „ich weiß, dass ich die Türklinke nicht berührt habe, trotzdem werde ich unsicher, muss umdrehen und noch mal waschen". Manche Patienten zweifeln nach Durchführung der Zwangsrituale, ob sie überhaupt gewaschen oder kontrolliert haben.
- Werden die Zwangsgedanken/Zwangshandlungen als aversiv, persönlichkeitsfremd, unsinnig oder übertrieben empfunden?
- Gibt es Hinweise dafür, dass z.b. aggressive oder sexuelle Zwangsgedanken als lustvoll erlebt werden?
- Wie ist die prämorbide Persönlichkeit des Patienten? Dissoziale Persönlichkeitsakzentuierungen mit Hinweisen für frühere Gewalttaten, sadistische Praktiken, Tierquälereien wären für Patienten mit Zwangsstörungen eher untypisch.

Der Befund kann optional durch Anamnesefragebögen zur biographischen Anamnese, Fragebögen zur individuellen Zwangssymptomatik (z.b. YBOCS Symptom checklist) und zu Persönlichkeitsmerkmalen (z.b. SKID2) ergänzt werden.

Nach dem Erstgespräch können im Allgemeinen ausreichende Aussagen über das individuelle Zwangssystem des Patienten, die Dauer und den Verlauf der Zwangserkrankung, die Schwere der Erkrankung und das Ausmaß der aktuellen bzw. langandauernden Beeinträchtigung der Erkrankung gemacht werden. Es sollte im Allgemeinen möglich sein, differentialdiagnostisch eine eigenständige Zwangsstörung von Zwangssymptomen im Rahmen einer anderen Erkrankung z.b. Schizophrenie, Depression, Tourette-Syndrom, organisch bedingter Zwangsstörung zu unterscheiden. Erste Eindrücke bezüglich einer ausgeprägteren Persönlichkeitsakzentuierung, einer möglichen Funktionalität der Zwangsstörung und des persönlichen Wertesystems des Patienten bestehen ebenfalls. Therapeutische Vorerfahrungen sind, soweit dem Patienten zugänglich, bekannt. Der Bindungsstil des Patienten, Motivation, Wünsche, Ziele und Ängste bezüglich der Therapie konnten teilweise erfasst werden.

Mit diesen Informationen ist es nun möglich, den Patienten bezüglich seiner vorliegenden Erkrankung und den grundlegenden Mechanismen der Zwangserkrankung an Hand der individuell geschilderten Symptomatik vertraut zu machen. Daraus lassen sich häufig bereits im Erstgespräch wesentliche Schritte der Therapie mit dem Patienten ableiten und damit eine ausreichende Transparenz über die geplante Therapie herstellen. Mit Hinblick auf die Ausprägung und Schwere der Zwangsstörung, der komorbiden Probleme, der individuellen Therapieversuche in der

Vorgeschichte sowie der aktuellen Beeinträchtigung, der etwaigen Kenntnis funktionaler Aspekte insbesondere im aktuellen familiären/partnerschaftlichen System und der psychosozialen Lebenssituation kann man nun mit dem Patienten über die Indikation einer stationären oder ambulanten Therapie, einer pharmakotherapeutischen, einer kombiniert medikamentös/psychotherapeutischen bzw. ausschließlich psychotherapeutischen Behandlung sprechen. Komplementäre Aspekte wie zum Beispiel dringend notwendige soziotherapeutische Maßnahmen sollten miteinbezogen werden. Multimodale Therapieansätze (Verbesserung sozialer Fertigkeiten beim Vorliegen einer ängstlich-vermeidenden Persönlichkeitsakzentuierung oder einer sozialen Phobie, Erlernen von Entspannungstechniken, systemische Ansätze bei massiver familiärer oder partnerschaftlicher Funktionalität der Zwangssymptomatik) erhöhen vermutlich bei vielen Patienten Compliance und Therapiechancen. Gerade in der ambulanten Versorgung sollte jedoch bedacht werden, dass alleine durch die lege artis durchgeführte kognitive Verhaltenstherapie mit dem Element der Reizkonfrontation vielen Patienten nachhaltig und langfristig geholfen werden kann. Ein Zuviel an multimodalen Ansätzen kann durchaus dazu führen, dass Patient (und Therapeut) in dem nachvollziehbaren Vermeidungsverhalten bezüglich einer Expositionsbehandlung verstärkt werden und letztendlich gerade die am meisten erfolgversprechende therapeutische Intervention in der Langzeitbehandlung „verpasst" wird.

Bei der Patientin aus dem Fallbeispiel hat das Erstgespräch dazu geführt, dass die Patientin zu einer stationären Behandlung motiviert war. Aufgrund der Inhalte der Zwänge war hierbei eine intensive Unterstützung schon bei vielen alltäglichen Aufgaben notwendig. Alleine der Toilettengang, das Nutzen der Dusche, der Umgang mit der getragenen Wäsche, das Bewohnen eines Doppelzimmers lösten bei der Patientin massive Ängste aus. Hier konnten jedoch vorläufig tragfähige Kompromisse erarbeitet werden, so dass es der Patientin bereits in der dritten Behandlungswoche gelang, weitgehend pünktlich an allen Therapien teilzunehmen. Die Informationen aus dem klinischen Interview, der Verhaltensanalyse, der biographischen Anamnese, der Funktionsanalyse und den multimodalen Therapieansätzen reichten in der fünften Woche aus, um mit der Patientin das individuelle Krankheitsmodell zu erarbeiten. Dies könnte beispielhaft in etwa dieser Art und Weise erfolgen:

Sie haben berichtet, dass die Eltern, obwohl die Beziehung zu Ihnen immer recht gut war, große Schwierigkeiten damit hatten, wenn Sie wütend oder trotzig gewesen sind. Auch wenn Sie etwas kaputt gemacht haben oder Fehler gemacht haben, seien die Eltern sehr kritisch gewesen. Sie seien manchmal sehr traurig gewesen, wenn die Eltern so reagiert haben, es ist Ihnen immer wichtig gewesen, gemocht zu werden. Sie sagen, Sie hätten versucht, alles richtig zu machen. Wenn Sie wütend waren, hätten Sie es eher heruntergeschluckt. Der Mutter sei es immer wichtig gewesen, „was die Leute denken", zu Hause sei immer alles ordentlich und sauber gewesen, ob die Mutter vielleicht auch leichte Waschzwänge gehabt habe, könnten Sie nicht eindeutig ausschließen. Möglicherweise besteht hier eine gewisse Veranlagung für eine Zwangsstörung, zumindest hat das Modell der Mutter eine gewisse Rolle gespielt, bestimmte Aspekte des elterlichen Wertesystems spielen, wie Sie sagen, bis heute eine große Rolle für Sie. Ganz schwer haben Sie sich offensichtlich mit Kritik oder eigenen Aggressionen getan, Fehler zu machen war Ihnen offensichtlich schon lange ein Gräuel. Möglicherweise waren bereits in Ihrer Jugend leichte Zwangssymptome vorhanden, Sie sagen, Sie hätten z.T. auffallend lange die Hände gewaschen nachdem Sie auf Toilette waren, seien z.T. sehr unter Druck geraten, wenn Ihr Zimmer nicht aufgeräumt war.

Als Sie schwanger waren, sind Sie dann ins Elternhaus des Ehemannes gezogen, insbesondere als Ihr Sohn zur Welt kam, haben Sie sich dort z.T. sehr einsam gefühlt, Sie haben den täglichen Kontakt zu den eigenen Eltern sehr vermisst, auch der Kontakt zu Ihren Freundinnen ist aufgrund der räumlichen Entfernung eingeschlafen. Oft haben Sie sich dann auch im Umgang mit Ihrem Sohn überfordert gefühlt, hatten Ängste etwas falsch zu machen, ihm vielleicht sogar zu schaden. In dieser Phase, als sie nicht nur durch die Schwangerschaft, die Geburt, die neue Aufgabe und die erstmalige Verantwortung für einen eigenen Haushalt, sondern auch über die Frage, ob Sie Ihren Mann für eine Heirat ausreichend lieben, sehr ver-

unsichert waren, haben sich erstmalig eindeutige Wasch- und Putzzwänge entwickelt. Eine große Rolle haben hierbei sicher auch die Probleme mit der Schwiegermutter gespielt, die Sie ständig wegen Ihrer Haushaltsführung und der Art des Umgangs mit Ihrem Sohn kritisiert hat. Auch Ihr Mann hat in dieser Zeit nicht wirklich Flagge gezeigt, sie haben sich sehr alleine gelassen gefühlt, an Ihren Fähigkeiten gezweifelt. Bei vielen Zwangspatienten entwickeln sich die Zwänge in einer Phase großer Verunsicherung, wirkliche Traumata sind nur bei einem geringen Teil der Patienten als Auslöser auszumachen. Die Zwänge sind dann schleichend mehr geworden, Sie sind mit dem Zeitbedarf von 2–3 Stunden täglich allerdings noch recht gut zurecht gekommen, haben allerdings kaum mehr Zeit für Interessen oder Hobbys gehabt. Richtig schlimm ist es dann geworden, als Ihr Mann die Arbeit verloren hat und nur 200 Kilometer entfernt eine neue Tätigkeit gefunden hat. Sie berichten, Sie seien da richtig sauer auf ihn gewesen, dass er Sie jetzt auch noch mit der Schwiegermutter alleine lässt, hätten aber nie etwas sagen können. Sie sagen, dass sie manchmal sogar richtig Schuldgefühle gehabt hätten, wenn Sie auf Ihn ärgerlich waren. Als Ihr Mann die Probezeit überstanden hat, sind Sie zu ihm, weit entfernt von zu Hause, gezogen. Sie sagen, Sie hätten sich dort nie richtig wohl gefühlt, sondern sehr isoliert. Einige Monate später kam es zur Fehlgeburt. Sie hatten sich schon lange ein zweites Kind gewünscht, waren kurz nach der Fehlgeburt ziemlich „neben sich". Kurz darauf haben sich erstmalig diese Gedanken, dass Ihre Ausscheidungen todbringend seien, eingestellt. Sehr schnell sind dann die Zwänge völlig explodiert, was, wenn man sich in Sie hineinversetzt, eigentlich gut zu verstehen ist. Da war dann immer die Sorge auch ihren Sohn und ihren Mann zu gefährden, wenn Sie auf der Toilette waren oder den Tampon gewechselt haben. Die Angst war nur in den Griff zu kriegen, wenn Sie ausgiebig die Hände gewaschen haben. Erst dann ging es Ihnen wieder richtig gut. Blöderweise hat das nie lange angehalten, weil Sie ja bald wieder auf die Toilette mussten. Um ganz sicher zu gehen, dass nichts passiert, haben Sie immer länger die Hände gewaschen, trotzdem haben sich Zweifel eingestellt, ob Sie auch jeden Quadratzentimeter Haut gewaschen haben, so dass Sie sich – um ganz sicher zu gehen – diese für andere völlig verrückt erscheinenden Rituale ausgedacht haben. Weil das mit dem Waschen immer aufwändiger wurde, haben Sie versucht, so wenig wie möglich zu trinken. Weil sie trotz der Waschungen nie ganz sicher waren, ob nicht doch etwas Todbringendes an Ihnen haftet, war es kaum mehr möglich, irgendetwas im Haushalt anzufassen, Sie sind, um andere Menschen nicht zu gefährden, kaum mehr aus dem Haus gegangen. Eigentlich haben Sie sich nur noch richtig wohl gefühlt, wenn Sie nach dem Waschen neu eingekleidet im Bett lagen und so sicher gehen konnten, dass wenigstens kurze Zeit nichts passiert. Trotzdem sind Ihnen immer mehr Gefahren eingefallen: Wohin mit den benutzten Slips (am besten wegwerfen)? Wo-

hin mit der gebrauchten Oberbekleidung (strikte Trennung der Wäsche, Anschaffen einer zweiten Waschmaschine, um zu verhindern, dass sich Ihre Ausscheidungen auf Kleidung ihrer Familie verteilt)? Wenn jemand versucht hat, Sie vom Waschen abzuhalten, sind Sie richtig wütend geworden. Manchmal musste Ihr Mann mit auf die Toilette, um zu kontrollieren, dass Sie alles richtig gewaschen haben. Trotzdem haben die Zwänge auch ihr Gutes gehabt, Sie haben z.b. kaum mehr an die Fehlgeburt denken müssen, obwohl es Ihnen damit ja richtig schlecht gegangen ist, haben sicher gestellt, dass Ihr Mann häufiger bei Ihnen ist und haben vermieden, dass es zu einer erneuten Fehlgeburt kommen könnte. Sex war ja jetzt gar nicht mehr möglich.

An dieser Stelle kann dann auch das Expositionsrational eingeführt werden: Dass Sie anfänglich bei diesem für Sie völlig unerträglichen Gedanken, auch noch Ihren Sohn gefährden zu können, versucht haben, diese vermeintliche Gefahr zu bannen, diese wahnsinnige Angst damit zu bändigen, ist also leicht nachvollziehbar. Paradoxerweise wurde diese Angst jedoch nicht weniger, sondern trat immer häufiger auf. Selbst wenn sie lange gewaschen haben, konnten Sie sich nicht mehr ganz sicher sein. Dieser Effekt ist bei vielen Patienten mit Zwangsstörungen zu beobachten. Die Angst, doch einen Fehler gemacht zu haben, nimmt zu, obwohl man die ganze Zeit damit beschäftigt ist, diesen Fehler zu verhindern. Sie erraten wohl schon, was wir jetzt in der weiteren Therapie vorhaben. Wenn Sie sich jetzt wieder in diese angstauslösenden Situationen begeben, werden Sie zwar bemerken, dass die Angst wieder ansteigt. Die Angst wird jedoch nicht immer mehr und auch nicht „nie mehr aufhören", wie Sie manchmal vermutet haben, sondern ein Plateau erreichen, um dann langsam wieder nachzulassen. Dieser Effekt, wir nennen das Habituation wird sehr entscheidend für Sie sein, da Sie erstmalig wieder die Erfahrung machen können, dass die Angst auch ohne dass Sie die Zwangsrituale ausführen, zurückgeht, Sie also die Erfahrung machen, nicht unbedingt von der korrekten Abwicklung der Rituale abhängig zu sein. Wenn Sie sich jetzt regelmäßig in solche Situationen begeben, werden Sie bemerken, dass der Angstanstieg mit der Zeit nicht mehr so stark ist und auch schneller wieder zurückgeht. Diese Erfahrungen haben wir bereits mit sehr vielen Patienten gemacht, es funktioniert meistens. Ich kann Ihnen allerdings nicht sagen, wie lange die Anspannung anhält, manchmal geht sie bereits nach wenigen Minuten zurück, manchmal dauert es auch über viele Stunden, bis sie zurückgeht. Wichtig ist nur, dass Sie tatsächlich die Erfahrung machen, dass die Anspannung auch ohne Durchführung der Zwangsrituale zurückgeht. Ich werde Sie in dieser Zeit unterstützen, die Anspannung auszuhalten, werde allerdings nichts unternehmen, dass die Angst weniger wird, da es ja darum geht, dass Sie die Erfahrung machen, dass die Angst, ohne dass wir etwas dagegen unternehmen, weniger wird. Ihre depressive Symptomatik haben wir jetzt mit der medikamentösen

Behandlung recht gut in den Griff bekommen, Sie können auch viel besser erkennen, dass es sich bei diesen Befürchtungen nur um Zwangsgedanken handelt, dass also keine wirkliche Gefahr besteht, so dass ich meine, dass wir mit dieser Behandlung beginnen können. Wichtig ist mir allerdings, dass Sie das Tempo bestimmen, dass Sie sich auch überlegen, mit welchen Übungen Sie beginnen möchten. Anhand Ihrer Zwangshierarchie haben Sie ja eine reichliche Auswahl an Möglichkeiten. Aus meiner Erfahrung ist es jedoch günstig, mit Übungen zu beginnen, die machbar erscheinen, trotzdem einen Angstanstieg gewährleisten, da es ja um die Erfahrung geht, dass die Angst zurück geht, nicht um die Erfahrung, dass es gar keine relevante Angstreaktion gibt. Vielleicht überschlafen sie das alles noch, um mir das nächste Mal zu sagen, was Sie von diesem Vorgehen halten. Sie haben natürlich auch noch die Möglichkeit, mir Fragen zu dieser Vorgehensweise zu stellen.

***

Selbstverständlich wird das Krankheitsmodell und das Therapierational nicht im Monolog vorgetragen, sondern es liegen aus den bisherigen Gesprächen ausreichende Informationen vor, um es mit dem Patienten gemeinsam zu entwickeln. Dabei wird man immer wieder nachfragen, ob dieses oder jenes so zutrifft und, ob der Patient seinerseits Fragen hat. Aus dem Krankheitsmodell lässt sich zudem unschwer erkennen, dass auch andere Therapieansätze daraus entwickelt werden können z.B:

- Die Indikation für ein Training sozialer Kompetenz aufgrund der großen Schwierigkeit im Umgang mit Ärger, Kritik, dem Äußern von Wünschen.
- Der Aufbau sozialer Beziehungen, da die Entwicklung der Zwangsstörung zeitgleich mit einem Verlust des Freundeskreises, einer zunehmenden Entfernung von den Eltern und einer zunehmenden sozialen Isolierung ohne ausreichendes feed-back oder positive Aktivitäten einherging.
- Der Aufbau befriedigender Aktivitäten, da eine Reduktion von Zwangsritualen und Vermeidungsaktivitäten, die bislang den gesamten Tag ausgefüllt haben, auch ein Loch hinterlassen kann.
- Die Bearbeitung der auch für die Patientin unschwer erkennbaren Partnerschaftsproblematik.
- Die Bearbeitung des bestehenden Wertesystems und bestimmter Schemata, wie „ich darf keine Aggressionen haben" oder „ich darf keine Fehler machen".
- Die Möglichkeit, dass durch die Exposition auch intensive andere Gefühle auftreten und bearbeitet werden, da die Zwangssymptomatik möglicherweise eine intrapsychische Funktionalität in der Emotionsregulation hat.
- Die Notwendigkeit von Entspannungstraining.
- Vermitteln von Kreativtherapien usw.

Unschwer erkennbar dürfte sein, dass bei einer Patientin, bei der die Zwangsstörung derartige Ausmaße angenommen hat, die Zwangssymptomatik inzwischen trotz aller vermuteten Konflikte und Problembereiche eine sich selbst unterhaltende autonome Störung ist, am Anfang der Therapie störungsspezifische Maßnahmen stehen sollten. Es ist nicht zu vermuten, dass diese Patientin nur durch Aufdecken ursächlicher Konflikte einen Fuß in den Teufelskreis von Befürchtungen, Ritualen und Vermeidung bekommt, bzw. ohne Reduktion dieser das gesamte Leben bestimmenden Symptomatik eine ausreichende Therapiemotivation aufrecht erhalten kann.

Anhand der individuellen Zwangshierarchie der Patientin konnten in der Folge verschiedene Reizkonfrontationsübungen geplant werden, wobei sich viele Übungen bereits aus den in der Hierarchie angesprochenen Situationen ergaben (s. Tabelle 3).

Aus dieser Zwangshierarchie können mit der Patientin gemeinsam erste Expositionsübungen geplant werden. Aus den gemeinsamen Expositionserfahrungen ergeben sich dann weitere Übungsbereiche. Vor Beginn der Exposition in vivo können auch Übungen in sensu durchgeführt werden.

Aufgrund der größten Alltagsrelevanz erfolgten zuerst Übungen, die eine Erleichterung des Alltags im stationären Setting zur Folge hatten, dann Übungen, die zu einem größeren Aktionsradius und damit zur Ressourcenaktivierung führten. Erst zuletzt konnten aufgrund der massiven Befürchtungen Übungen mit Familienmitgliedern und am Wohnort der Patientin durchgeführt werden. Obwohl es nur bedingt gelang, im Rahmen des von der Kasse genehmigten 4-monatigen Aufenthalts die interpersonelle Funktionalität und die Schwierigkeiten im Emotionsmanagement zu bearbeiten, konnte die Patientin sämtliche in der stationären Therapie erreichten Veränderungen zu Hause beibehalten. Es blieben allerdings noch erhebliche „Zwangsinseln". In der Hierarchie als extrem schwierig eingeschätzte Situationen konnten von der Patientin nicht aufgesucht werden, trotzdem erreichte sie eine Reduktion der Zwangssymptomatik um ca. 60% und eine erhebliche Verbesserung der Lebensqualität. Bei einer Nachuntersuchung ein Jahr nach der Entlassung waren die Ergebnisse sogar tendenziell geringfügig besser. Die Patientin hatte wieder eine

geringfügige Beschäftigung aufnehmen können, hatte in der Zwischenzeit eine Selbsthilfegruppe gegründet, konnte Veranstaltungen besuchen und Bekannte besuchen. Auch zu Hause gelang es, eine Reduktion der Zwangssymptome auf 2 Stunden täglich zu erreichen, wobei weder in der störungsspezifischen Behandlung noch in der Bearbeitung der Funktionalität, sondern ausschließlich in der Ressourcenaktivierung wesentliche neue Aspekte in der ambulanten Therapie erarbeitet werden konnten. Trotzdem war die Patientin mit dem Verlauf sehr zufrieden, ihr Therapieziel bei Entlassung war auch im Wesentlichen ein Halten des erreichten Ergebnisses gewesen.

REIZKONFRONTATIONSÜBUNGEN	
Frisch geduscht und eingekleidet im Bett liegen	0
Frisch geduscht und eingekleidet in der Wohnung herumlaufen	2
Oberbekleidung waschen	4
Anfassen der Toilette mit nachfolgendem normalen Händewaschen	5
Anschließende „Kontamination" der Therapeutin durch Händedruck	5
Besuch eines Cafés nach normalem Händewaschen, Anfassen von Geschirr und Besteck	6
Anfassen des Bauchbereichs ohne Händewaschen	6
Waschen und nachfolgendes Anfassen der gebrauchten Unterwäsche (ohne Waschen)	7
Anfassen der gebrauchten Unterwäsche ohne nachfolgendes Händewaschen	9
Waschen der Unterwäsche mit der Wäsche der Familie	9
Toilettengang ohne nachfolgendes Händewaschen	10

TABELLE 3

9. Reaktionen auf schwere Belastungen

9.1 (F43.1) Posttraumatische Belastungsstörung (ICD-10: F43.1; DSM-IV: 309.81)

9.1.1 Einleitung

Die posttraumatische Belastungsstörung ist durch Entwicklung charakteristischer Symptome nach dem Erleben eines besonders traumatisierenden Ereignisses gekennzeichnet. Die typischen Beispiele für solche traumatisierenden Ereignisse sind kriegerische Auseinandersetzungen, erlebtes Gewaltverbrechen, Gefangenschaft mit allen Begleitumständen, Naturkatastrophen, schwere Unfälle, die Diagnose einer lebensbedrohlichen Erkrankung, oder aber dem Entwicklungsstand unangemessene sexuelle Erfahrungen. Auch ein plötzliches unerwartetes Ableben einer nahe stehenden Person kann zur Entwicklung von posttraumatischer Symptomatik führen. Falls die traumatisierende Situation durch andere Menschen verursacht wurde, kann die Störung besonders schwer und lang anhaltend sein. Je subjektiv intensiver und direkter der Belastungsfaktor erlebt wurde, desto wahrscheinlicher ist es, dass sich die posttraumatische Belastungsstörung bei den betroffenen Menschen entwickeln wird (American Psychiatric Association, 1994; Brennen et al., 2007).

Studien in der Allgemeinbevölkerung ergeben eine Lebenszeitprävalenz für die posttraumatische Belastungsstörung von 1–14%, wobei die Schwankungen mit der Auswahl der Erfassungsmethode und der untersuchten Stichprobe zusammenhängen. Studien an Risikopopulationen (Kriegsveteranen, intensivmedizinischen Patienten, Opfer von Vulkanausbrüchen oder krimineller Gewalt) zeigten Prävalenzraten zwischen 3–58% (siehe auch 3.2. und 3.3.) (American Psychiatric Association, 1994; Breslau, 2002; Schnurr et al., 2002).

9.1.2 Besondere Merkmale

Bei Personen, die wegen bisherigen Erlebnisse, oder aufgrund der ihnen drohenden Gefahr flüchten mussten, kann es vorkommen, dass sie wegen Unwegbarkeiten des Erreichens des Asylantenstatus über ihre Erfahrungen nur sehr zögernd berichten. Meist sind besonders viel Geduld, Zeit und Einfühlsamkeit nötig, um eine dem Patienten gerechte Anamnese zu erstellen (Zur, 1996; Silove et al., 1997; Brune et al., 2002; Iversen und Morken, 2004).

9.1.3 ICD-10-Kriterien für posttraumatische Belastungsstörung

Die ICD-10-Kriterien lauten (World Health Organisation, 1991):
Diese Störung soll nur dann diagnostiziert werden, wenn sie innerhalb von 6 Monaten nach einem traumatisierenden Ereignis von außergewöhnlicher Schwere aufgetreten ist. Eine „wahrscheinliche" Diagnose kann auch dann gestellt werden, wenn der Abstand zwischen dem Ereignis und dem Beginn der Störung mehr als 6 Monate beträgt, vorausgesetzt, die kli-

nischen Merkmale sind typisch, und es kann keine andere Diagnose (wie Angst- oder Zwangsstörung oder depressive Episode) gestellt werden. Zusätzlich zu dem Trauma muss eine wiederholte unausweichliche Erinnerung oder Wiederinszenierung des Ereignisses in Gedächtnis, Tagträumen oder Träumen auftreten. Ein deutlicher emotionaler Rückzug, Gefühlsabstumpfung, Vermeidung von Reizen, die eine Wiedererinnerung an das Trauma hervorrufen könnten, sind häufig zu beobachten, aber für die Diagnose nicht wesentlich. Die vegetativen Störungen, die Beeinträchtigung der Stimmung und das abnorme Verhalten tragen sämtlich zur Diagnose bei, sind aber nicht von erstrangiger Bedeutung.

Späte, chronifizierte Folgen von extremer Belastung, d.h. solche, die noch Jahrzehnte nach der belastenden Erfahrung bestehen, sind unter F62.0 (andauernde Persönlichkeitsänderung nach Extrembelastung) zu klassifizieren.

9.1.4 Diagnostische Kriterien für posttraumatische Belastungsstörung nach DSM-IV

DSM-IV beschreibt posttraumatische Belastungsstörung wie folgt (American Psychiatric Association, 1994):

A. Die Person wurde mit einem traumatischen Ereignis konfrontiert, bei dem die beiden folgenden Kriterien vorhanden waren:

1. die Person erlebte, beobachtete oder war mit einem oder mehreren Ereignissen konfrontiert, die tatsächlichen oder drohenden Tod oder ernsthafte Verletzung oder eine Gefahr der körperlichen Unversehrtheit der eigenen Person oder anderer Personen beinhalteten.

2. Die Reaktion der Person umfasste intensive Furcht, Hilflosigkeit oder Entsetzen.

Beachte: Bei Kindern kann sich dies auch durch aufgelöstes oder agitiertes Verhalten äußern.

B. Das traumatische Ereignis wird beharrlich auf mindestens eine der folgenden Weisen wieder erlebt:

1. wiederkehrende und eindringliche belastende Erinnerungen an das Ereignis, die Bilder, Gedanken oder Wahrnehmungen umfassen können.

Beachte: Bei kleinen Kindern können Spiele auftreten, in denen wiederholt Themen oder Aspekte des Traumas ausgedrückt werden.

2. wiederkehrende, belastende Träume von dem Ereignis. Beachte: Bei Kindern können stark beängstigende Träume ohne wieder erkennbaren Inhalt auftreten.

3. Handeln oder Fühlen, als ob das traumatische Ereignis wiederkehrt (beinhaltet das Gefühl, das Ereignis wieder zu erleben, Illusionen, Halluzinationen und dissoziative Flashback-Episoden, einschließlich solcher, die beim Aufwachen oder bei Intoxikationen auftreten). Beachte: Bei kleinen Kindern kann eine traumaspezifische Neuinszenierung auftreten.

4. Intensive psychische Belastung bei der Konfrontation mit internalen oder externalen Hinweisreizen, die einen Aspekt des traumatischen Ereignisses symbolisieren oder an Aspekte desselben erinnern.
5. Körperliche Reaktionen bei der Konfrontation mit internalen oder externalen Hinweisreizen, die einen Aspekt des traumatischen Ereignisses symbolisieren oder an Aspekte desselben erinnern.
C. Anhaltende Vermeidung von Reizen, die mit dem Trauma verbunden sind, oder eine Abflachung der allgemeinen Reagibilität (vor dem Trauma nicht vorhanden). Mindestens drei der folgenden Symptome liegen vor:
1. bewusstes Vermeiden von Gedanken, Gefühlen oder Gesprächen, die mit dem Trauma in Verbindung stehen,
2. bewusstes Vermeiden von Aktivitäten, Orten oder Menschen, die Erinnerungen an das Trauma wachrufen,
3. Unfähigkeit, einen wichtigen Aspekt des Traumas zu erinnern,
4. deutlich vermindertes Interesse oder verminderte Teilnahme an wichtigen Aktivitäten,
5. Gefühl der Losgelöstheit oder Entfremdung von anderen,
6. eingeschränkte Bandbreite des Affekts (z.B. Unfähigkeit, zärtliche Gefühle zu empfinden),
7. Gefühl einer eingeschränkten Zukunft (z.B. erwartet nicht, Karriere, Ehe, Kinder oder normal langes Leben zu haben).

D. Anhaltende Symptome erhöhten Arousals (vor dem Trauma nicht vorhanden). Mindestens zwei der folgenden Symptome liegen vor:
1. Schwierigkeiten ein- oder durchzuschlafen,
2. Reizbarkeit oder Wutausbrüche,
3. Konzentrationsschwierigkeiten,
4. übermäßige Wachsamkeit (Hypervigilanz),
5. übertriebene Schreckreaktion.
E. Das Störungsbild (Symptome unter Kriterium B, C und D) dauert länger als 1 Monat.
F. Das Störungsbild verursacht in klinisch bedeutsamer Weise Leiden oder Beeinträchtigungen in sozialen, beruflichen oder anderen wichtigen Funktionsbereichen.

Bestimme, ob:
- Akut: Wenn die Symptome weniger als 3 Monate andauern.
- Chronisch: Wenn die Symptome mehr als 3 Monate andauern.
- Mit verzögertem Beginn: Wenn der Beginn der Symptome mindestens 6 Monate nach dem Belastungsfaktor liegt.

9.1.5 Diagnosestellung nach differentialdiagnostischen Überlegungen

Das direkte persönliche Erleben ist meist an ein Ereignis geknüpft, das mit dem Tod oder der Androhung des Todes, einer schweren Verletzung oder einer anderen Bedrohung der körperlichen Unversehrtheit einhergehen oder aber auch die Beobachtung eines Ereignisses mit ähnlichen Konsequenzen für eine andere Person zu tun haben. Eine dem ausgesetzte Person muss intensive Angst, Hilflosigkeit oder Entsetzen empfinden. Charakteristische Symptome, die nach einer solchen Exposition auftreten, sind das anhaltende Wiedererleben des traumatisierenden Ereignisses, andauernde Vermeidung von allem, was an das Trauma erinnern könnte sowie anhaltende Symptome erhöhten Arousals. Die Symptome müssen für die Diagnosestellung länger als einen Monat anhalten und die Störung muss in klinisch bedeutsamer Weise das tägliche Leben des Patienten beeinträchtigen (American Psychiatric Association, 1994; Grubaugh et al., 2007).

Im Allgemein leidet der betroffene Patient an wiederholten und aufdringlichen Erinnerungen an das traumatisierende Ereignis oder träumt wiederholt davon und erlebt diese Träume gleichzeitig als quälend bzw. belastend. In manchen Fällen kommt es zu dissoziativen Zuständen von unterschiedlicher Dauer, während der Patient einzelne Sequenzen des Ereignisses wieder erlebt und dabei überzeugt ist, dass sein Erleben und dieses Erleben verursachende Ereignis sich „hier und jetzt" abspielen. Gewisse Begleitumstände des traumatischen Ereignisses wie z.B. ähnliche Gegend, ähnliches Wetter, Musik und desgleichen können betroffene Personen zu starkem psychischen Leiden und physiologischen Reaktionen bewegen. Somit wird im späteren Leben ein völlig neutrales Treffen von z.B. uniformierten Polizisten oder Soldaten zum Auslöser der

Symptomatik bei jemandem sein können, der in der Vergangenheit Menschen in Uniform auf traumatische Weise erleben musste (American Psychiatric Association, 1994; Heitzman, 1995).

Die an das Trauma erinnernden Reize werden permanent vermieden. Die Betroffenen versuchen alles an Gedanken, Gesprächen oder Gefühlen zu vermeiden, allen Aktivitäten oder ähnlichen Situationen und Personen aus dem Weg zu gehen, die nur im Ansatz an das traumatische Ereignis erinnern könnten. Die Vermeidung des Erinnerns kann unter Umständen die Fähigkeit des Menschen, sich überhaupt an das traumatische Ereignis zu erinnern, suspendieren. Eine gewisse emotionale oder psychische Abgestumpftheit fängt üblicherweise schon sehr bald nach dem traumatischen Ereignis an. Deutlich vermindertes Interesse und Teilnahme an Aktivitäten, die zuvor Freude bereiteten, sowie ein Gefühl der Isolierung und Entfremdung von anderen sowie eine deutlich reduzierte Fähigkeit bzw. sogar Unfähigkeit Gefühle zu empfinden werden berichtet. Eine positive Entwicklung in der Zukunft wird von betroffenen Menschen in Frage gestellt (American Psychiatric Association, 1994; Liebschutz et al., 2007).

Charakteristisch sind anhaltende Angstsymptome oder Symptome eines erhöhten Arousals, die vor dem traumatischen Erlebnis nicht bestanden haben. In diesem Zusammenhang können Ein- und Durchschlafschwierigkeiten, wiederholte Alpträume, Hypervigilanz und starke übertriebene Schreckreaktionen auftreten. Oft werden Reizbarkeit und Wutausbrüche sowie Konzentrationsschwierigkeiten berichtet (American Psychiatric Association, 1994; Heitzman, 1995; Liebschutz et al., 2007).

Betroffene berichten oft über qualvolle Schuldgefühle, überlebt zu haben während andere nicht überlebten oder wegen Handlungen, die notwendig waren, um sich das Überleben zu sichern. Die gesamte Symptomatik, insbesondere die Vermeidung von diversen Situationen, kann im interpersonellen Bereich zu diversen Konflikten führen, die wiederum in eine soziale Isolierung, Arbeitslosigkeit, Verlust der familiären Bindung münden kann (American Psychiatric Association, 1994; Heitzman, 1995).

Falls die traumatisierende Belastung im Kontext einer zwischenmenschlichen Interaktion zustande gekommen ist, wie z.B. Folterung, sexueller körperlicher Missbrauch etc., können bei den Betroffenen die folgenden Beschwerden auftreten: verminderte affektive Schwingungsfähigkeit, selbstschädigendes und impulsives Verhalten, dissoziative Symptome, somatische Beschwerden, Gefühle der Insuffizienz, Scham, Verzweiflung, der Hilflosigkeit; das Gefühl, sich dauerhaft geschädigt zu sehen, Verlust zuvor bewahrter Überzeugungen, Feindseligkeit, sozialer Rückzug, ständiges Gefühl des Bedrohtseins, beeinträchtigte Beziehung zu anderen oder Veränderung der Persönlichkeit im Vergleich zu früher (American Psychiatric Association, 1994; Heitzman, 1995).

Bei Patienten mit einer posttraumatischen Belastungsstörung werden gehäuft auch Panikstörung, Agoraphobie, Zwangsstörung, soziale Phobie, spezifische Phobie, depressive Episoden, Somatisierungsstörung und Störungen durch psychotrope Substanzen beobachtet (American Psychiatric Association, 1994; Chung et al., 2007).

Der Belastungsfaktor muss bei einer posttraumatischen Belastungsstörung extrem sein. Extrem meint in diesem Kontext lebensbedrohlich. Bei einer Anpassungsstörung kann es sich um Belastungsfaktoren jeglicher Schwere handeln, die jedoch das Kriterium der Lebensbedrohlichkeit nicht erfüllen. Eine Anpassungsstörung wird auch dann diagnostiziert, wenn die Reaktion auf eine extreme Belastung nicht den Kriterien einer posttraumatischen Belastungsstörung entspricht. Wenn die Symptomatik ähnlich der einer posttraumatischen Belastungsstörung erscheint, jedoch als Genese weniger belastende, d.h. nicht lebensbedrohliche Faktoren, wie Verlassenwerden oder Verlust des Arbeitsplatzes, identifiziert werden, wird die posttraumatische Belastungsstörung ebenfalls nicht diagnostiziert, sondern stattdessen eine Anpassungsstörung (American Psychiatric Association, 1994; Heitzman, 1995; Liebschutz et al., 2007).

Ebenfalls soll bei der Diagnosestellung darauf geachtet werden, dass Symptome wie erhöhtes Arousal oder Vermeidung, die schon vor dem Erleben eines extrem belastenden Ereignisses bekannt waren, nicht zur Diagnosestellung herangezogen werden sollen (American Psychiatric Association, 1994; Heitzman, 1995).

Wenn die Patienten, die ein extremes Erlebnis hinter sich haben, eine kurze psychotische Störung bzw. eine voll ausgeprägte depressive Episode entwickelt haben, sollen diese diagnostiziert werden und zusätzlich soll erwogen werden, eine posttraumatische Belastungsstörung zu diagnostizieren (American Psychiatric Association, 1994).

Die akute Belastungsstörung entwickelt sich innerhalb von vier Wochen nach dem traumatischen Ereignis und muss ebenfalls innerhalb von vier Wochen remittieren. Falls diese Remission nicht auftritt, wird die Diagnose von akuter Belastungsstörung in posttraumatische Belastungsstörung umgewandelt (American Psychiatric Association, 1994).

Flashback-Episoden bei posttraumatischer Belastungsstörung müssen unterschieden werden von anderen Wahrnehmungsstörungen wie z.B. Halluzinationen oder Illusionen, die bei organischen Störungen oder während eines psychotischen Erlebens auftreten. Ebenso sollen sekundäre Krankheitsgewinne, besonders eine finanzielle Entschädigung bzw. forensisch relevante Vorteile während der diagnostischen Urteilsbildung berücksichtigt werden (American Psychiatric Association, 1994; Heitzman, 1995).

9.1.6 Verlauf

Posttraumatische Belastungsstörung tritt altersunabhängig auf. Üblicherweise, oft zuvor die Kriterien einer akuten Belastungsstörung erfüllend treten die Krankheitssymptome innerhalb der ersten drei Monate nach dem traumatischen Erlebnis auf und bilden sich während weiterer drei Monaten zurück. Eine, oft wesentliche Verzögerung des Auftretens, aber auch der Rückbildung ist jedoch nicht unüblich (American Psychiatric Association, 1994; Heitzman, 1995).

Soziale Unterstützung, familiendynamische Faktoren, Kindheitserfahrungen, Persönlichkeitsvariablen und vorbestehende psychische Störungen sollen die Ausbildung einer posttraumatischen Belastungsstörung beeinflussen. Jedoch, besonders bei einer extrem schweren Belastung kann eine Person scheinbar unabhängig von allen sonstigen Gegebenheiten diese Störung entwickeln (American Psychiatric Association, 1994; Liebschutz et al., 2007).

9.1.7 Behandlung

9.1.7.1 Einleitung

Posttraumatische Belastungsstörungen sind über lange Zeit nicht spezifisch erkannt und wirksamen Therapieformen zugeführt worden. Erst in den 90er Jahren entwickelte sich eine breite Wissensbasis über wirksame Therapiemethoden (Maerker, 2003).

9.1.7.2 Besonderheiten der therapeutischen Beziehung

Es zeigt sich in verschiedenen Besonderheiten und Schwierigkeiten auf Seiten der Patienten und der Therapeuten, dass die Psychotherapie mit Traumaopfern ein hochkomplexer Auftrag ist. Einige dieser

Schwierigkeiten sollen herausgegriffen und diskutiert werden, weil sie nicht zum allgemeinen Gut der therapeutischen Praxis gehören. Für die meisten Patienten mit traumatischen Erlebnissen ist es schwer, sich der professionellen Hilfe eines Psychotherapeuten anzuvertrauen. Sie haben einerseits eine ganz allgemein verbreitete Hemmung, sich psychotherapeutischer Hilfe anzuvertrauen. Dazu kommen andererseits eine Reihe spezifischer Gründe, die es den Betroffenen erschweren, sich in der Patientenrolle zu akzeptieren, da Traumaopfer oft an sich selbst die Erwartung haben, dass sie das Erlebte aus eigener Kraft wegstecken müssten. Dazu kommt, dass sie häufig von ihrer Umgebung aufgefordert werden, endlich Schluss mit den Gedanken an das Geschehene zu machen. Der eigene Leidensdruck wird externalisiert. Viele Patienten bleiben bei dem Gedanken stehen, dass es für das Trauma eine äußere Ursache bzw. einen Täter gibt (Maerker, 2003).

Die erlebten psychischen Beeinträchtigungen werden als von außen kommende Beschädigung erlebt, für die man selbst keine Kontrolle oder Veränderungsmöglichkeiten besitzt. Die eigenen posttraumatischen Symptome werden zwar wahrgenommen und verursachen auch Leid, aber es besteht kein Wissen darüber, dass diese Symptome zu einem kohärenten Störungsbild gehören, das behandelbar ist. Im Vergleich zum Alltagswissen über Depressionen und Angststörungen ist das Alltagswissen über posttraumatische Belastungsreaktionen sehr gering, was natürlich das aktive Hilfesuchen der Betroffenen erschwert. Durch diese Faktoren kann die eigene Motivation weniger ausgeprägt sein, eine Therapie zur Überwindung der eigenen Beeinträchtigung durchzuführen (Maerker, 2003).

Weitere Schwierigkeiten von Traumatisierten sind Symptome, die mit einem erschütterten Vertrauen und einem allgemeinen Entfremdungsgefühl zusammenhängen. Die Tod oder Leben – Qualität traumatischer Erfahrungen sind bei anderen Menschen nicht so vorzufinden. Dies ist ein entscheidender Grund dafür, dass Traumatisierungsopfer für die Überzeugung anfällig sind, sie könnten sich niemandem anvertrauen. Schwere Traumatisierungen erschüttern die Vertrauensbasis. Einige Betroffene fühlen sich unfähig, wieder zu vertrauen. Dies betrifft insbesondere auf diejenigen Personen zu, die Opfer von Menschen verursachten Traumen, wie Kindesmissbrauch, Vergewaltigung, Folter geworden sind. Auch technisches Versagen oder Naturkatastrophen können zu einem grundlegenden Zusammenbruch des Vertrauensgefühls führen. Zu Beginn der therapeutischen Beziehung kann sich dies in einer relativ großen Skepsis niederschlagen, ob der Therapeut überhaupt helfen kann. Oft steht das Gefühl der Entfremdung von anderen, die nicht ebensolche schreckliche Erfahrung gemacht haben, im Vordergrund. Es erschwert den Zugang zum Patienten. Viele traumatisierte Patienten haben das Gefühl, dass sie letzten Endes von niemandem verstanden werden. Sie empfinden sich als permanent beschädigt und können sich eine Heilung dieser Beschädigung nicht mehr vorstellen. Sie sind misstrauisch gegenüber Menschen, die mit weniger tauglichen oder ungeschickten Mitteln versuchen, sich ihrer Erfahrungswelt zu nähern und sehen sich bei den geringsten Missverständnissen in ihren Fremdheitsgefühlen bestätigt (Janoff-Bulman, 1993).

Diese genannten Besonderheiten von traumatisierten Patienten sind sicher Gründe dafür, warum es in der Psychotherapie von PTBS-Patienten vergleichsweise hohe Abbruchquoten gibt. In den Reaktionen des Therapeuten auf den Patienten liegt eine wesentliche Ursache für Misserfolge in der Therapie mit Traumaopfern. Zentral für die Patienten-Therapeutenbeziehung während der Erstkontakte ist die Fähigkeit zum empathischen Nachfragen nach dem Geschehenen (Maerker, 2003).

Gestaltung der therapeutischen Beziehung: Für eine tragfähige therapeutische Beziehung ist der Vertrauensaufbau und die Gewährung eines Sicherheitsgefühls unbedingt notwendig. Dabei sollte Folgendes beachtet werden: ein langsamer Aufbau von Vertrauen, auch indem Respekt gezeigt wird für den Vertrauensverlust der Patienten, die erhöhte Sensibilität des Patienten in Bezug auf die Formalitäten der Therapiedurchführung, Schaffung sicherer Umgebungsbedingungen seitens des Therapeuten und adäquates Eingehen auf Rituale und das Sicherheitsbedürfnis des Patienten. Wichtig ist das Besprechen und Ausschalten weiterer bestehender Gefahrenquellen in der Wohnumwelt der Betroffenen. Der Aufbau einer Vertrauensbasis zwischen Patient und Therapeut ist ein Prozess, der Zeit braucht. Versuche des Therapeuten, die eigene Vertrauenswürdigkeit zu rechtfertigen und unter Beweis zu stellen, erweisen sich als unnütz. Vielmehr werden Äußerungen, die Respekt vor der Schwierigkeit erkennen lassen, angesichts des Erlittenen zu vertrauen, vom Patienten als einfühlsame Antwort wahrgenommen. Der Therapeut kann erklären, dass er kein grenzenloses Vertrauen von Seiten des Patienten erwartet und dass ihm klar ist, dass sich der Patient zunächst nicht sicher fühlt (Maerker, 2003).

9.1.7.3 Multimodales therapeutisches Vorgehen

Das psychotherapeutische Vorgehen kann davon profitieren, dass mehrere Verfahren und Techniken einer flexiblen, patientenorientierten Vorgehensweise kombiniert werden. Die Ausgangsbasis einer multimodalen Vorgehensweise ist, dass Traumen sowohl biologische und psychische als auch soziale Veränderungen in jeweils verschiedenen Graden auslösen. In der ersten Zeit nach dem Trauma (akute Belastungsreaktion) kann die Pharmakotherapie möglicherweise zu einer Beruhigung der psychischen Verfassung und zur Stabilisierung führen. Unter Umständen kommt es nach dieser Phase nicht zu einer Ausbildung einer vollsymptomatischen posttraumatischen Belastungsstörung bzw. verschwinden einzelne Symptome nach einiger Zeit wieder (Bassler und Leidig, 2005).

Die Psychotherapie mit Traumaopfern ist ein hochkomplexer und herausfordernder Prozess. Die Erfahrung lebensbedrohlicher und/oder überwältigender Lebensereignisse hat tiefgreifende Auswirkungen in fast allen Lebensbereichen der Persönlichkeit der Patienten. Der Aufbau einer tragfähigen therapeutischen Beziehung von den Erstkontakten an, ist vielleicht in noch stärkerem Maße als bei anderen Angststörungen die Grundlage einer erfolgreichen psychotherapeutischen Intervention (Maerker, 2003).

Es sind unterschiedliche traumatische Erlebnisse und Behandlungsmotive, die die Betroffenen veranlassen, einen Therapeuten aufzusuchen. Verschiedene Patientengruppen, die im weiteren Verlauf detailliert dargestellt werden, haben unterschiedliche Vorstellungen von den Traumawirkungen und ihrem jetzigen Zustand. Die am häufigsten anzutreffenden Therapiesuchenden sind Menschen nach Traumen, die sie vor sehr kurzer Zeit erlebt haben. Die Betroffenen suchen primär nach einer aktuellen Betreuung und nicht nach einer länger dauernden Psychotherapie. Diese Betreuung soll Beruhigung und Abschaltung ermöglichen. Im diagnostischen Sinne stellen die Symptome in der ersten Zeit nach dem Trauma eine akute Belastungsreaktion dar. Ein unterstützendes und beruhigendes Vorgehen ist hier angemessen (Maerker, 2003).

Bei anderen Betroffenen sind die traumatischen Ereignisse im Zeitraum der letzten Monate vorgefallen sie merken, dass sie über diese Ereignisse „nicht hinwegkommen". Sie sind bereit, sich einem Psychotherapeuten anzuvertrauen, um die Erschütterung durch das Erlebte, die Belastung durch die posttraumatischen Symptome oder selbst wahrgenommene Angstsymptome zu überwinden (Maerker, 2003).

Davon zu unterscheiden sind Menschen, die vor längerer Zeit ein Trauma durchgemacht haben, an das sie sich nicht genau erinnern können. Viele Betroffene berichten über ein früher erlebtes Trauma, das sie in der Zwischenzeit zwar nicht vergessen haben, dessentwegen sie aber früher keine psychotherapeutische Hilfe aufgesucht haben. Beispiele: Misshandlungen oder sexueller Missbrauch in der Kindheit, Kriegserlebnisse oder miterlebte traumatische Todesfälle. Die Betroffenen haben chronisch andauernde posttraumatische Symptome ausgebildet (Bassler und Leidig, 2005).

Eine weitere Gruppe bilden die Menschen, die ein Trauma vor kurzer oder längerer Zeit erlebt haben, die aber wegen anderer psychischer oder körperlicher Erkrankungen in die Behandlung kommen. Die traumatischen Erlebnisse werden bei den anamnestischen oder diagnostischen Erstgesprächen berichtet. Der Therapeut soll bei der späteren Festlegung der Therapieziele im Auge haben, ob die PTBS im Vordergrund steht und primärer Behandlung bedarf, oder, ob die anderen Erkrankungen zunächst behandelt werden sollten (Bassler und Leidig, 2005).

Ein weiteres Motiv bewegt Menschen, eine psychotherapeutische Behandlung in Erwägung zu ziehen. Sie suchen eine Klärung über ein mögliches früheres Trauma zu erreichen, das ihnen selbst entweder gar nicht mehr oder nur bruchstückhaft erinnerlich ist. Bei dieser besonders schwierigen Patientenklientel liegen typischerweise Vermutungen über Vergewaltigung oder sexuellen Missbrauch in der Kindheit vor. Die Betroffenen stellen eine Beziehung ihrer jetzigen psychischen Probleme mit dem Trauma her. Dabei gibt es Besonderheiten in der therapeutischen Beziehung mit diesen Patienten zu beachten. Es ist sinnvoll, nach einer externen, unabhängigen Belegung für das Vorliegen der Traumatisierung zu suchen (Maerker, 2003).

Die Kontakte zu anderen Personen sollen mit dem Patienten im Voraus abgesprochen werden. Juristische Befragungsstrategien verbieten sich im therapeutischen Kontext. Die Betroffenen sind in ihrem Leidensdruck, der sie zum Therapeuten geführt hat, ernst zu nehmen und ggf. ist die Behandlung darauf auszurichten. Dies ist unabhängig von der Feststellung, ob dieses angegebene oder vermutete Trauma tatsächlich stattgefunden hat (Maerker, 2003).

Die spezifischen Methoden der PTBS-Therapie können in Therapieschulen übergreifend in nachfolgend aufgeführte Techniken eingeteilt werden, die einzeln oder auch kombiniert angewandt werden können (Maerker, 2003):

- Traumaexposition,
- kognitive Therapie,
- integrative psychodynamisch-kognitive Therapie,
- Ressourcenarbeit.

9.1.7.4 Traumaexposition

Die Exposition – auch Konfrontation genannt – mit den traumatischen Gedächt-

nisbildern wurde ursprünglich in der kognitiven Verhaltenstherapie entwickelt. Das Ziel der Expositionstechniken besteht in der Rückbildung der PTBS-Symptomatik durch mehrmaliges imaginatives Wiedererleben der traumatischen Ereignisse sowie eine wiederholte Konfrontation mit sicheren, jedoch vom Patient gemiedenen Situationen, durch welche Erinnerungen an das Trauma ausgelöst werden. Expositionsverfahren wurden ursprünglich insbesondere bei PTBS-Patienten eingesetzt, bei denen das Vermeidungsverhalten im Vordergrund stand. Die Verfahren zeigten aber auch eine gute Wirkung bei der Reduktion von posttraumatischen Intrusionen und Übererregung (Maerker, 2003).

Dabei achtet der Therapeuten darauf, dass die Patienten sich das traumatische Ereignis in allen Sinnes- und Gefühlsqualitäten vorstellen, d.h. mit den zugehörigen visuellen, akustischen, olfaktorischen und taktilen Eigenschaften sowie allen Formen aversiver Gefühle und veränderter Körperempfindungen. Ein Vergleich der therapeutischen Vorgehensweise mit anderen Traumatherapien ergibt, dass auch andere Therapieschulen und Techniken ein teilweise ähnliches Vorgehen haben, bei dem die schlimmsten Erlebnisse (Hot spots) des Traumas im Mittelpunkt stehen (imaginative Verfahren) (Bassler und Leidig, 2005).

Folgende Varianten der Traumaexpositionen werden heutzutage praktiziert (Maerker, 2003):

- In sensu Standardverfahren mit Habituationsrationalen.

- Exposition. Nacherleben des Traumas im Rahmen der kognitiven Umstrukturierung.
- Eye movement desensitization reprocessing (EMDR).
- Imagery-Rescripting and Reprosessingtherapy (IRRT). Indiziert bei der Traumatisierung in der Kindheit. Die IRRT-Methode ist ressourcenorientiert und kombiniert eine imaginierte Traumaexposition mit dem Aufbau von Bewältigungsbildern.
- Imaginative Exposition: Screen oder Bildschirmtechnik. Bestand der Traumabehandlung nach Reddemann.
- Narrative Exposition: Testimony-Methode, Internet-gestützte Therapie.

9.1.7.5 Kognitive Therapie

Zu den kognitiven Therapietechniken gehörten zunächst das Angstbewältigungs-, Selbstsicherheits- und Stressimpfungstraining sowie die PTBS-spezifisch entwickelte kognitive Verarbeitungstherapie. Die kognitive Umstrukturierung soll vor allem dazu dienen, die veränderte Wahrnehmung, Gedankeninterpretationen zu normalisieren. Im Zusammenhang mit dem Störungsmodell der PTBS wurde ein konsequent auf kognitive Umstrukturierung beruhendes therapeutisches Vorgehen entwickelt. Hierbei spielt die Traumaexposition keine zentrale Rolle, sondern dient vornehmlich der Identifizierung dysfunktionaler Einstellungen (Hofmann et al., 2004).

Wenn die PTBS-Symptome das Ereignis einer inadäquaten emotionalen Verarbeitung darstellen, so kann eine auf die Reduzierung dieser Symptome abzielende Behandlung als Hilfe für eine bessere Verarbeitung aufgefasst werden. Beim Erklärungsversuch, warum mit Hilfe der Konfrontationstherapie pathologische Angst reduziert werden kann, wird Angst als eine kognitive Struktur angesehen, die Repräsentationen der gefürchteten Reize, Repräsentationen der Reaktion auf Furcht und die mit diesen Reizen und Reaktionen verbundene Bedeutung enthält. Es müssen zwei Bedingungen erfüllt sein, um die Angst reduzieren zu können: Als erstes muss die Erinnerung an die Angst aktiviert werden. Zweitens gilt es, neue Informationen zur Verfügung zu stellen, die mit den bereits in der Struktur enthaltenen pathologischen Elementen nicht vereinbar sind. Auf diese Weise kann eine neue Erinnerung gebildet werden. Konfrontationsverfahren aktivieren die Furchtstruktur, sie lösen Angst aus. Somit bieten sie eine Möglichkeit, korrigierende Informationen zu integrieren, wodurch die Furchtstruktur modifiziert wird. Als Ergebnis dieser Modifizierung kommt es zu einer abnormen Dyssymptomatik. Es ist davon auszugehen, dass eine wiederholte Konfrontation mit den traumatischen Erinnerungen zu einer Habituation führt, so dass die Traumaopfer sich an das Erlebte erinnern können, ohne dabei starke Angstreaktionen zu erfahren. Mit Hilfe von lang dauernden Konfrontationen kann erreicht werden, dass die Situationen, die ursprünglich starke Angst hervorgerufen haben, dies nicht mehr tun (Hofmann et al., 2004).

Die Traumaerinnerungen der an PTBS Erkrankten sind durch Repräsentationen gekennzeichnet, die die Welt als ausnahmslos gefährlich ansehen. Gleichzeitig wird die eigene Person als nicht imstande angesehen werden, damit fertig zu werden. Das mehrmalige Wiedererleben während der Konfrontationsbehandlung, wird eine bessere organisierte Erinnerungsaufzeichnung zur Folge haben, die leicht in bereits bestehende Schemata integriert werden kann. Die Anzeichen für eine Desorganisation, für unvollendete Gedanken und Wiederholungen, verringern sich von der ersten bis zu letzten Beschreibung des Traumas, wobei die Abnahme mit der Besserung des Zustandes korreliert ist. Ist die Erinnerung an das Trauma erst einmal emotional verarbeitet worden, so ist das Opfer imstande, die Traumatisierung als ein separates Ereignis und nicht repräsentativ für die Gesamtheit der Welt anzusehen. Es kann somit zwischen Gefahr und Sicherheit unterscheiden (Hofmann et al., 2004).

Des Weiteren führt die erfolgreiche Verarbeitung der traumatischen Erinnerung zu einer Abnahme der PTBS-Symptome, insbesondere von Intrusionen und Vermeidungsverhalten. Diese Symptomreduktion trägt zu einer Änderung der Selbstwahrnehmung des Opfers bei, das sich nun imstande sieht, die Belastung zu bewältigen. Indirekt kann eine Konfrontationsbehandlung außerdem positive soziale Interaktionen fördern: Während das Opfer die Welt nicht mehr als ausschließlich gefährlich empfindet und sich selbst als dieser Welt gewachsen ansieht, ist es

auch eher bereit, soziale Unterstützung zu suchen (Bassler und Leidig, 2005).

Das Angstbewältigungstraining zählt zu den untersuchten Interventionsformen der kognitiven Verhaltenstherapie in der Behandlung von PTBS. Einige Techniken scheinen direkt auf das Selbstschema der Opfer einzuwirken, beeinflussen aber nicht direkt die Organisation der traumatischen Erinnerung. Erlernt das Traumaopfer Techniken zur Bewältigung von Stress und Angst wie Entspannung, kognitive Umstrukturierung, so wird auf diese Weise das Selbstbild gestärkt, Belastungen erfolgreich bewältigen zu können. Dadurch kann die Wahrnehmung des Traumas auf zwei Arten indirekt beeinflusst werden: Zum einen könnte die stärkere Wahrnehmung von Kontrolle dem Opfer erlauben, die Traumaerinnerung längere Zeit auszuhalten. Dies könnte wie eine selbstgesteuerte anhaltende Konfrontation wirken. Wenn das Opfer sich selbst als Person wahrnehmen kann und imstande ist, Stress zu bewältigen, könnte dies zum anderen den negativen Wert potentieller zukünftiger Bedrohungen reduzieren. Das Opfer wird dann davon ausgehen, mögliche Gefahren besser abwenden zu können. Auch in diesem Fall ist es wahrscheinlich, dass diese schematischen Veränderungen positive soziale Interaktionen erleichtern, die dann im Gegenzug eine Stärkung der funktionalen Schemata zur Folge haben. Zusammenfassend würde ein mehrmaliges Wiedererleben des Traumas, wie es bei der anhaltenden Konfrontation geschieht, direkt die Organisation der traumatischen Erinnerungen und die sich daraus ergebenden Veränderungen des Weltschemas ansprechen. Das Angstbewältigungstraining hingegen hat einen direkten Einfluss auf das Selbstschema (Maerker, 2003).

Im Rahmen der Therapie soll das Rational der Behandlung verständlich erläutert werden. Der Patient sollte Informationen erhalten über normale Reaktionen von Menschen auf extrem belastende Ereignisse. Dies kann dem Patienten helfen, die Wahrnehmung seiner Symptome zu dekatastrophisieren. So bedeuten z.B. die immer und immer wieder auftretenden Erinnerungen an das Trauma keinesfalls, dass er verrückt wird, sondern sie sind Teil eines ganz normalen Verarbeitungsprozesses traumatischer Erlebnisse. Auch die Reaktion des Patienten ist sehr verständlich: Es ist nur normal, dass Menschen versuchen, sich vor sehr unangenehmen Erfahrungen zu schützen. Wenn der Patient das Auftreten der Intrusionen und der dazugehörigen Bedeutungen als belastend erlebt, so ist es sehr gut nachvollziehbar, dass er alles daransetzt, diese unangenehmen Gedanken und Erinnerungen loszuwerden. Der Patient soll erkennen, dass er mit seinen Beschwerden und Problemen keinesfalls alleine steht. Als hilfreich hat es sich erwiesen, am Ende jeder Sitzung den Patienten zu fragen, ob es etwas gibt, was ihn daran hindern könnte, wieder zu kommen. Diese abschließende Frage soll dem Patienten die Gelegenheit geben, negative Erfahrungen in der Therapiesitzung zu äußern. Nur wenn der Patient diese offen legt, hat der Therapeut die Chance, sie zu bearbeiten, dem Patienten spezifische Hilfen oder Lösungen anzubieten. Beispielsweise hat der Patient vielleicht die imaginative Konfrontation mit dem Trauma und das Gespräch über seine Folgen doch als belastender erlebt, als er erwartet hat. Hilfreich erscheint es auch, wenn man dem Patienten nach Ende der Sitzung die Gelegenheit geben kann, in einem geschützten Raum so lange zu verweilen, bis die durch die Konfrontation ausgelöste Erregung abgeklungen ist (Maerker, 2003).

9.1.7.6 Augenbewegungstherapie (Eye Movement Desensitization and Reprocessing – EMDR)

Die von Shapiro (Shapiro, 2001) entwickelte Technik des „Eye Movement Desensitization and Reprocessing" (EMDR) beinhaltet, dass sich der Patient eine Szene des Traumas vorstellt und seine Aufmerksamkeit auf die begleiteten Gedanken und die körperliche Erregung richtet. Dabei folgt er gleichzeitig mit den Augen der Bewegung des Therapeuten, der einen Finger vor dem Gesicht des Patienten schnell hin und her bewegt. Dabei kommt es zu einer Reihe rascher sakkadischer Augenbewegungen. Dies wird so oft wiederholt, bis der Patient keine Angst mehr berichtet. An diesem Punkt wird der Patient aufgefordert, während der Vorstellung des Traumas einen positiven Gedanken zu verfolgen und die Augenbewegungen weiterhin durchzuführen (Shapiro, 2001).

9.1.7.7 Integrative psychodynamisch-kognitive Therapie

9.1.7.7.1 Allgemeine Hinweise

Die integrative psychodynamisch-kognitive Therapiemethode von Horowitz (2003) beruht auf einer Informationsverarbeitungstheorie, in deren Mittelpunkt die Verarbeitung konflikthafter Gedanken und Gefühle und die Veränderung von persönlichen Schemata (Überzeugungen und Einstellungen) stehen. Es ist eine kurze bzw. mittellange Therapieform. Hier stehen die Überzeugungen und Einstellungen zu sich selbst im Zentrum. Das therapeutische Gespräch wird auf den Konflikt fokussiert. Der Therapeut spiegelt die Wünsche und Bedürfnisse des Patienten diesem wider und versucht, ihm zu Einsichtserlebnissen über das eigene Selbst zu verhelfen (Horowitz, 2003).

Bereits Freud (1975) hat entdeckt, dass traumatische Ereignisse abgewehrt werden, sich aber gleichzeitig ungewollt in Form hysterischer Symptome wieder aufdrängen. Obwohl bei einigen der Freudschen Patienten manche traumatischen Erinnerungen mehr der Phantasie als der Realität entsprangen, wurden schon damals zentrale Beobachtungen gemacht. Eine Beobachtung betraf die zwanghafte Wiederholung des Traumas, die in zahlreichen späteren klinischen, experimentellen Untersuchungen und Feldstudien bestätigt wurde. Eine zweite Beobachtung war die der gedanklichen Verleugnung und emotionalen Erstarrung. Diese Symptome scheinen im Gegensatz zur zwang-haften Wiederholung zu wirken und können als Schutzreaktionen betrachtet werden (Horowitz, 2003).

Sowohl die intrusive Wiederholung als auch die Verleugnung und emotionale Erstarrung können entweder gleichzeitig oder in Phasen nacheinander bei einer Person auftreten. Eine Extrembelastung, besonders wenn sie plötzlich und unvorhersehbar auftritt, erzeugt heftige Gefühlsreaktionen z.B. einen Aufschrei oder eine gefühlsmäßige Erstarrung. Nach Abklingen dieser ersten emotionalen und körperlichen Reaktionen durchleben die Personen unterschiedliche Verläufe. Diese können mit einer Phase intensiver Verleugnung oder dem Gefühl der Gefühllosigkeit beginnen, gefolgt von Episoden sich aufdrängender Vorstellungen (Intrusionen), Anstürme intensiver Gefühle oder zwanghafter Verhaltensweisen. Darauf können wiederum Phasen anhaltender Vermeidung, Gefühllosigkeit und anderer Abwehrversuche der Gefühle folgen. Bei einigen Personen treten frühzeitig einsetzende übermäßige Turbulenzen auf (akute Belastungsreaktionen), bei denen die Intrusionen im Vordergrund stehen. Es kann auch zu Kommunikationsformen kommen, bei der die erlebte Geschichte ständig wiederholt wird. Das Erzählen kann später nachlassen, aber die Intrusionen halten während dieser Phase der Kommunikationshemmung an. Schließlich kann ein Abschnitt des Durcharbeitens auftreten, in dem es weniger intrusive Gedanken und weniger unkontrollierte emotionale Reaktionen gibt. Diese Phase ist durch stärkere kognitive Verarbeitung, Gefühlsstabilität und der Akzeptanz der Konsequenzen des Ereignisses gekennzeichnet (Horowitz, 2003).

Die ursprünglich Freud'sche (Freud, 1975) Konzeption einer energetischen Überlastung durch ein Trauma kann durch ein Konzept der Informationsüberlastung ersetzt werden. Informationen sind dabei sowohl Kognitionen innerer und äußerer Verursachung als auch Emotionen. Bei der Emotionsüberlastung verweilen die Personen in einem Zustand ständiger Belastung oder sind für wiederkehrende Belastungszustände anfällig, solange die Informationen noch nicht verarbeitet sind. Die Informationen werden sowohl abgewehrt als auch zwanghaft wiederholt, bis zu dem Zeitpunkt, an dem die Verarbeitung weitgehend abgeschlossen ist. Die Emotionen, denen im Zusammenhang mit Belastungsfolgesyndromen eine große Bedeutung zukommt, werden als Antworten auf kognitive Konflikte und als Motive für Abwehr, Kontroll- und Bewältigungsverhalten angesehen. Die gespeicherten Informationen bleiben aktiv und diese aktive Speicherung hat eine Tendenz zur wiederholten Repräsentation zur Folge. Diese Tendenz verursacht solange ungewollte Erinnerungen, bis die Verarbeitung abgeschlossen ist. Mit Abschluss der Verarbeitung werden die gespeicherten Bilder aus dem aktiven Gedächtnis gelöscht. Die eigene Lebensbedrohung, die Möglichkeit, Schaden angerichtet zu haben, das Grauen vor Tod und Verletzung sowie die Angst vor Beschuldigungen durch Dritte stehen dem bisherigen Selbstbild und bisherigen Rollenauffassungen gegenüber. Dieser Konflikt zwischen neuen und alten Lebenskonzepten erzeugt stark belastende Gefühle, die das Bewusstsein zu überfluten drohen. Um solche schwer erträglichen Gefühle zu vermeiden, werden fortgesetzte Gedanken über die realen als auch die phantasierten Konsequenzen des Traumas eingeschränkt. Jedoch werden die traumatischen Wahrnehmungen nicht vollständig verarbeitet und integriert. Sie werden aber gespeichert, weil sie für ein Vergessen zu wichtig und bedeutungsvoll sind. Die Intrusionen können adaptiv sein, wenn sie eine Fortsetzung der Verarbeitung bewirken. Sie können aber auch maladaptiv sein, wenn sie von anderen Gedanken ablenken, sehr schmerzliche Erinnerungen hervorrufen sowie Angst vor dem Verlust der geistigen Kontrolle und pathologische Abwehrmechanismen verursachen. Manchmal kann die Vermeidung allerdings auch die Anpassung fördern, da sie eine dosierte Integration der Traumainhalte erlaubt. Sie behindert dagegen eine Anpassung, wenn sie ein Durcharbeiten verhindert, zu unrealistischen Kognitionen führt oder weitere Probleme verursacht (Freud, 1975).

9.1.7.7.2 Behandlungsstrategie

Mindestens zwei Prozesse bestimmen die Intensität der Belastungssyndrome: Die Tendenz zu Intrusionen und die Tendenz zur Vermeidung und Verleugnung. Das allgemeine Behandlungsrational besteht darin, die übermäßige Intensität dieser beiden Prozesse zu reduzieren. Zunächst ist es das Ziel, die extremen psychischen

Zustände nach Traumen beherrschbar zu machen, denn diese gefährden den Patienten selbst oder andere Personen. Sind die anfänglichen extremen Symptome reduziert, besteht die Aufgabe, die belastenden Erinnerungen zu integrieren. Auf der theoretischen Ebene kann es als eine Entschärfung des Konfliktes zwischen den neuen Konzepten und den früh ausgebildeten Schemata definiert werden. Der entscheidende Punkt für die Therapie bildet dabei eine Veränderung der früh ausgebildeten Schemata z.B. wie das Selbst in Bezug zur Umwelt steht. Es ist dabei nicht maßgeblich, wie ältere psychoanalytische Konzeptionen nahe legen, dass der Patient zur Entladung angestauter Erregung durch „Abreagieren" und „Kartharsis" gebracht wird. Um einen Veränderungsprozess zu vollziehen, müssen entweder neue Informationen aufgenommen werden oder frühere Konzepte so umgestaltet werden, dass sie dem veränderten Leben nach dem traumatischen Erlebnis genügen (Horowitz, 2003).

Die Anamnese des Patienten im Rahmen einer psychodynamisch-kognitiven Therapie schließt immer die einhergehende Betrachtung von Konflikten ein, die bereits vor dem traumatischen Ereignis bestanden haben und die durch das Ereignis weiter verschärft wurden. Gleichzeitig werden die vorangegangenen Entwicklungserfahrungen untersucht, um Hinweise zu erhalten, welche Phantasien das Ereignis ausgelöst haben könnten. Allgemeines Ziel der Therapie ist es, die Bewusstmachung solcher Konflikte und Phantasien zu fördern, da dies bei der Lösung noch unbewusster Probleme hilft. Die therapeutische Intervention dient dabei der Bewusstmachung und wiederholter Betrachtung der Konflikte und Phantasien. Das strategische Problem der Therapie liegt darin, subjektiv erträgliche Mengen von bewussten Erinnerungen des Traumas herzustellen. In der Therapie werden die emotionalen Reaktionen, die genauso schmerzhaft sein können, innerhalb erträglicher Grenzen gehalten, weil die therapeutische Beziehung das Sicherheitsgefühl des Patienten erhöht. Zusätzlich setzt der Therapeut verschiedene Interventionstechniken den Vermeidungsstrategien des Patienten entgegen. Diese Interventionen bestehen in der Regel in einer Realitätsüberprüfung und der aktiven Interpretation spezieller Erinnerungen, Phantasien und Vermeidungsimpulse. Es ist zu beachten, dass der hohe Belastungsgrad nach einem Trauma eine allgemeine Regression verursachen kann, in der entwicklungsmäßig primitive Verhaltensmuster beobachtet werden können (einschließlich primitiver Konflikte). Ein Bedürfnis nach elterlichen Objekten kann dabei die therapeutische Beziehung beeinflussen. Diese Regressivitätszeichen können aber ohne besondere therapeutische Maßnahmen wieder abklingen, wenn der traumatische Belastungszustand nachhaltig reduziert wird (Horowitz, 2003).

Ziel der eingesetzten Techniken ist es, zu einer kognitiven und emotionalen Integration von Schemata zu gelangen und damit den Belastungszustand zu reduzieren. Es ist nicht das Ziel, umfassende Änderungen der Persönlichkeit herbeizuführen. Allerdings zeigen Personen mit unterschiedlicher Persönlichkeitsstruktur verschiedene Arten von Widerstand und Beziehungsgestaltung während dieser Prozesse. Die allgemeinen Techniken werden deshalb, abhängig von den Persönlichkeitsdispositionen des Patienten, in verschiedenen technischen Nuancen abgewandelt und eingesetzt. Das Konzept des hysterischen oder histrionischen Charakters wurde im Kontext psychoanalytischer Studien zur hysterischen Neurose entwickelt. Die Hauptsymptome hysterischer Neurosen galten Konversionsepisoden. Heute wird die histrionische Persönlichkeit als eine Konstellation gesehen, die für Konversions- und Angststörungen sowie dissoziativen Störungen prädestiniert ist oder die eigenständig mit bestimmten Mustern und Impulsvermeidungsstrategien auftritt. Die histrionische Persönlichkeit lässt sich als besonders lebhaft, dramatisch, extrovertiert, stimmungslabil und mit erregbaren emotionalen Zügen beschreiben. Klinische Untersuchungen legen nahe, dass histrionische Personen aufgrund ihrer Neigung zu dramatisieren besonders anfällig für Belastungsfolgesyndrome sind. Dies tritt in besonderem Maße auf nach sexuellen Traumen, Verlust von Personen oder Positionen, die direkt oder symbolisch Aufmerksamkeit oder Liebe zur Verfügung stellen, Verlust von Körperteilen, Ereignissen, die mit Schuld über persönliches Handeln zusammenhängen. Außerdem kann jedes Ereignis, das starke Emotionen wie Erregung, Ärger, Angst, Schuld oder Scham hervorruft, verstärkt belasten (Horowitz, 2003).

9.1.7.8 Therapietechnik der Klärung

Das Ziel des Therapeuten bei einer Person mit einer PTBS besteht darin, den Belastungszustand dadurch zu beenden, dass er ihr zu einer Verarbeitung der traumabezogenen Gedanken und Gefühle verhilft. Es besteht nicht darin, den Persönlichkeitsstil des Patienten zu ändern. Diese Behandlung beruht auf dem Verstehen des Persönlichkeitsstils. Als hauptsächliche Therapiestrategie wird die Klärung eingesetzt, die sich verschiedener Formen oder Akzentuierungen bedient. Eine Form der Klärung ist die einfache Wiederholung dessen, was der Patient gesagt hat. Durch die Wiederholung kann der Therapeut beim Patienten einen gewissen Klärungseffekt erreichen, weil dieser möglicherweise die Spiegelung seiner eigenen Aussage mit Schreck, Verwunderung, Lächeln oder anderen Gefühlsausdrücken beantwortet. Die gleichen Worte, vom Therapeuten ausgesprochen, bedeuten etwas ganz anderes, als wenn sie vom Patienten selbst gedacht oder ausgesprochen werden. Sie werden in diesem Fall ernster genommen. In die Wiederholung von Äußerungen fließen jedesmal zusätzliche Bedeutungen mit ein. So kann eine schuldbewusste Aussage vom Patienten, die der Therapeut in neutralem oder freundlichem Ton wiederholt, weniger selbststrafend erscheinen. Der Patient hört Bedeutungen vielleicht klarer, hört zusätzlich neue Bedeutungen seiner Aussagen und die vorher vermiedenen Ideen können bei Wiederholung durch den Therapeuten weniger bedrohlich erscheinen. Die einfache Wiederholung ist natürlich alles andere als einfach. Der Therapeut wählt bestimmte Formulierungen aus und kann diese so kombinieren, dass dem Patienten oberflächliche Zusammenhänge klarer werden. Interpretationen oder Klarstellungen sollten sehr kurz und einfach gehalten sein und auf nüchtern-sachliche Art vorgetragen werden. Diese Form dient dazu, der Verschwommenheit, Emotionalität sowie der Tendenz zu begegnen, jegliche Therapeutenaktivität in eine Phantasiebeziehung umzudeuten (Horowitz, 2003).

9.1.7.9 Ressourcenarbeit

Hierzu gehören phasenspezifische Therapiebestandteile, die Klärung eines persönlichen Reifungsprozesses sowie weitere individuelle Sinnesgebungsintentionen. Zu den spezifischen Therapiemaßnahmen, die je nach individuellen Erfordernissen in bestimmten Phasen der Therapie eingeordnet werden, zählen bei Patienten mit ausgeprägter Komorbidität am Therapiebeginn Stabilisierungstechniken, die an positive frühe Erfahrungen anknüpfen können. Die Ressource Familie ist sinnvollerweise in mehreren Phasen der Therapie für das Vorgehen nutzbar, z.B. vor Beginn der Traumaexposition (Bassler und Leidig, 2005).

Ein Trauma wird häufig in der Literatur als Möglichkeit für einen persönlichen Reifungsprozess erwähnt. Vielfach wurde von Traumaopfern und von ihren Behandlern eine weitere Dimension von Veränderungen beschrieben, in der es um existenzielle Sinnfragen geht. Dabei steht die Frage im Mittelpunkt, ob die traumatischen Erlebnisse dazu beitragen können, dem Leben einen Sinn, eine Bedeutung und eine Richtung zu geben. Einige Traumaopfer sind von sich allein aus in der Lage, das Erlebte für sich selbst als Chance für eine reichere Lebenserfahrung und für ihren weiteren Lebensweg zu sehen sowie als Anlass eine aktive Rolle in sozialen und gesellschaftlichen Beziehungen auszuüben. In der Psychotherapie kann es angebracht sein, mit den Patienten, die existenzielle Dimension des Traumas und die Frage nach dem persönlichen Sinn anzusprechen und zu diskutieren. Zielstellung dieser Diskussion ist es, dem Patienten seine eigenen Reifungs- und Entwicklungsmöglichkeiten bewusst zu machen. Der Reifungsprozess setzt bei dem Gedanken an, dass nach dem Erleben eines Traumas „nichts mehr so ist, wie es einmal war", denn das Vergangene bleibt gelebte Realität (Maerker, 2003).

Eine wichtige Rolle während des therapeutischen Prozesses spielen Familienmitglieder. Einige Patienten und Familienmitglieder können sich demgegenüber reserviert halten. Sie sollten, wenn notwendig und möglich, über den therapeutischen Prozess informiert bzw. in diesen einbezogen werden. Familienmitglieder stabilisieren häufig das Vermeidungsverhalten von Patienten. Von daher ist es notwendig, auch ihnen plausibel zu machen, warum von den bisher genutzten Alltagsstrategien Abstand genommen werden soll. Ein wichtiger Schritt kann darin bestehen, dass der Patient das Erklärungsveränderungsmodell für die PTBS-Störung seinen Bezugspersonen vermittelt. Als Vorbereitung für die wiederholte therapeutische Konfrontation mit den traumatischen Erinnerungen kann es nützlich sein, eine einführende Erläuterung zu geben, um einen Patienten auf die schmerzvolle Konfrontation mit den traumatischen Erlebnissen vorzubereiten (Maerker, 2003).

Insbesondere bei Komorbidität mit Borderline-Persönlichkeitsstörungen muss die Vorbereitungsphase vor der therapeutischen Exposition besonders ausgiebig sein, um ausreichende Stabilität sicherzustellen. Diese Therapien finden häufig im stationären Setting statt. Gemeinsam mit den Patienten wird auch mit Imaginationsmethoden gearbeitet. Diese dienen der Ablenkung von unkontrollierbar erlebten Intrusions- und Flash-back-Attacken, die das Verrichten der Alltagstätigkeiten sowie die therapeutische Arbeit beeinträchtigen. Hierbei wird der Patient ermutigt, sich einen Platz vorzustellen, der positiv besetzt ist und auf den er sich imaginativ zurückzieht, sobald ihn die Erinnerungen überfluten. Bei schwerer Traumatisierung erfolgt die Therapie nach einem stufenweisen Vorgehen (Stabilisierung und nachfolgende Traumaexposition) in einer Intervalltherapie, einem mehrfachen Wechsel zwischen ambulanter und stationärer Therapie (Maerker, 2003).

Durch Symptomreduktion, die Fähigkeit, das Trauma als vergangenes, unabänderliches Geschehen zu akzeptieren und adäquate Bewältigungsstrategien zu erarbeiten, verbessert sich auch die Lebensqualität der Betroffenen deutlich (Maerker, 2003).

9.1.7.10 Psychopharmakotherapie

Die Pharmakotherapie der PTBS ist im Vergleich zu anderen Angststörungen noch wenig untersucht. In Deutschland ist alleine Paroxetin unter dieser Indikation zugelassen, in den USA zusätzlich Sertralin.

In der Frühintervention werden bislang häufig Benzodiazepine eingesetzt. In einer Studie zeigten Patienten, denen kurz nach dem Trauma Benzodiazepine verordnet wurden, später eine ausgeprägtere PTBS-Symptomatik und häufiger depressive Symptome als die Kontrollgruppe. In kleinen Untersuchungen profitierten Patienten, denen in der ersten Woche der Beta-Blocker Propranolol oder das atypische Neuroleptikum Risperidon gegeben wurde, mäßiggradig. Insgesamt ist die Studienlage zur Frühintervention der PTBS unbefriedigend, Empfehlungen können nicht ausgesprochen werden, Benzodiazepine sollten allerdings vermieden werden (Cooper et al., 2005).

Beim Vollbild einer PTBS liegen ebenfalls unterschiedliche Einschätzungen vor. Während in einem älteren Cochrane-Review keine ausreichenden Unterschiede zwischen SSRI, TZA und MAOH ausgemacht wurden, zeigten andere Metaanalysen eine höhere Effektstärke für SSRI bzw. seltener gravierende Nebenwirkungen oder Therapieabbrüche bei SSRI oder reversiblem MAOH. Unter SSRI konnten geringere Symptome in mehreren Symptombereichen (Übererregbarkeit, Vermeidung, Intrusionen) gezeigt werden. Positive Studien gibt es ebenfalls für Venlafaxin und Kombination von Olanzapin und SSRI. Auch unter einigen Antiepileptika ergab sich eine gewisse Symptomreduktion. Nach vorläufigen Studien zeigte sich unter Therapie mit Risperidon und Quetiapin eine Reduktion einzelner Symptome. Möglicherweise ist die Kombination aus Psychotherapie und Pharmakotherapie bei Therapieresistenz besser als die einzelnen Verfahren. In einer Untersuchung konnte zwar eine gleich gute Wirkung von SSRI und Verhaltenstherapie festgestellt werden, in einer Nachuntersuchung hatten die psychotherapeutisch behandelten Patienten jedoch mehr profitiert. Insgesamt ist zu dieser Fragestellung noch keine befriedigende Antwort möglich (Cooper et al., 2005).

Nach der bisherigen Studienlage ist die pharmakologische Behandlung der PTBS neben der Psychotherapie eine Option. Patienten sollten über die Möglichkeit aufgeklärt werden. Neben dem zugelassenen Paroxetin könnten auch andere Antidepressiva (andere SSRIs, Venlafaxin, TZA) helfen. Bei psychotischer Symptomatik ist ein Therapieversuch mit atypischen Neuroleptika (Olanzapin, Risperidon, Quetiapin) angezeigt. Bei Therapieresistenz könnte eine Augmentation mit atypischen Neuroleptika zu einer Besserung führen. Patienten mit PTBS reagieren häufig empfindlicher auf die typischen Nebenwirkungen, als andere Patientengruppen, eine gute Aufklärung und Führung der Patienten sollte daher gewährleistet sein. Zudem ist zu beachten, dass eine Response häufig erst nach längerer Zeit auftritt, als in der Behandlung anderer Angststörungen oder Depressionen. Ähnlich wie bei Zwangsstö-

rungen wird daher ein Beobachtungszeitraum von 2–3 Monaten empfohlen. Bei Therapieerfolg wird zudem empfohlen, die Medikation ähnlich wie bei der Zwangsstörung mindestens 1–2 Jahre zu verordnen, zumindest bei chronischer PTBS (Cooper et al., 2005; Stein et al., 2002).

9.1.7.11 Fallbeispiel

Frau D. ist 39 Jahre alt, als sie sich erstmals in stationäre Behandlung begibt. Sie berichtet, dass sie 8 Monaten zuvor während einer Geburtstagsfeier im Kollegenkreis Zeugin eines schweren Unfalls geworden sei. Ein Arbeitskollege habe einen Feuerwerkskörper zünden wollen, dieser sei ihm in der Hand explodiert. Die ganze Hand und der Unterarm seien zerfetzt worden. Dabei habe der Kollege viel Blut verloren und sei unter Schock gestanden. Sie habe versucht, ihm erste Hilfe zu leisten, trotzdem musste der Unterarm amputiert werden. Sie selbst sei in der Situation wie unter Schock gewesen, habe sich völlig überfordert und hilflos gefühlt, während der Handlungen als Ersthelferin habe sie sich völlig fremd, gefühllos, fast wie ein Roboter gefühlt. Bereits wenige Tage nach dem Unfallereignis habe sie sich wegen Angstzuständen, Schlafstörungen, ständiger Reizbarkeit und Übererregbarkeit in stationäre psychiatrische Behandlung begeben. Trotzdem habe sich ihr Leben seit dem Unfallereignis völlig verändert. Ständig kämen ihr die schrecklichen Bilder von der zerfetzten Hand, vom Schreien des Kollegen ins Bewusstsein. Die Bilder verursachten bis heute starke vegetative Reaktionen mit Herzklopfen, starkem Schwitzen, Angstgefühlen, teilweise auch mit Entfremdungsgefühlen. Diese seien anfänglich vor allem bei den Gedanken an den Kollegen und im Kontakt mit der Arbeitsstelle aufgetreten. Aus diesem Grund versuche sie, alles zu vermeiden, was sie an die Situation erinnern könne. Sie habe seither nicht mehr gearbeitet und jeden Kontakt mit dem Kollegen vermieden. Trotzdem kämen ihr die Erinnerungen noch häufiger in den Sinn, seien zuletzt auch aus heiterem Himmel, beim Spielen mit den Kindern oder beim Einkaufen aufgetreten. Sie leide seit dem Ereignis unter Schlafstörungen und Alpträumen, sei ungeduldig und reizbar, ständig müsse sie weinen, ohne zu wissen warum. Sie sei schreckhaft und kaum belastbar, bereits laute Geräusche hätten zuletzt Herzklopfen und Angstgefühle provoziert, so dass sie sich kaum vorstellen könne mit dieser Symptomatik jemals wieder ein normales Leben führen zu können. Sie wolle nur noch Ruhe von diesen Bildern und Vorstellungen haben. Neben der Arbeitsunfähigkeit hätten sich in den letzten Monaten auch in anderen Bereichen massive Beeinträchtigungen ergeben. Sie habe sich sozial zurückgezogen, kaum mehr Interesse an Aktivitäten mit Freunden, dem Ehemann oder den Kindern. Die Familie leide ebenfalls unter ihrer Irritierbarkeit und Reizbarkeit. Sie habe aufgrund der Ängste, dem Arbeitskollegen unvermittelt zu begegnen, kaum mehr alleine das Haus verlassen und daher nicht einmal mehr einkaufen können. Zuletzt habe sie es kaum mehr ausgehalten, wenn der Ehemann oder

die Kinder den Fernseher eingeschaltet hätten, da sie auch hier Ängste vor einem verstärkten Wiedererleben der Situation gehabt habe. Die ambulante Therapie habe zu keiner Besserung der Symptomatik geführt, allerdings sei es der Therapeutin gelungen, sie zu dieser stationären Behandlung zu motivieren, der sie anfänglich sehr skeptisch gegenüber stand. In der Therapie sei allerdings weniger über die aktuelle Situation und das Trauma gesprochen worden. Die Patientin berichtet, dass die Therapeutin aufgrund der Intensität der Symptomatik, die in keinem Verhältnis zu der traumatischen Situation stünde, eine Reaktivierung früherer traumatischer Erfahrungen vermutet habe, daher sei in der bisherigen Therapie überwiegend ihre Kindheit, die Beziehung zu den Eltern und die Jugendzeit Thema gewesen. Traumaspezifische Behandlungsversuche (Reizkonfrontation, EMDR) wurden bislang nicht durchgeführt, die Patientin ist über die multifaktoriellen Auslösemöglichkeiten einer posttraumatischen Belastungsstörung bislang nicht ausreichend aufgeklärt. Sie kann mit diesem Störungsbegriff wenig verbinden. Eine leichte Besserung habe sie wahrgenommen, seitdem vor 2 Monaten eine Therapie mit Citalopram und Risperidon eingeleitet worden sei. Sie schlafe seither etwas besser, habe den Eindruck, dass die weiterhin in unveränderter Intensität auftretenden Bilder nicht mehr zu ganz so massiver vegetativer Entgleisung führten wie zuvor.

Die Patientin ist das dritte von vier Kindern. Über ihren Werdegang berichtet sie, sie sei in einer ländlichen Gegend aufgewachsen, habe daher bereits 16-jährig das Elternhaus verlassen, um eine weiterführende Schule zu besuchen. Zu beiden Eltern habe guter Kontakt bestanden, der Vater, der in ihrer Kindheit viel abwesend gewesen sei, sei allerdings vor 2 Jahren verstorben. Nach dem Schulabschluss habe sie eine kaufmännische Ausbildung absolviert und sei seit über 10 Jahren in einem kleinen, auf Dienstleistungen spezialisierten Unternehmen tätig. Sie sei dort sehr beliebt, sei allerdings ein wenig „Mädchen für alles", was insbesondere in Phasen größeren Arbeitsanfalls dazu geführt habe, dass sie sich durch die Doppelbelastung überfordert gefühlt habe. Aufgrund des fast familiären Betriebsklimas habe sie sich oft schwer getan, sich abzugrenzen beziehungsweise ein ihrer Ausbildung entsprechendes Tätigkeitsprofil einzufordern. Frau D. ist seit 12 Jahren mit ihrem jetzigen Partner zusammen, sie ist seit 9 Jahren mit ihm verheiratet und erklärt, die Partnerschaft positiv zu erleben. Auch die Erziehung der zwei Kinder im Grundschulalter habe sie bisher als erfüllend erlebt, der Kontakt habe ihr immer Freude bereitet, erst seit dem Erlebnis mit dem Kollegen werde ihr oft alles zu viel. Hinweise für traumatische Vorerfahrungen lassen sich nicht finden. Kurz nach dem Auszug von zu Hause habe sie sich von einem Mann sehr bedrängt gefühlt, sie habe damals auch Angst vor Übergriffen gehabt, die Situation jedoch letztendlich gut bewältigt. Aufgrund der Ausprägung der Symptomatik habe ihre Therapeutin jedoch eine verdrängte Traumatisierung während der Kindheit in Er-

wägung gezogen, was sie sehr verunsichert habe.

Es bestehen keine psychiatrischen Vorerkrankungen, auch die Familienanamnese ist leer für psychiatrische Erkrankungen.

In den ersten Therapiestunden erfolgt eine ausführliche Aufklärung über die Symptomatik einer PTBS. Auch wenn sich eine ausgeprägte PTBS bei Zeugen eines schweren Unfalls im Vergleich zu anderen Traumata vergleichsweise selten entwickelt, gehen verschiedene Autoren nach derartigen Auslösern doch von einer Häufigkeit von 3–7% aus. Als Risikofaktoren für die Entwicklung einer PTBS konnten die ausgeprägten Gefühle von Hilflosigkeit und Ausgeliefertsein in der Situation und die ausgeprägte vegetative Reaktion im Anschluss an das Trauma herausgearbeitet werden. Zudem kam es während des stationären Aufenthaltes kurz nach dem Trauma zu einer mehrwöchigen Behandlung mit Benzodiazepinen, was nach einer Studie das Risiko der Entwicklung einer PTBS zu erhöhen scheint. Im Vordergrund der Symptomatik standen die mit massiven vegetativen Reaktionen verbundenen Intrusionen, sowie das sich in der Folge entwickelnde stark beeinträchtigende Vermeidungsverhalten, was der Patientin auch frühzeitig vermittelt werden konnte. Aufgrund der Schwere der Symptomatik hatten auch wir zusätzliche Faktoren in der Aufrechterhaltung der Störung in Betracht gezogen, recht bereitwillig berichtete die Patientin hier über einen gewissen sekundären Krankheitsgewinn bezüglich der Situation am Arbeitsplatz. Zum einen bedeutete dies offensichtlich aufgrund der ständigen Präsenz des Arbeitskollegen, der inzwischen wieder voll beruflich integriert war für die Patientin bereits in sensu eine massiv belastende Situation. Zudem hatte sie sich jedoch schon seit über einem Jahr mit der Idee eines Arbeitsplatzwechsels befasst. Aufgrund des guten Betriebsklimas und des Verpflichtungsgefühls gegenüber ihrem Chef habe sie ihre Bedürfnisse bislang jedoch weder thematisiert noch weiter verfolgt. Ihr sei jedoch inzwischen klar geworden, dass eine Rückkehr an den Arbeitsplatz auch im Falle eines Verschwindens der Symptomatik für sie nicht in Frage komme.

Die Patientin ist nach dem Thematisieren des sekundären Krankheitsgewinns ein wenig entlastet, sie sieht jedoch selbst, dass die durch die Symptomatik entstandenen Einschränkungen bei weitem den Gewinn übersteigen. Sie stimmt bereitwillig der Behandlung zu, die aufgrund der im Vordergrund stehenden Symptomatik empfohlen wird. Wir hatten hier eine Reizkonfrontationsbehandlung empfohlen, da offensichtlich gerade Patienten, bei denen eine fast phobische Vermeidung von Intrusionen bzw. Situationen, die diese auslösen könnten, von einer derartigen Behandlung besonders profitieren, während Patienten mit im Vordergrund stehenden dissoziativen Verhalten besser von kognitiven Interventionen profitieren.

Nachdem sich die Patientin anfänglich gut auf die in Anwesenheit des Therapeuten während den in sensu durchgeführten Expositionsübungen einlassen konnte, die jeweils auf Tonband aufgenommen wurden und von der Patientin auch als Hausaufgaben im Eigenmanagement angehört wurden, kam es in der Folge zu einer Stagnation in der Therapie. Die Patientin zeigte sich zwar in geringerem Ausmaß durch plötzlich auftretende Intrusionen beeinträchtigt, vermied jedoch weiterhin viele Situationen, die die Erinnerungen hervorrufen könnten, so dass weiterhin erhebliche Einschränkungen bestanden. Hier wurde deutlich, dass bisherige Therapieerfolge von der Patientin an die Anwesenheit der Therapeutin attribuiert wurden, sie sich in Folge der massiven Symptomatik als derart schwach und unfähig erlebt hatte, dass ein selbstständiges Überstehen plötzlicher Intrusionen für sie weiterhin unvorstellbar erschien. Im Gegensatz zu vielen anderen PTBS-Patienten waren bei dieser Patientin auch in vivo Übungen möglich. Sie telefonierte nach ausführlicher Vorbereitung mit dem Arbeitskollegen, ließ sich von diesem mehrere Bilder schicken, auf denen deutlich zu sehen war, dass der Arm amputiert ist, trug in der Folge diese Bilder permanent bei sich, so dass in jeder Situation auch Übungen im Eigenmanagement möglich waren. Nach ausreichender Habituation konnte sie sich auch darauf einlassen, die Arbeitsstelle aufzusuchen, ein Gespräch mit dem Arbeitskollegen zu führen und z.B. Geschäfte und Cafés aufzusuchen, die von diesem ebenfalls bevorzugt wurden. Hier war innerhalb weniger Wochen eine dramatische Reduktion der Intrusionen, der vegetativen Übererregbarkeit und ein nahezu völliges Verschwinden des Vermeidungsverhaltens zu beobachten. In einem Familiengespräch konnte der Ehemann über die Symptomatik aufgeklärt werden.

Er sah Möglichkeiten, seine Ehefrau in den nächsten Monaten bei möglichen Rückfällen zu unterstützen, insbesondere gemeinsam mit ihr auf erneut auftretendes Vermeidungsverhalten zu achten. Er konnte nochmals deutlich machen wie die Beeinträchtigungen der Ehefrau an der Familie gezehrt hatten. Wichtig erschien jedoch, dass er die Störung der Ehefrau als passagere und nachvollziehbare Störung einordnen konnte, ihr somit auch wieder zutraute, in Zukunft eine selbstbewusste und verantwortliche Rolle in der Familie einzunehmen. Frau D. suchte in den nächsten Wochen noch mehrfach die Arbeitsstelle auf, um sich bezüglich der Zukunftsplanungen sicherer zu werden, insbesondere erschien es hier wichtig, eigene Wünsche von möglicherweise weiter bestehendem Vermeidungsverhalten zu unterscheiden. Der Schritt, den Chef über das Vorhaben eines Arbeitsplatzwechsels zu unterrichten, fiel der Patientin tatsächlich sehr schwer, sie konnte jedoch sehr schnell Möglichkeiten einer zusätzlichen über das Arbeitsamt geförderten Zusatzausbildung für sich auftun, so dass bei anhaltender Besserung der Symptomatik in Anbetracht der Ressourcen der Patientin eine Wiedereingliederung in das Arbeitsleben nur noch als eine Frage der Zeit erschien. Die Medikation mit Risperdal konnte schon im Verlauf der Exposition in sensu abgesetzt werden. Nach Abwägung der Vor- und Nachteile konnte bereits kurz nach der Entlassung der Patientin in die ambulante Weiterbehandlung auch der SSRI ausgeschlichen werden, ohne dass es zu einer Verschlechterung kam.

9.2 Akute Belastungsreaktion bzw. akute Belastungsstörung (ICD-10: F43.0; DSM-IV: 308.3)

9.2.1 Einleitung

Eine Belastungsstörung wird als akut bezeichnet, wenn Angstsymptome, dissoziative und andere Symptome innerhalb eines Monats nach der Exposition auf das extrem traumatische Ereignis auftreten. Es handelt sich hier um die gleichen traumatischen Ereignisse, die eine Belastungsstörung in ihrer nicht-akuten Form verursachen können (American Psychiatric Association, 1994; Bryant et al., 2007).

9.2.2 Besondere Merkmale

Die Ausprägung und die Form der Reaktion auf ein Trauma können, trotz ähnlicher Ursache des Traumas kulturellbedingt unterschiedlich sein. Als Beispiel können Gemeinschaften erwähnt werden, in denen Einsatz von Dissoziationszuständen zur Bewältigung des Traumas ein Teil des vorgegebenen Rituals ist (American Psychiatric Association, 1994; Peleg und Shalev, 2006).

9.2.3 ICD-10-Kriterien für akute Belastungsreaktion

Die ICD-10-Kriterien lauten (World Health Organisation, 1991):

Es muss ein unmittelbarer und klarer zeitlicher Zusammenhang zwischen einer

9. Reaktionen auf schwere Belastungen

ungewöhnlichen Belastung und dem Beginn der Symptome vorliegen. Die Reaktion beginnt innerhalb weniger Minuten, wenn nicht sofort.

1. Es tritt ein gemischtes und gewöhnlich wechselndes Bild auf; nach dem anfänglichen Zustand von „Betäubung" werden Depression, Angst, Ärger, Verzweiflung, Überaktivität und Rückzug beobachtet. Kein Symptom ist längere Zeit vorherrschend.

2. Die Symptome sind rasch rückläufig, längstens innerhalb von wenigen Stunden, wenn eine Entfernung aus der belastenden Umgebung möglich ist. In den Fällen, in denen die Belastung weiter besteht, oder in denen sie naturgemäß nicht reversibel ist, beginnen die Symptome in der Regel nach 24 bis 48 Stunden abzuklingen und sind gewöhnlich nach 3 Tagen nur noch minimal vorhanden.

Diese Diagnose soll nicht zur Beschreibung einer plötzlichen Verschlechterung der Symptomatik von bereits bestehenden Symptomen verwendet werden, welche die Kriterien anderer psychiatrischer Störungen erfüllen, außer solcher aus dem Kapitel F 60 (Persönlichkeitsstörungen). Eine Vorgeschichte mit früheren psychiatrischen Erkrankungen spricht jedoch nicht gegen diese Diagnose.

9.2.4 Diagnostische Kriterien für akute Belastungsstörung nach DSM-IV

DSM-IV beschreibt akute Belastungsstörung wie folgt (American Psychiatric Association, 1994):

A. Die Person wurde mit einem traumatischen Ereignis konfrontiert, bei dem die beiden folgenden Kriterien erfüllt waren:
1. Die Person erlebte, beobachtete oder war mit einem oder mehreren Ereignissen konfrontiert, die den tatsächlichen oder drohenden Tod oder eine ernsthafte Verletzung oder Gefahr der körperlichen Unversehrtheit der eigenen Person oder anderer Personen beinhalteten.
2. Die Reaktion der Person umfasste intensive Furcht, Hilflosigkeit oder Entsetzen.
B. Entweder während oder nach dem extrem belastenden Ereignis zeigte die Person mindestens drei der folgenden dissoziativen Symptome:
1. subjektives Gefühl von emotionaler Taubheit, von Losgelöstsein oder Fehlen emotionaler Reaktionsfähigkeit, Beeinträchtigung der bewussten Wahrnehmung der Umwelt (z.B. „wie betäubt sein"),
2. Derealisationserleben,
3. Depersonalisationserleben,
4. dissoziative Amnesie (z.B. Unfähigkeit, sich an einen wichtigen Aspekt des Traumas zu erinnern).
C. Das traumatische Ereignis wird ständig auf mindestens eine der folgenden Arten wieder erlebt:
1. wiederkehrende Bilder,
2. Gedanken,
3. Träume,
4. Illusionen,
5. Flashback-Episoden, oder das Gefühl, das Trauma wieder zu erleben,

6. oder starkes Leiden bei Reizen, die an das Trauma erinnern.

D. Deutliche Vermeidung von Reizen, die an das Trauma erinnern (z.B. Gedanken, Gefühle, Gespräche, Aktivitäten, Orte oder Personen).

E. Deutliche Symptome von Angst oder erhöhtem Arousal (z.B. Schlafstörungen, Reizbarkeit, Konzentrationsschwierigkeiten, Hypervigilanz, übertriebene Schreckreaktion, motorische Unruhe).

F. Die Störung verursacht in klinisch bedeutsamer Weise Leiden oder Beeinträchtigungen in sozialen, beruflichen oder anderen wichtigen Funktionsbereichen oder beeinträchtigt die Fähigkeit der Person, notwendige Aufgaben zu bewältigen, z.B. notwendige Unterstützung zu erhalten oder zwischenmenschliche Ressourcen zu erschließen, indem Familienmitgliedern über das Trauma berichtet wird.

G. Die Störung dauert mindestens 2 Tage und höchstens 4 Wochen und tritt innerhalb von 4 Wochen nach dem traumatischen Ereignis auf.

H. Das Störungsbild geht nicht auf die direkte körperliche Wirkung einer Substanz (z.B. Droge, Medikament) oder eines medizinischen Krankheitsfaktors zurück, wird nicht besser durch eine Kurze Psychotische Störung erklärt und beschränkt sich nicht auf die Verschlechterung einer bereits vorher bestehenden Achse I- oder Achse II-Störung.

9.2.5 Diagnosestellung nach differentialdiagnostischen Überlegungen

Die Betroffenen zeigen eine deutlich eingeschränkte emotionale Reaktionsfähigkeit. Sie leiden unter dissoziativen Symptomen, können sich kaum an Aktivitäten erfreuen, die ihnen vorher Vergnügen bereitet haben, und empfinden häufig Schuldgefühle, wenn sie ihren täglichen Beschäftigungen nachgehen. Im Falle einer dissoziativen Amnesie haben diese Menschen Schwierigkeiten, sich an bestimmte Einzelheiten des traumatischen Ereignisses zu erinnern. Außerdem werden oft Konzentrationsschwierigkeiten, traumartige Loslösung vom eigenen Körper oder der Umwelt berichtet. Das traumatische Ereignis wird permanent wieder erlebt und zwar durch wiederholte Erinnerungen, Gedanken, Illusionen, Träume, Vorstellungen, Flash-back-Episoden oder durch das Gefühl, das Trauma gerade wieder zu erleben bzw. das Spüren einer Belastung bei Konfrontation mit an das Trauma erinnernden Situationen. Solche Situationen werden konsequent gemieden, sonst droht im Falle einer Konfrontation die Übererregbarkeit wie z.B. übertriebene Schreckreaktionen, motorische Unruhe, Hypervigilanz, Schlafstörungen etc. (American Psychiatric Association, 1994; Bryant et al., 2007).

Im Falle einer akuten Belastungsstörung können zusätzlich Symptome auftreten, die schwer genug sind, um die Diagnose einer depressiven Episode zu erfüllen und diese zusätzliche Diagnose kann ebenfalls gestellt werden. Falls während des Ereignisses andere Personen wesentlich zu Schaden gekommen sind, können die betroffenen Patienten mit einer akuten Belastungsstörung sich dafür verantwortlich fühlen und Schuldgefühle entwickeln, dass sie ohne wesentlichen körperlichen Schaden aus der Situation rausgekommen sind, während die anderen gestorben bzw. schwer verletzt wurden. Personen mit einer akuten Belastungsstörung haben grundsätzlich ein hohes Risiko für die Ausbildung einer posttraumatischen Belastungsstörung. Ein riskantes und impulsives Verhalten ist relativ oft zu beobachten (American Psychiatric Association, 1994; Bryant et al., 2007; Peleg und Shalev, 2006).

Es ist zu berücksichtigen, dass verschiedene Symptombilder, die nach einem Trauma auftreten, bei fast allen Menschen auftreten, ohne dass eine Diagnosestellung erforderlich wäre. Eine akute Belastungsstörung soll nur erwogen werden, wenn die Symptome mindestens zwei Tage lang andauern, starkes Leid verursachen und das alltägliche Leben stark beeinträchtigen (American Psychiatric Association, 1994; Bryant et al., 2007).

Falls ein Verdacht auf eine akute Belastungsstörung besteht, soll eine eventuelle somatische Ursache wie Schädel-Hirn-Trauma oder Elektrolytverlust als in Frage kommende Verursachungsfaktoren ausgeschlossen werden. Das gleiche betrifft den Einfluss von Substanzen wie Alkohol oder Drogen (American Psychiatric Association, 1994).

Es gibt Personen, die auf eine extreme Belastung mit psychotischen Symptomen reagieren können. In solchen Fällen wird eine kurze psychotische Störung diagnostiziert (American Psychiatric Association, 1994; Heitzman, 1995).

Bei Betroffenen mit akuter Belastungsstörung, bei denen die Symptome länger als einen Monat anhalten, sollte die Diagnose in posttraumatische Belastungsstörung umgewandelt werden (American Psychiatric Association, 1994).

Falls trotz eines extrem belastenden Ereignisses die Symptome nur fragmentarisch auftreten, d. h. nicht die Diagnosekriterien einer akuten posttraumatischen Belastungsstörung bzw. einer posttraumatischen Belastungsstörung erfüllen, soll die Diagnose einer Anpassungsstörung in Betracht gezogen werden. In jedem Fall soll Simulation insbesondere im Falle möglicher Sekundargewinne ausgeschlossen werden (American Psychiatric Association, 1994; Heitzman, 1995).

9.2.6 Verlauf

Akute Belastungsstörung soll nur als Diagnose beibehalten werden, wenn die Symptome innerhalb von 4 Wochen nach dem Ende des Traumas abgeklungen sind (vgl. 9.1). Soziale Unterstützung, Familiendynamik, Kindheitserfahrungen, Persönlichkeitsstruktur und eventuelle frühere psychische Störungen beinflüssen das Entstehen einer akuten Belastungsstörung. Jedoch kann diese Störung, insbesondere nach extremen Erlebnissen auch bei völlig unauffälligen Personen auftreten (American Psychiatric Association, 1994; Peleg und Shalev, 2006).

9.3 Angststörung aufgrund eines medizinischen Krankheitsfaktors (ICD-10: F06.4; DSM-IV: 293.89)

9.3.1 Einleitung

Eine auf die direkte körperliche Wirkung eines medizinischen Krankheitsfaktors zurückgehende klinisch relevante Angst wird als Angststörung aufgrund eines medizinischen Krankheitsfaktors bezeichnet. Es kann sich dabei um generalisierte Angstsymptome, Panikattacken oder Zwangsgedanken bzw. Zwangshandlungen handeln. Auf jeden Fall muss die Anamnese bzw. eine eingehende körperliche Untersuchung einschließlich Laborbefunde diese Diagnose untermauern. Zudem muss gewährleistet sein, dass dieses Störungsbild nicht besser durch eine andere psychische Störung wie Anpassungsstörung mit Angst erklärt werden kann, bei der der Belastungsfaktor der medizinische Krankheitsfaktor ist. Auch im Falle dieser Störung muss das Kriterium erfüllt werden, dass die Angstsymptomatik wesentlich das tägliche Leben beeinträchtigt und dass die betroffene Person unter dieser Symptomatik in bedeutsamer Weise leidet (Craig und Allen, 1990; American Psychiatric Association, 1994).

Es gibt keine eindeutigen Richtlinien, die bei der Entscheidung helfen könnten, ob der Zusammenhang zwischen der Angstsymptomatik und einem organischen Krankheitsfaktor ätiologisch ist oder nicht. Ein Hinweis auf eine zeitliche Überlappung zwischen dem Beginn der Verschlechterung oder der Remission des organischen Faktors und der Angstsymptome könnte bei der Entscheidungsfindung behilflich sein. Diverse Erkrankungen aus dem endokrinologischen Bereich, Erkrankungen der Atemwege, cardiovaskuläre Erkrankungen, Stoffwechselerkrankungen und neurologische Erkrankungen können ursächlich für das Entstehen der Angstsymptomatik in Betracht kommen (Craig und Allen, 1990; American Psychiatric Association, 1994).

9.3.2 ICD-10-Kriterien für Angststörung aufgrund eines medizinischen Krankheitsfaktors

Die ICD-10-Kriterien lauten (World Health Organisation, 1991):

Eine Störung charakterisiert durch wesentliche Merkmale einer generalisierten Angststörung (F41.1), einer Panikstörung (F41.0) oder einer Kombination von beiden. Dieser Zustand entsteht jedoch als Folge einer organischen Störung, die eine zerebrale Funktionsstörung verursacht (z.B. Temporallappenepilepsie, Thyreotoxikose, Phäochromozytom).

9.3.3 Diagnostische Kriterien für Angststörung aufgrund eines medizinischen Krankheitsfaktors nach DSM-IV

DSM-IV beschreibt Angststörung aufgrund eines medizinischen Krankheitsfaktors wie folgt (American Psychiatric Association, 1994):

A. Ausgeprägte Angst, Panikattacken, Zwangsgedanken oder Zwangshandlungen, die im Vordergrund des klinischen Beschwerdebildes stehen.
B. Hinweise aus Anamnese, körperlicher Untersuchung oder Laboruntersuchungen zeigen, dass das Störungsbild eine direkte körperliche Folge eines medizinischen Krankheitsfaktors ist.
C. Das Störungsbild kann nicht besser durch eine andere psychische Störung erklärt werden (z.B. Anpassungsstörung mit Angst, bei der der Belastungsfaktor ein schwerer medizinischer Krankheitsfaktor ist).
D. Das Störungsbild tritt nicht ausschließlich im Verlauf eines Delirs auf.
E. Das Störungsbild verursacht in klinisch bedeutsamer Weise Leiden oder Beeinträchtigungen in sozialen, beruflichen oder anderen wichtigen Funktionsbereichen.

Bestimme, ob:

- Mit generalisierter Angst: Wenn übermäßige Angst oder Sorge über eine Reihe von Ereignissen oder Tätigkeiten im klinischen Beschwerdebild vorherrschen.
- Mit Panikattacken: Wenn Panikattacken im klinischen Beschwerdebild vorherrschen.
- Mit Zwangssymptomen: Wenn Zwangsgedanken oder Zwangshandlungen im klinischen Beschwerdebild vorherrschen.

9.3.4 Diagnosestellung nach differentialdiagnostischen Überlegungen

Das Auftreten der Angstsymptomatik im Verlauf eines Delirs schließt die Diagnosestellung „Angststörung aufgrund eines medizinischen Krankheitsfaktors" aus. Im Falle einer Mischung unterschiedlicher Symptome aus dem affektiven und ängstlichen Bereich wird die Diagnosestellung demnach abgewogen, welche Symptome im klinischen Bild überwiegen (Craig und Allen, 1990; American Psychiatric Association, 1994).

Eine substanzinduzierte Angststörung soll in Betracht gezogen werden, falls kurz vor Auftreten der Angstsymptomatik bzw. anhaltend diverse Substanzen, darunter auch psychotrope Substanzen eingenommen wurden. Die Durchführung einer Klarheit verschaffenden Laboruntersuchung soll erwogen werden. Wenn die Angstsymptome kürzlich, also innerhalb von vier Wochen, nach Medikamenteneinnahme, einer Substanzenintoxikation bzw. nach einem Entzug auftreten, könnte es als guter Hinweis auf eine substanzinduzierte Angststörung gewertet werden. Falls beides, also körperliche Erkrankung und Substanzenmissbrauch, in Betracht kommen könnte, ist es auch möglich beide Diagnosen zu stellen (American Psychiatric Association, 1994).

Es ist wichtig die Angststörung aufgrund eines medizinischen Krankheitsfaktors von einer primären Angststörung insbesondere Panikstörung, generalisierten Angststörung, Zwangsstörung und von einer Anpassungsstörung mit Angstsymptomatik zu unterscheiden. Bei diesen Erkrankungen können keine spezifischen organischen Auslöser nachgewiesen werden. Ein Beginn der Angststörung im späteren Alter und eine negative eigene und Familienanamnese soll ein besonderer Hinweis auf eine gründliche somatische Abklärung sein (Craig und Allen, 1990; American Psychiatric Association, 1994).

Eine nicht näher bezeichnete Angststörung wird dann diagnostiziert, wenn es nicht möglich ist, mit Sicherheit festzustellen, ob der Patient an einer primären oder an einer organischen Angststörung leidet (American Psychiatric Association, 1994).

9.4 Substanzinduzierte Angststörung (DSM-IV: s.u.; ICD-10: F1x.8, s.u.)

9.4.1 Einleitung

Die Wirkung von Medikamenten, Drogen bzw. Toxinen kann ursächlich für die Entwicklung diverser Angstsymptome verantwortlich sein. In diesem Fall spricht man von einer substanzinduzierten Angststörung. Abhängig von der Art der Substanz und davon, ob der Betroffene sich gerade in einer Intoxikation oder Entzugsphase befindet, kann es zu gravierender Angst, Panikattacken, Phobien und Zwangssymptomen kommen. Falls die Angstsymptome nur während eines Delirs auftreten, wird die Diagnose einer Angststörung nicht gestellt. Es soll darauf geachtet werden, ob die Angstsymptome das tägliche Leben des Patienten wesentlich beeinträchtigen und ob ein Leidensdruck seinerseits erkennbar ist. Die Angstdiagnose soll nur dann anstelle einer Substanzenintoxikation bzw. Substanzenentzugs gestellt werden, wenn die Angstsymptome im Vergleich zu den Intoxikations- oder Entzugssyndromen üblicher Angstsymptome deutlich ausgeprägter sind (American Psychiatric Association, 1994; Palmer et al., 2007).

Bei Drogengebrauch müssen die Anamnese, der körperliche Befund und die Laboruntersuchung auf eine Intoxikation oder auf einen Entzug hindeuten. Substanzinduzierte Angststörungen treten nur in Verbindung mit Intoxikation oder Entzugszuständen auf, während primäre Angststörungen dem Konsum vorausgehen können. Bei manchen Substanzen, wie z.B. Benzodiazepine, treten Entzugssymptome oft relativ spät auf, so dass die Ängste sich innerhalb von bis zu vier Wochen nach Beendigung des Konsums bemerkbar machen können. Auch das Erstauftreten einer Angstsymptomatik nach einem Lebensalter von 45 Jahren könnte ein Hinweis auf einen möglichen Substanzenmissbrauch sein. Halten die Angstsymptome über eine deutliche Zeitspanne, d. h. über vier Wochen nach dem Ende der Substanzenintoxikation oder des Entzuges an, so ist möglicherweise von einer primären Angststörung auszugehen (American Psychiatric Association, 1994; Palmer et al., 2007).

Angststörungen können in Zusammenhang mit einer Intoxikation durch die folgenden Substanzklassen auftreten: Alkohol, Amphetamin und verwandte Substanzen; Koffein, Cannabis, Halluzinogene, Inhalantien, Phencyclidin und verwandte Substanzen, und andere oder unbekannte Substanzen. Angststörungen können in Zusammenhang mit einem Entzug von folgenden Substanzklassen auftreten: Alkohol, Kokain, Sedativa, Hypnotika und Anxiolytika und andere oder unbekannte Substanzen (American Psychiatric Association, 1994; Grant et al., 2004; Palmer et al., 2007).

Einige der Medikamente, über die berichtet wird, dass sie Angstsymptome hervorrufen, schließen Anästhetika und Analgetika, Sympathikomimetika oder andere Bronchodilatantien, Anticholinergika, Insulin, Schilddrüsenpräparate, orale Kontrazeptiva, Antihistaminika, Antiparkinsonmittel, Kortikosteroide, Antihypertensiva und Herz-Kreislaufmittel, Antikonvulsiva, Lithiumsalze, antipsychotische Medikamente und antidepressive Medikamente. Schwermetalle und Toxine (z.B. flüchtige Stoffe wie Benzin oder Farben, organophosphatische Insektizide, Nervengas, Kohlenmonoxyd, Kohlendioxyd) können ebenfalls Angstsymptome hervorrufen (American Psychiatric Association, 1994).

9.4.2 ICD-10-Kriterien für Substanzinduzierte Angststörung

Die ICD-10-Kriterien lauten (World Health Organisation, 1991):

Hier ist jede andere Störung einzuordnen, bei der ein Substanzkonsum als Ursache identifiziert werden kann, auf die

jedoch die Einschlusskriterien der zuvor aufgeführten Störungen nicht zutreffen.

An dieser Stelle sollte auch die sog. Niedrigdosisabhängigkeit (low dose dependence syndrome) insbesondere bei länger dauerndem Konsum von Sedativa oder Hypnotika kodiert werden (z.B. F1x.80, s.u.).

9.4.3 Diagnostische Kriterien für Substanzinduzierte Angststörung nach DSM-IV

DSM-IV beschreibt substanzinduzierte Angststörung wie folgt (American Psychiatric Association, 1994):

A. Ausgeprägte Angst, Panikattacken, Zwangsgedanken oder Zwangshandlungen, die im Vordergrund des klinischen Beschwerdebildes stehen.

B. Hinweise aus Anamnese, körperlicher Untersuchung oder Laboruntersuchungen auf (1) oder (2):
1. die Symptome unter Kriterium A traten während oder innerhalb von 1 Monat nach einer Substanzintoxikation oder einem -entzug auf,
2. eine Medikamenteneinnahme steht in ätiologischem Zusammenhang mit der Störung.

C. Das Störungsbild wird nicht besser durch eine Angststörung erklärt, die nicht substanzinduziert ist. Folgende Hinweise sprechen für eine Angststörung, die nicht substanzinduziert ist:
▪ Die Symptome gehen dem Beginn des Substanzgebrauchs (oder der Medikamenteneinnahme) voraus;

die Symptome halten nach dem Nachlassen akuter Entzugssymptome oder schwerer Intoxikation deutlich länger an (z.b. über einen Monat) oder sind deutlich ausgeprägter als dies bei der Art oder Menge der eingenommenen Substanz oder bei der Dauer der Einnahme erwartet werden würde;

oder es bestehen andere Hinweise auf das Vorhandensein einer unabhängigen nichtsubstanzinduzierten Angststörung (z.b. Anamnese von rezidivierenden, nicht substanzbezogenen Episoden).

D. Das Störungsbild tritt nicht ausschließlich im Verlauf eines Delirs auf.

E. Das Störungsbild verursacht in klinisch bedeutsamer Weise Leiden oder Beeinträchtigungen in sozialen, beruflichen oder anderen wichtigen Funktionsbereichen.

Beachte: Diese Diagnose soll nur dann anstelle der Diagnose einer Substanzintoxikation oder eines Substanzentzugs gestellt werden, wenn die Angstsymptome deutlich ausgeprägter sind, als normalerweise beim Intoxikations- oder Entzugssyndrom zu erwarten, und wenn die Angstsymptome schwer genug sind, um für sich allein genommen klinische Beachtung zu rechtfertigten.

Codiere [Spezifische Substanz]-Induzierte Angststörung (291.8 (Fl0.8) Alkohol; 292.89 (Fl5.8) Amphetamin (oder verwandte Substanzen); 292.89 (F15.8) Koffein; 292.89 (F12.8) Cannabis; 292.89 (F14.8) Kokain; 292.89 (F16.8) Halluzinogene; 292.89 (F18.8) Inhalantien; 292.89 (F19.8) Phencyclidin (oder verwandte Substanzen); 292.89 (F13.8) Sedativa, Hypnotika oder Anxiolytika; 292.89 (F19.8) Andere [oder unbekannte] Substanzen.

Bestimme, ob:

Mit generalisierter Angst: Wenn ausgeprägte Angst oder Sorge über eine Reihe von Ereignissen oder Tätigkeiten im klinischen Beschwerdebild vorherrschen.

Mit Panikattacken: Wenn Panikattacken im klinischen Beschwerdebild vorherrschen.

Mit Zwangssymptomen: Wenn Zwangsgedanken oder Zwangshandlungen im klinischen Beschwerdebild vorherrschen.

Mit Phobischen Symptomen: Wenn phobische Symptome im klinischen Beschwerdebild vorherrschen.

Bestimme, ob:

Mit Beginn während der Intoxikation: Wenn die Kriterien einer Substanzintoxikation erfüllt sind und die Symptome während des Intoxikationssyndroms auftraten.

Mit Beginn während des Entzugs: Wenn die Kriterien für Substanzentzug erfüllt sind und die Symptome während oder kurz nach dem Entzugssyndrom auftraten.

9.4.4 Diagnosestellung nach differentialdiagnostischen Überlegungen

Eine substanzinduzierte Angststörung ist relativ häufig. Nur wenn die Angstsymptome jedoch deutlich stärker sind als diese, die bei einer Intoxikation oder bei einem Entzug üblich sind, soll zusätzlich die substanzinduzierte Angststörung diagnostiziert werden. Falls substanzinduzierte Angstsymptome ausschließlich im Verlauf eines Delirs auftreten, wird keine zusätzliche Diagnose gestellt. Der Unterschied einer substanzinduzierten Angststörung wird von der primären Angststörung zumeist dadurch unterschieden, dass der primären Angststörung kein Substanzkonsum bzw. Exposition auf Toxine vorausgegangen sind (American Psychiatric Association, 1994; Grant et al., 2004).

Während der Behandlung einer psychischen Krankheit werden oft Medikamente gebraucht, die selbst Angst induzierend wirken können. Die Diagnose einer substanzinduzierten Angststörung ist jedoch nur dann gerechtfertigt, wenn die Angstsymptome während der Einnahme des Medikamentes beginnen. Dabei kann es sich auch um Angstsymptome handeln, die während eines Entzugs nach so einem Medikament wie nach Benzodiazepinen auftreten können. Üblicherweise remittieren die Angstsymptome nach dem Absetzen eines solchen Medikamentes binnen weniger Tage, manchmal Wochen. Wenn jedoch länger als ein Monat lang die Angstsymptome anhalten sollten, können andere Ursachen für die Angstsymptome in Betracht gezogen werden (American Psychiatric Association, 1994; Grant et al., 2004).

Patienten mit einer somatischen Erkrankung nehmen oft Medikamente, die Angstsymptome verursachen könnten. In diesem Fall ist es üblich, eine Angststörung aufgrund eines medizinischen Krankheitsfaktors zu diagnostizieren. Falls eine Übereinkunft darüber herrschen soll, dass sowohl die somatische Erkrankung als auch das Medikament ursächlich verantwortlich für die Angstsymptomatik gemacht werden können, sollte die Stellung von beiden Diagnosen parallel erwogen werden. In manchen Fällen ist es kaum möglich, mit einer Überzeugung sagen zu können, was ursächlich für die Angstsymptomatik verantwortlich gemacht werden kann. In solchen Fällen empfiehlt sich die Diagnose einer nicht näher bezeichneten Angststörung zu stellen (American Psychiatric Association, 1994; Grant et al., 2004; Palmer et al., 2007).

9.5 (F41.9; F40.9) Nicht näher bezeichnete Angststörung (ICD-10: F41.0 o. F40.9; DSM-IV: 300.00)

Eine nicht näher bezeichnete Angststörung umfasst ausgeprägte Angst oder phobische Vermeidung, die sonst keine diagnostischen Kriterien ausreichend erfüllen. Auch eine Situation, in der der Untersucher nicht die Entscheidung treffen kann, ob die Angst organisch bedingt oder als primär anzusehen ist, würde die Diagnose einer nicht näher bezeichneten Angststörung rechtfertigen. Es empfiehlt sich jedoch, bei der Diagnosestellung möglichst ohne zeitlichen Druck und gründlich vorzugehen und nicht voreilig diese Diagnose zu verwenden (American Psychiatric Association, 1994).

Literatur

Ambühl H, Haldimann BH (1998) Psychotherapie der Zwangsstörung aus der Perspektive einer allgemeinen Psychotherapie. In: Ambühl H (Hrsg) Psychotherapie der Zwangsstörung. Thieme, Stuttgart

Ambühl H, Meier B, Willutzki U (2001) Soziale Angst verstehen und behandeln. Klett-Cotta, Stuttgart

Ambühl H, Meier B (2003) Zwang verstehen und behandeln: Ein kognitiv-verhaltenstherapeutischer Zugang. Klett-Cotta, Stuttgart

American Psychiatric Association (1994) Diagnostic and Statistic Manual of Mental Disorders, 4th edn. Washington D.C. Dt.: Saß H, Wittchen H-U, Zaudig M (1996) Diagnostisches und Statistisches Manual Psychischer Störungen DSM-IV. Hogrefe, Göttingen

Andrade L, Caraveo-Anduaga JJ, Berglund P, Bijl R, Kessler RC, Demier O, Walters E, Kylyc C, Offord D, Ustun TB, Wittchen H-U (2000) Cross-national comparisons of the prevalences and correlates of mental disorders. Bull World Health Organ 78: 413-426

Arrindell WA, Eisemann M, Richter J, Oei TP, Caballo VE, van der Ende J, Sanavio E, Bages N, Feldman L, Torres B, Sica C, Iwawaki S, Hatzichristou C (2003) Masculinity-femininity as a national characteristic and its relationship with national agoraphobic fear levels: Fodor's sex role hypothesis revitalized. Behav Res Ther 41: 795-807

Antai-Otong D (2007) The art of prescribing: pharmacotherapy of obsessive-compulsive disorder: an evidence-based approach. Perspect Psychiatr Care 43: 219-222

Baer L, Greist JH (1997) An interactive computer-administered self-assessment and selp-helf program for behaviour therapy. J Clin Psychiatry 58 [Suppl] 12: S23-S28

Bandelow B (1997) Panik- und Agoraphobie-Skala. Hogrefe, Göttingen

Bandelow B (2001) Panik und Agoraphobie. Springer, Wien

Bandelow B, Zohar J, Hollander E, Kasper S, Moller HJ (2005) Leitlinien der World Federation of Societies of Biological Psychiatry (WFSBP) für die medikamentöse Behandlung von Angst-, Zwangs- und posttraumatischen Belastungsstörungen. Wissenschaftliche Verlagsgesellschaft, Stuttgart

Bandelow B, Linden M (2006) Angsterkrankungen – Panikstörung: soziale und generalisierte Angststörung. In: Voderholzer U, Hohagen F (Hrsg) Therapie psychischer Erkrankungen, State of the Art. Urban und Fischer, München

Bandelow B, Seidler-Brandler U, Becker A, Wedekind D, Ruther E (2007) Meta-analysis of randomized controlled comparisons of psychopharmacological and psychological treatments for anxiety disorders. World J Biol Psychiatry 8: 175-187

Barlow DH, Gorman JM, Shear MK, Woods SW (2000) Cognitive-behavioral therapy, imipramine, or their combination for panic disorder: A randomized controlled trial. JAMA 283: 2529-2536

Bartling G, Eichelmeyer L, Engberding M, Krause R (1992) Problemanalyse im therapeutischen Prozess. Leitfaden für die Praxis. Kohlhammer, Stuttgart

Bassler M (1996) Tiefenpsychologisch orientierte Verfahren bei Behandlung der Sozialen Phobie. Nervenheilkunde 15: 380-382

Bassler M, Leidig S (2005) Psychotherapie der Angsterkrankungen. Krankheitsmodelle und Therapiepraxis – störungsspezifisch und schulenübergreifend. Thieme, Stuttgart

Beck J (1999) Praxis der kognitiven Therapie. Belz, Weinheim

Becker E, Margraf J (2002) Generalisierte Angststörung. Ein Therapieprogramm. Beltz, Weinheim

Becker ES, Hoher J (2005) Generalisierte Angststörung: Fortschritte der Psychotherapie. Hogrefe, Göttingen

Benjamin LS (1996) Interpersonal diagnosis and treatment of personality disorders. Guilford, New York

Benjamin J, Ben-Zion IZ, Karbofsky E, Dannon P (2000) Double-blind placebo-controlled pilot study of paroxetine for specific phobia. Psychopharmacol 149: 194–196

Berle D, Phillips ES (2006) Disgust and obsessive-compulsive disorder: an update. Psychiatry 69 (3): 228–238

Beutler LE, Clarkin J (1990) Systematic treatment selection. Toner and Matzel, New York

Biederman J, Hirshfeld-Becker DR, Rosenbaum JF, Herot C, Friedman D, Snidman N, Kagan J, Faraone SV (2001) Further evidence of association between behavioral inhibition and social anxiety in children. Am J Psychiatry 158: 1673–1679

Boerner RJ (2007) Generalisierte Angststörung – Diagnostik und Therapie. Med Monatsschr Pharm 30: 401–408

Borgart EJ, Meermann R (2004) Stationäre Verhaltenstherapie. Behandlungskonzepte und Therapiemanuale. Huber, Bern

Brawman-Mintzer O, Lydiard RB, Emmanuel N, Payeur R, Johnson M, Roberts J, Jarrell MP, Ballenger JC (1993) Psychiatric comorbidity in patients with generalized anxiety disorder. Am J Psychiatry 150: 1216–1218

Brawman-Mintzer O, Lydiard RB, Crawford MM, Emmanuel N (1995) Somatic symptoms in generalized anxiety disorder with and without comorbid psychiatric disorders. Am J Psychiatry 151: 930–932

Breitholz E, Johansson B, Öst LG (2000) Cognition in generalized anxiety disorder and panic disorder patients: a prospective approach. Behav Res Ther 37: 533–544

Brennen T, Dybdahl R, Kapidzic A (2007) Trauma-related and neutral false memories in war-induced Posttraumatic Stress Disorder. Conscious Cogn 16: 877–885

Breslau N (2002) Epidemiologic studies of trauma, posttraumatic stress disorder, and other psychiatric disorders. Can J Psychiatry 47: 923–929

Bruce SE, Vasile RG, Goisman RM, Salzman C, Spencer M, Machan JT, Keller MB (2003) Are benzodiazepines still the medication of choice for patients with panic disorder with or without agoraphobia? Am J Psychiatry 160: 1432–1438

Brune M, Haasen C, Krausz M, Yagdiran O, Bustos E, Eisenman D (2002) Belief systems as coping factors for traumatized refugees: a pilot study. Eur Psychiatry 17: 451–458

Bryant RA, Salmon K, Sinclair E, Davidson P (2007) The relationship between acute stress disorder and posttraumatic stress disorder in injured children. J Trauma Stress 20: 1075–1079

Butollo W, Rosner R, Wentzel A (1999) Integrative Psychotherapie bei Angststörungen, 1. Aufl. Hans Huber, Bern

Camart N, Andre C, Trybou V, Bourdel MC (2006) Short-term effects of a cognitive-behavioural group therapy in social phobia: evaluation of sixty patients. Encephal 32: 1011–1018

Chang SC (1997) Social anxiety (phobia) and east Asian culture. Depress Anxiet 5: 115–1120

Choy Y, Fyer AJ, Lipsitz JD (2007) Treatment of specific phobia in adults. Clin Psychol Rev 27: 266–286

Chung MC, Berger Z, Rudd H (2007) Comorbidity and personality traits in patients with different levels of posttraumatic stress disorder following myocardial infarction. Psychiatry Res 152: 243–252

CIPS Collegium Internationale Psychiatriae Scalarum (Hrsg) (1986) Internationale Skalen für Psychiatrie. Beltz, Weinheim

Cloitre M, Shear MK (1995) Social phobia: psychodyamic perspectives. In: Stein MB (ed) Social phobia. Clinical and research perspectives. American Psychiatric Press, Washington

Cooper J, Carty J, Creamer M (2005) Pharmacotherapy for posttraumatic stress disorder: empirical review and clinical recommendations. Aust NZ J Psychiatry 39: 674–682

Corominas A, Guerrero T, Vallejo J (2002) Residual symptoms and comorbidity in panic disorder. Eur Psychiatry 17: 399–406

Craig A, Allen D (1990) Overlooking an organic aetiology in patients presenting with mood or anxiety symptoms. Med J Aust 153: 305

Craske M (1991) Phobic fear and panic attacks: The same emotional states triggered by different cues? Clin Psychol Rev 11: 599–620

Craske MG, Waters AM (2005) Panic disorder, phobias, and generalized anxiety disorder. Annu Rev Clin Psychol 1: 197–225

Csef H (1994) Neuere Entwicklungen in der psychoanalytischen Behandlungstechnik der Zwangsstörung. Prax Klin Verhaltensmed Rehab 7: 70–76

Davidson JR, Connor KM, Sutherland SM (1998) Panic disorder and social phobia: current treatments and new strategies. Cleve Clin J Med 65 [Suppl 1]: S39–S44

Deacon BJ, Abramowitz JS (2005) The yale-brown obsessive compulsive scale: factor analysis, construct validity, and sugges-tions for refinement. J Anxiety Disord 19: 573–585

Ecker W (2005) Therapeutische Fehler und Misserfolge in der kognitiv-behavioralen Therapie von Zwangsstörungen aus der Perspektive der Klinischen Praxis. Verhaltensther Verhaltensmed 2: 239–60

Eder L (2003) Der Systemische Ansatz in der Therapie sozialer Ängste. Psychotherap Dialog 4: 17–24

Eher R Binter G Scholze M (1997) Ein systemisch-dynamisches Bedingungsmodell der Panikstörung/Agoraphobie. Z System Therap 15: 224–252

Ehlers A, Margraf J, Chambless D (1993) Fragebogen zu körperbezogenen Ängsten: Kognitionen und Vermeidung. Beltz, Weinheim

Ermann M (2007) Psychosomatische Medizin und Psychotherapie. Ein Lehrbuch auf psychoanalytischer Grundlage. Kohlhammer, Stuttgart

Erwin BA, Heimberg RG, Juster H, Mindlin M (2002) Comorbid anxiety and mood disorders among persons with social anxiety disorder. Behav Res Ther 40: 19–35

Essau CA, Karpinski NA, Petermann F, Conradt J (1998) Häufigkeit und Komorbidität von Angststörungen bei Jugendlichen: Ergebnisse der Bremer Jugendstudie. Verhaltenstherap 8: 180–187

Essau CA, Conradt J, Petermann F (2000) Frequency, comorbidity, and psychosocial impairment of specific phobia in adolescents. J Clin Child Psychol 29: 221–231

Eysenck HJ (1970) A mish-mash of theories. Int J Psychiatry 9: 140–146

Fergusson DM, Horwood J, Lynskey MT (1996) Childhood sexual abuse and Psychiatric disorder in young adulthood: II. Psychiatric outcomes of childhood sexual abuse. J Am Acad Child Adolesc Psychiatry 35: 1365–1374

Fineberg NA, Saxena S, Zohar J, Craig KJ (2007) Obsessive-compulsive disorder: boundary issues. CNS Spectr 12: 359–64

Fisch R, Watzlawick P, Weakland JH & Bodin A (1982) On unbecoming family therapists. In: Ferber A, Mendelsohn M, Napier A (eds) The book of family therapy. Science House, New York

Frank J (1973) Persuasion and healing. Johns Hopkins University, Baltimore

Freud S (1919) Wege der psychoanalytischen Therapie. Fischer, Frankfurt

Freud S (1985) Hemmung, Symptom und Angst. Hysterie und Angst, Bd 6. Studienausgabe. Fischer, Frankfurt

Freud S (1975) Über den psychischen Mechanismus hysterischer Phänomene. Gesammelte Werke, Nachtragsband. Fischer, Frankfurt

Fricke S, Hand I (2006) Zwangsstörungen verstehen und bewältigen. Hilfe zur Selbsthilfe, 3. Aufl. Psychiatrie-Verlag, Bonn

Fullana MA, Tortella-Feliu M, Caseras X, Andion O, Torrubia R, Mataix-Cols D (2005) Psychometric properties of the Spanish version of the Obsessive-Compulsive Inventory – revised in a non-clinical sample. J Anxiety Disord 19: 893–903

Garfield SL, Kurtz R (1977) Clinical psychologist in the 1970. Am Psychol: 1–9

Goddard AW, Mason GF, Appel M, Rothman DL, Gueorguieva R, Behar KL, Krystal JH (2004) Impaired GABA neuronal response to acute benzodiazepine administration in panic disorder. Am J Psychiatry 161: 2186–2193

Goisman RM, Warshaw MG, Peterson LG, Rogers MP, Cuneo P, Hunt MF, Tomlin-Albanese JM, Kazim A, Gollan JK, Epstein-Kaye T (1994) Panic, agoraphobia, and panic disorder with agoraphobia. Data from a multicenter anxiety disorders study. J Nerv Ment Dis 182: 72–79

Grant BF, Stinson FS, Dawson DA, Chou SP, Dufour MC, Compton W, Pickering RP, Kaplan K (2004) Prevalence and co-occurrence of substance use disorders and independent mood and anxiety disorders: results from the National Epidemiologic Survey on Alcohol and Related Conditions. Arch Gen Psychiatry 61: 807–816

Grawe K (1998) Psychologische Therapie. Hogrefe, Göttingen

Grawe K, Braun U (1994) Qualität in der Psychotherapiepraxis. Z Klin Psychol 23: 24–267

Grepmair L, Nickel M (2008) Achtsamkeit. Springer, Wien

Grubaugh AL, Elhai JD, Cusack KJ, Wells C, Frueh BC (2007) Screening for PTSD in public-sector mental health settings: the diagnostic utility of the PTSD checklist. Depress Anxiety 24: 124–129

Hamm A (2006) Spezifische Phobien. Hogrefe, Göttingen

Hand I (2006) Das Spektrum der Verhaltenstherapie bei Zwangsstörungen. Von den verhaltenstherapeutischen Techniken zur strategisch-systemischen, multimodalen Verhaltenstherapie. In: Fricke S, et al (Hrsg) Verhaltenstherapie bei Zwangsstörungen. Fallbasierte Therapiekonzepte. Urban und Fischer, München

Hauke W (2006) Stationäre Verhaltenstherapie bei Kontrollzwang und komorbider Depression. In: Fricke S (Hrsg) Verhaltenstherapie bei Zwangsstörungen, Fallbasierte Therapiekonzepte. Urban und Fischer, München

Hayward C, Killen JD, Kraemer HC, Taylor CB (1998) Linking self-reported childhood behavioral inhibition to adolescent social phobia. J Am Acad Child Adolesc Psychiatry 37 (12): 1308–1316

Häuser W, Eher R (2000) Systemische Therapie bei Angststörungen. Psychother Dialog 3: 45–59

Heimberg RG (2002) Cognitive-behavioral therapy for social anxiety disorder: current status and future directions. Biol Psychiatry 51: 101–108

Heitzman J (1995) PTSD – diagnostic criteria, clinical and certification application. Psychiatr Pol 29: 751–766

Hermann C (2002) Neurobiologische Aspekte und lerntheoretische Grundlagen der Sozialen Phobie. In: Stangier U, Fydrich T (Hrsg) Soziale Phobie und Soziale Angststörung. Hogrefe, Göttingen

Herpertz-Dahlmann B, Simon M (2005) Zwangsstörungen. In: Remschmidt H (Hrsg) Kinder- und Jugendpsychiatrie. Eine praktische Einführung. Thieme, Stuttgart

Herran A, Carrera M, Sierra-Biddle D, Ramirez L, Rodriguez-Cabo B, Ayestaran A, Hoyuela F, Vazquez-Barquero JL (2006) Panic disorder and the onset of agoraphobia. Psychiatry Clin Neurosci 60: 395–396

Hettema JM, Neale MC, Kendler KS (2001) A review and meta-analysis of the genetic epidemiology of anxiety disorders. Am J Psychiatry 158: 1568–1578

Hiller W, Zaudig M, Mombour W (1995) Internationale Diagnose Checklisten für ICD-10. Hogrefe, Göttingen

Hinton D, Nathan M, Bird B, Park L (2002) Panic probes and the identification of panic: a historical and cross-cultural perspective. Cult Med Psychiatry 26: 137–153

Hinrichsen H, Sheffield A, Waller G (2007) The role of parenting experiences in the development of social anxiety and agoraphobia in the eating disorders. Eat Behav 8: 285–290

Hoffmann SO (2002) Die Psychodynamik der sozialen Phobien. Mit Anmerkungen zur psychoanalytisch orientierten Psychotherapie. In: Stangier U, Fydrich T (Hrsg) Soziale Phobie und soziale Angststörung. Hogrefe, Göttingen

Hoffmann N, Hofmann B (2004) Expositionen bei Ängsten und Zwängen: Praxishandbuch. Beltz, Weinheim

Hofmann SG, Lehman CL, Barlow DH (1997) How specific are specific phobias? J Behav Ther Exp Psychiatry 28: 233–240

Hofmann A, Fischer, G, Galley N (2004) EMDR in der Behandlung der posttraumatischen Belastungssyndrome. Thieme, Stuttgart

Hofmann SG, Meuret AE, Smits JA, Simon NM, Pollack MH, Eisenmenger K, Shiekh M, Otto MW (2006) Augmentation of exposure therapy with D-cycloserine for social anxiety disorder. Arch Gen Psychiatry 63: 298–304

Hohagen F (1998) Kombination von Psychotherapie und Pharmakotherapie bei der Zwangsstörung. In: Ambühl H (Hrsg) Psychotherapie der Zwangsstörung. Thieme, Stuttgart

Horowitz MJ (2003) Persönlichkeitsstile und Belastungsfolgen. In: Maerker A (Hrsg) Therapie der posttraumatischen Belastungsstörungen, 2. Aufl. Springer, Berlin

Hunot V, Churchill R, Teixeira V, Silva de Lima, M, Teixeira V (2007) Psychological therapies for generalised anxiety disorder. Cochrane Database Syst Rev 1: 1848

Iancu I, Levin J, Hermesh H, Dannon P, Poreh A, Ben-Yehuda Y, Kaplan Z, Marom S, Kotler M (2006) Social phobia symptoms: prevalence, sociodemographic correlates, and overlap with specific phobia symptoms. Compr Psychiatry 47: 399–405

Iancu I, Levin J, Dannon PN, Poreh A, Yehuda YB, Kotler M (2007) Prevalence of self-reported specific phobia symptoms in an Israeli sample of young conscripts. J Anxiety Disord 21: 762–769

Iversen VC, Morken G (2004) Differences in acute psychiatric admissions between asylum seekers and refugees. Nord J Psychiatry 58: 465–470

Jacobi F, Wittchen H-U, Hölting C, Sommer S, Lieb R, Höfler M, Pfister H (2002) Estimating the prevalence of mental and somatic disorders in the Community: aims and methods of the German National Health Interview and Examination Survey. Int J Meth Psychiatr Res 11: 1–18

Jacobson E (1938) Progressive relaxation. University of Chicago Press, Chicago

Janoff-Bulman R (1993) Shattered assumptions. Towards a new psychology of trauma. Free Press, New York

Johnson JG, Cohen P, Pine DS, Klein DF, Kasen S, Brook JS (2000) Association between cigarette smoking and anxiety disorders during adolescence and early adulthood. JAMA 284: 2348–2351

Jefferson JW (1995) Social phobia: a pharmacologic treatment overview. J Clin Psychiatry 56 [Suppl 5]: S18–S24

Joraschky P (1996) Analytische Psychotherapie bei Zwangskranken. In: Nissen G (Hrsg) Zwangserkrankungen. Huber, Bern

Kagan J, Reznick JS, Clarke C, Snidman N, Garcia-Coll C (1984) Behavioral inhibition to the unfamiliar. Child Develop 55: 2212–2225

Kanfer FH, Reinecker H, Schmelzer D (1996) Selbstmanagement-Therapie. Ein Lehrbuch für die klinische Praxis, 2. Aufl. Springer, Berlin

Kasper S, Stein DJ, Loft H, Nil R (2005) Escitalopram in the treatment of social anxiety disorder: randomised, placebo-controlled, flexible-dosage study. Br J Psychiatry 186: 222–226

Kendler KS, Neale MC, Kessler RC, Heath AC, Eaves LJ (1992) Major depression and generalized anxiety disorder. Same genes, (partly) different environments? Arch Gen Psychiatry 49: 716–722

Kent JM, Coplan JD, Lombardo I, Hwang DR, Huang Y, Mawlawi O, Van Heertum RL, Slifstein M, Abi-Dargham A, Gorman JM, Laruelle M (2002) Occupancy of brain serotonin transporters during treatment with paroxetine in patients with social phobia: a positron emission tomography study with 11C McN 5652. Psychopharmacol 164: 341–348

Kessler RC (2001) Comorbidity of depression and anxiety disorders. In: Montgomery SA, den Boer JA (eds) SSRIs in depression and anxiety. Wiley, Chichester

Kessler RC, Nelson CB, McGonagle KA, Edlund MJ, Frank RG, Leaf PJ (1996) The epidemiology of co-occurring addictive and mental disorders: implications for prevention and service utilization. Am J Orthopsychiatry 66: 17–31

Klußmann R, Nickel M (im Druck) Psychosomatische Medizin und Psychotherapie. Springer, Wien

Kohrt BA, Tol WA, Harper I (2007) Reconsidering somatic presentation of generalized anxiety disorder in Nepal. J Nerv Ment Dis 195: 544

Konermann J, Zaudig M (2003) Diagnostik und Differentialdiagnostik der Angststörungen nach ICD-10. Psychotherap 8: 72–85

Lakatos A, Reinecker H (1999) Kognitive Verhaltenstherapie der Zwangsstörung. Ein Therapiemanual. Hogrefe, Göttingen

Lambert MJ (1992) Psychotherapie outcome research: implications for integrative and eclectic therapists. In: Norcross JC, Goldfield MR (eds) Handbook of Psychotherapy Integration. Basic Books, NY

Lang H (2003) Zwang. Psychoanalytische Modellbildung und Behandlungsansätze. Psychotherap Dialog 3: 250–258

Last JM (1995) A dictionary of epidemiology. Edited for the International Association of Epidemiology, 3rd edn. Oxford University Press, New York

Lieb R, Isensee B, Sydow K von, Wittchen H-U (2000) The Early Develop-mental Stages of Psychopathology Study (EDSP): a methodological update. Eur Addiet Res 6: 170-182

Lieb R, Wittchen H-U, Höfler M, Fuetsch M, Stein M, Merikangas KR (2000a) Parental psychopathology, parenting styles, and the risk of social phobia in offspring. A prospective-longitudinal community study. Arch Gen Psychiatry 57: 859-866

Lieb R, Isensee B (2002) Epidemiologie. Häufigkeit und zeitliche Muster von Komorbidität. In: Moggi F (Hrsg) Doppeldiagnosen. Komorbidität psychischer Störung und Sucht. Huber, Bern

Lieb R, Schreier A, Müller N (2003) Epidemiologie von Angststörungen. Psychotherap 8: 86-102

Liebowitz MR, Schneier F, Campeas R, Hollander E, Hatterer J, Fyer A, Gorman J, Papp L, Davies S, Gully R (1992) Phenelzine vs atenolol in social phobia. A placebo-controlled comparison. Arch Gen Psychiatry 49: 290-300

Liebowitz MR (1999) Update on the diagnosis and treatment of social anxiety disorder. J Clin Psychiatry 60 [Suppl 18]: S22-S26

Liebowitz MR, Gelenberg AJ, Munjack D (2005) Venlafaxine extended release vs placebo and paroxetine in social anxiety disorder. Arch Gen Psychiatry 62: 190-198

Liebschutz J, Saitz R, Brower V, Keane TM, Lloyd-Travaglini C, Averbuch T, Samet JH (2007) PTSD in urban primary care: high prevalence and low physician recognition. J Gen Intern Med 22: 719-726

Lydiard RB (2007) Recognition and treatment of panic disorder. J Clin Psychiatry 68: 26

MacMillan HL, Fleming JE, Streiner DL, Lin E, Boyle MH, Jamieson E, Duku EK, Walsh CA, Wong MYY, Beardslee WR (2001) Childhood abuse and lifetime psychopathology in a Community sample. Am J Psychiatry 158 (11): 1878-1883

Maerker A (2003) Therapie der posttraumatischen Belastungsstörungen, 2. Aufl. Springer, Berlin

Margraf J, Schneider S, Ehlers A (Hrsg) (1991a) Diagnostisches Interview bei psychischen Störungen (DIPS). Springer, Berlin

Marten PA, Barlow DH (1993) Implications of clinical research for Psychotherapy integration in the treatment of the anxiety disorders. J Psychother Integr 4: 297-311

McCracken JT, Hanna GL (2005) Elevated thyroid indices in children and adolescents with obsessive-compulsive disorder: effects of clomipramine treatment. J Child Adolesc Psychopharmacol 15: 581-587

Mentzos S (1984) Angstneurose. Psychodynamische und psychotherapeutische Aspekte. Fischer, Frankfurt

Merikangas KR, Stevens DE (1998) Models of transmission of substance use and comorbid Psychiatric disorders. In: Kranzler HR, Rounsaville BJ (eds) Dual diagnosis and treatment. Marcel Dekker, New York, pp 31-53

Merikangas K, Angst J, Eaton W, Canino G, Rubio-Stipec M, Wacker H, Wittchen H-U, Andrade L, Essau CA, Kraemer H, Robins L, Kupfer D (1996) Comorbidity and boundaries of affective disorders with anxiety disorders and substance abuse: results of an international task force. Br J Psychiatry 168 [Suppl 30]: 49-58

Moller HJ (2003) Phobic disorder, panic or generalized anxiety? Basic principles in diagnosis and therapy. MMW Fortschr Med 145: 1-8

Molnar BE, Buka SL, Kessler RC (2001) Child sexual abuse and subsequent psychopathology: results from the National Comorbidity Survey. Am J Publ Health 91: 753–760

Mühlbacher M, Nickel M, Nickel C, Kettler C, Lahmann C, Pedrosa Gil F, Leiberich P, Rother N, Bachler E, Fartacek R, Kaplan P, Tritt K, Mitterlehner F, Anvar J, Rother W, Loew T, Egger C (2005) Mirtazapine treatment of social phobia in women: a randomized, double-blind, placebo-controlled study. J Clin Psychopharmacol 25: 580–583

Müllner M (2002) Evidence based medicine. Springer, Wien

Muris P (2002) An expanded childhood anxiety sensitivity index: its factor structure, reliability, and validity in a non-clinical adolescent sample. Behav Res Ther 40: 299–311

Nardone G (2003) Systemische Kurztherapie bei Zwängen und Phobien: Einführung in die Kunst der Lösung komplizierter Probleme mit einfachen Mitteln, 2. Aufl. Huber, Bern

Nickel C, Tritt K, Kettler C, Lahmann C, Loew T, Nickel M (2005) Motivation for therapy and results of inpatient treatment of patients with a generalized anxiety disorder. Wien Klin Wochenschr 117: 359–363

Nickel M, Nickel C, Leiberich P, Mitterlehner F, Forthuber P, Tritt K, Lahmann C, Rother W, Loew T (2004) Sexual abuse in childhood and youth as psychopathologically relevant life occurrence: a cross sectional survey in a random sample. Croat Med J 45: 483–489

Norton GR, Cox BJ, Asmundson GJ, Maser JB (1995) The growth of research on anxiety disorders during the 1980th. J Anxiety Disord 9: 75–85

Öst L-G (2000) Spezifische Phobien. In: Margraf J (Hrsg) Lehrbuch der Verhaltenstherapie, Bd 2 (2. Aufl). Springer, Berlin

Okun MS, et al (2007) Deep brain stimulation and the role of the neuropsychologist. Clin Neuropsychologist 21: 162–89

Otto MW, Tuby KS, Gould RA, McLean RY, Pollack MH (2001) An effect-size analysis of the relative efficacy and tolerability of serotonin selective reuptake inhibitors for panic disorder. Am J Psychiatry 158: 1989–1992

Palmer RS, Ball SA, Rounsaville BJ, O'Malley SS (2007) Concurrent and predictive validity of drug use and psychiatric diagnosis among first-time DWI offenders. Alcohol Clin Exp Res 31: 619–624

Pande AC, Feltner DE, Jefferson JW, Davidson JR, Pollack M, Stein MB, Lydiard RB, Futterer R, Robinson P, Slomkowski M, Du Boff E, Phelps M, Janney CA, Werth JL (2004) Efficacy of the novel anxiolytic pregabalin in social anxiety disorder: a placebo-controlled, multicenter study. J Clin Psychopharmacol 24: 141–149

Pauli P, Dengler W, Wiedemann G, Montoya P, Birbaumer N, Flor H, Buchkremer G (1997) Behavioral and neurophysiological evidence for altered processing of anxiety-related words in panic disorder. J Abnorm Psychol 106: 213–220

Peleg T, Shalev AY (2006) Longitudinal studies of PTSD: overview of findings and methods. CNS Spectr 11: 589–602

Perugi G, Frare F, Toni C (2007) Diagnosis and treatment of agoraphobia with panic disorder. CNS Drugs 21: 741–764

Phillips KA, Stout RL (2006) Associations in the longitudinal course of body dysmorphic disorder with major depression, obsessive-compulsive disorder, and social phobia. J Psychiatr Res 40: 360–369

Pinto A, Eisen JL, Mancebo MC, Greenberg BD, Stout RL, Rasmussen SA (2007) Taboo thoughts and doubt/checking: a refinement of the factor structure for obsessive-compulsive disorder symptoms. Psychiatry Res 151: 255–258

Pirèe S (2003) die Angst – freudiane Auffassungen und therapeutische Konsequenzen. Psychotherap 8: 156–162

Polster E, Polster M (1983) Gestalttherapie. Fischer, Frankfurt

Prasko J, Dockery C, Horacek J, Houbova P, Kosova J, Klaschka J, Paskova B, Praskova H, Seifertova D, Zalesky R, Hoschl C (2006) Moclobemide and cognitive behavioral therapy in the treatment of social phobia. A six-month controlled study and 24 months follow up. Neuro Endocrinol Lett 27: 473–481

Prior M, Smart D, Sanson A, Oberklaid F (2000) Does shy-inhibited temperament in childhood lead to anxiety problems in adolescence? J Am Acad Child Adolesc Psychiatry 39: 461–468

Rasmussen S, Eisen J (1991) Phenomenology of OCD: clinical subtypes, heterogeneity and co-existence. In: Zohar AH, Insel T (eds) The psychobiology of obsessive-compulsive disorder. The Free Press, New York

Rasmussen SA, Eisen JL (1992) The epidemiology and clinical features of obsessive compulsive disorder. Psychiatr Clin North Am 15: 743–758

Regier DA, Farmer ME, Rae DS, Myers JK, Kramer M, Robins LN, George LK, Karno M, Locke BZ (1993) One-month-prevalence of mental disorders in the United States and sociodemographic characteristics: the Epidemiologic Catchments Area Study. Acta Psychiatr Scand 88: 35–47

Regier DA, Narrow WE, Rae DS (1990) The epidemiology of anxiety disorders: The Epidemiologic Catchment Area (ECA) experience. J Psychiatr Res 24 [Suppl 2]: 3–14

Reinecker H, Lakatos A, Kaimer P (2004) Lernund verhaltenstherapeutische Krankheitslehre. In: Hiller W, Leibing E, Leichsenring F, Sulz SKD (Hrsg) Lehrbuch der Psychotherapie, Bd 1. CIP, München

Reiss S, Peterson RA, Gursky DM, McNally RJ (1986) Anxiety sensitivity, anxiety frequency and the prediction of fearfulness. Behav Res Ther 24: 1–8

Reiter SR, Pollack MH, Rosenbaum JF, Cohen LS (1990) Clonazepam for the treatment of social phobia. J Clin Psychiatry 51: 470–472

Richter EO, Davis KD, Hamani C, Hutchison WD, Dostrovsky JO, Lozano AM (2004) Cingulotomy for psychiatric disease: microelectrode guidance, a callosal reference system for documenting lesion location, and clinical results. Neurosurg 54: 622–628

Riemann F (1961) Grundformen der Angst. Reinhardt, München

Robins LN, Locke BZ, Regier DA (1991) An overview of Psychiatric disorders in America. In: Robins LN, Regier DA (eds) Psychiatric disorders in America. The Epidemiologic Catchment Area Study. The Free Press, New York

Rodriguez BF, Bruce SE, Pagano ME, Keller MB (2005) Relationships among psychosocial functioning, diagnostic comorbidity, and the recurrence of generalized anxiety disorder, panic disorder, and major depression. J Anxiety Disord 19: 752–766

Rosenbaum JF, Biederman J, Hirshfeld DR, Bolduc EA, Faraone SV, Kagan J, Snidman N, Reznick JS (1991) Further evidence of an association between behavioral Inhibition and anxiety disorders: results from a family study of children from a non-clinical sample. J Psychiatr Res 25: 49–65

Roth G (1996) Das Gehirn und seine Wirklichkeit, 2. Aufl. Suhrkamp, Frankfurt/Main

Sachse R (2004) Persönlichkeitsstörungen. Hogrefe, Göttingen

Saß H, Zaudig M, Wittchen H-U (2000) DSM-IV und ICD-10 Fallbuch: Fallübungen zur Differenzialdiagnose nach DSM-IV und ICD-10. Hogrefe, Göttingen

Schiepek G, Lambertz M, Perlitz V, Vogeley K, Schubert Ch (2003) Neurobiologie der Psychotherapie – Ansatzpunkte für das Verständnis und die methodische Erfassung komplexer biopsychischer Veränderungsprozesse. In: Schiepek G (Hrsg) Neurobiologie in der Psychotherapie. Schattauer, Stuttgart

Schmidt NB, Storey J, Greenberg BD, Santiago HT, Li Q, Murphy DL (2000) Evaluating gene x psychological risk factor effects in the pathogenesis of anxiety: a new model approach. J Abnorm Psychol 109: 308–320

Schmidt-Traub S (2000) Panikstörung und Agoraphobie. Ein Therapiemanual. Hogrefe, Göttingen

Schmidt- Traub S (2003) Kognitive Verhaltenstherapie bei Panik und Agoraphobie im Jugend- und Erwachsenenalter. Psychotherap 8: 114–131

Schmidt-Traub S, Lex T P (2005) Verhaltenstherapeutische Behandlung von Panikstörung und Agoraphobie – Angst und Depression. Hogrefe, Göttingen

Schneider S, Markgraf J (1998) Agoraphobie und Panikstörung. Fortschritte der Psychotherapie. Hogrefe, Göttingen

Schnurr PP, Friedman MJ, Bernardy NC (2002) Research on posttraumatic stress disorder: epidemiology, pathophysiology, and assessment. J Clin Psychol 58: 877–889

Schulte D (1976) Diagnostik in der Verhaltenstherapie. Urban und Schwarzenberg, München

Senf W, Broda M (2007) Praxis der Psychotherapie. Ein integratives Lehrbuch für Psychoanalyse und Verhaltenstherapie. Thieme, Stuttgart

Shapiro F (2001) Eye Movement Desensitation and reprocessing-basic principles, protocols and procederes. Guilford, New York

Shear MK (1996) Treatment of panic and phobias. Curr Opin Psychiatry 9: 121–124

Sheeran T, Zimmerman M (2002) Social phobia: still a neglected anxiety disorder? J Nerv Ment Dis 190: 786–788

Sheikh JI, Leskin GA, Klein DF (2002) Gender differences in panic disorder: findings from the National Comorbidity Survey. Am J Psychiatry 159: 55–58

Silove D, Sinnerbrink I, Field A, Manicavasagar V, Steel Z (1997) Anxiety, depression and PTSD in asylum-seekers: assocations with pre-migration trauma and post-migration stressors. Br J Psychiatry 170: 351–357

Silverman WK, Moreno J (2005) Specific phobia. Child Adolesc Psychiatr Clin N Am 14: 819–843

Sonntag H, Wittchen H-U, Hofler M, Kessler RC, Stein MB (2000) Are social fears and DSM-IV social anxiety disorder associated with smoking and nicotine dependence in adolescents and young adults. Eur Psychiatry 15: 67–74

Stangier U, Heidenreich T (1997) Diagnostik der sozialen Phobie. Verhaltensther 7: 107–118

Stangier U, Heidenreich T, Berardi A, Golbs U, Hoyer J (1999) Die Erfassung sozialer Phobie durch die Social Interaction Anxiety Scale (SIAS) und die Social Phobia Scale (SPS). Z Klin Psychol 28: 28–36

Stein DJ, Matsunaga H (2006) Specific phobia: a disorder of fear conditioning and extinction. CNS Spectr 11: 248–251

Stein MB, Kline NA, Matloff JL (2002) Adjunctive olanzapine for SSRI-resistant combat-related PTSD: a double-blind, placebo-controlled study. Am J Psychiatry 159: 1777–1779

Steketee G, Chambless DL (2001) Effects of axis I and axis II comorbidity on behaviour therapy outcome for obsessive-compulsive disorder and agoraphobia. Compr Psychiatry 42: 76–86

Stewart SE, Jenike MA, Keuthen NJ (2005) Severe obsessive-compulsive disorder with and without comorbid hair pulling: comparisons and clinical implications. J Clin Psychiatry 66: 864–869

Stravynski A, Arbel N, Bounader J, Gaudette G, Lachance L, Borgeat F, Fabian J, Lamontagne Y, Sidoun P, Todorov C (2000) Social phobia treated as a problem in social functioning: a controlled comparison of two behavioural group approaches. Acta Psychiatr Scand 102: 188–198

Street LL, Salman E, Garfinkle R, Silvestri J, Carrasco J, Cardenas D, Zinbarg R, Barlow DH, Liebowitz MR (1997) Discriminating between generalized anxiety disorder and anxiety disorder not otherwise specified in a Hispanic population: is it only a matter of worry? Depress Anxiety 5: 1–6

Swendsen JD, Merikangas KR, Canino GJ, Kessler RC, Rubio-Stipec M, Angst J (1998) The comorbidity of alcoholism with anxiety and depressive disorders in four geographic communities. Compr Psychiatry 39: 176–184

Tress W, Scheibe G, Reister G (1985) Psychoanalytische Modellvorstellungen zur Ätiologie von Angstkrankheiten. In: Kasper S, Möller HJ (Hrsg) Angst und Panikerkrankungen. Fischer, Stuttgart

van Vliet IM, den Boer JA, Westenberg HG, Pian KL (1997) Clinical effects of buspirone in social phobia: a double-blind placebo-controlled study. J Clin Psychiatry 58: 164–168

Versiani M, Amrein R, Montgomery SA (1997) Social phobia: long-term treatment outcome and prediction of response – a moclobemide study. Int Clin Psychopharmacol 12: 239–254

Voderholzer U, Hohagen F (2006) Zwangsstörungen. In: Voderholzer U, Hohagen F (Hrsg) Therapie psychischer Erkrankungen, State of the art. Urban und Fischer, München

Watzlawick P (1981) Die erfundene Wirklichkeit. Piper, München

Weeks RE (2007) Integration of behavioural techniques into clinical practice. Neurol Sci 28 [Suppl 2]: S84–88

Wittchen H-U (1986) Epidemiology of panic attacks and panic disorders. In: Hand I, Wittchen H-U (eds) Panic and phobias – Empirical evidence of theoretical models and longterm effects of behavioral treatments. Springer, Berlin

Wittchen H-U, Zaudig M, Fydrich, T (1997) Strukturiertes Klinisches Interview für DSM-IV Achse I und II. Hogrefe, Göttingen

Wittchen H-U, Kessler RC, Pfister H, Höfler M, Lieb R (2000) Why do people with anxiety disorders become depressed? A prospective-longitudinal community study. Acta Psychiatr Scand [Suppl] 406: S14–S23

Wittchen H-U, Vossen A (2000) Komorbiditätsstrukturen bei Angststörungen-Häufigkeit und mögliche Implikationen. In: Margraf J (Hrsg) Lehrbuch der Verhaltenstherapie. Springer, Berlin

Wittmund B (2005) Angststörungen aus systemischer Sicht. Psychotherap Dialog 6: 376–381

World Health Organization (1991) Internationale Klassifikation psychischer Störungen.

ICD-10, Kapitel V (F): Klinisch-diagnostische Leitlinien. Übersetzt und herausgegeben von Dilling H, Mombour W, Schmidt MH. Huber, Bern

World Health Organization (1994) ICD-10, Kapitel V (F): Forschungskriterien. Hrsg von Dilling H, übersetzt von Schulte-Markwort E und Mombour W. Huber, Bern

Zielke M (1994) Indikationen zur stationären Verhaltenstherapie. In: Zielke M, Sturm J (Hrsg) Handbuch Stationäre Verhaltenstherapie. Psychologie-Union, Weinheim

Zur J (1996) From PTSD to voices in context: from an „experience-far" to an „experience-near" understanding of responses to war and atrocity across cultures. Int J Soc Psychiatry 42: 305–317

Anhang – Selbsthilfegruppen

Österreich

Angststörung

Club D&A
Depression und Angst – Interessenvertretung
und Selbsthilfegruppen
Schottenfeldgasse 40/8, 1070 Wien
Tel.: 01/4077727
Fax: 01/4077727-71
www.club-d-a.at

HSSG
Hilfe zur Selbsthilfe für seelische
Gesundheit
Landesverband NÖ
Bahnhofsplatz 10/2. Stock
3100 St. Pölten
Tel.: 02742/22966, Fax: Dw. 4
www.hssgnoe.at

Hilfe zur Selbsthilfe, Purgstall und Umgebung
Selbsthilfegruppe bei Depression und/oder
Angst
Kirchenstraße 12–14, 3251 Purgstall
Tel.: 07487/21341
Mobil: 0664-4040309
www.selbsthilfe.at/purgstall_umgebung

Kraft für Leben
Verein für Menschen in Grenzsituationen
Speckbacherstraße 30, 6020 Innsbruck
Tel.: 0699-16202020
Fax: 0512/5801924
www.KRAFTfuerLEBEN.org

Selbsthilfegruppe für Menschen mit
Angst- und Panikattacken
Verein Lichtblick
Domplatz 15/1, 2700 Wiener Neustadt
Tel.: 02622/26222, Fax: 02622/26802
www.kindernotruf.at

Angst und Depression Gasteinertal
5600 Sankt Johann im Pongau
Tel.: 06412/20153
Neu Reinbach 9/14
5640 Bad Gastein, Palfnerstraße 5
Tel.: 06434/3448

ASAD
Anonyme Selbsthilfegruppen Angst und
Depression
Wienerstraße 23/2. Stock, 2620 Neunkirchen
Mobil: 0699-11099168
Neuklostergasse 1, 2700 Wiener Neustadt

Club D&A Filiale Bezirk Mödling &
Wien-Süd
Selbsthilfe bei Depression und
Angststörungen
Liechtensteinstraße 14,
2344 Maria Enzersdorf
Mobil: 0699-12550047

Club D&A Salzburg
Tel.: 0676/3741426

Selbsthilfe bei Depression und
Angststörungen
Auerspergstraße 57, 5020 Salzburg
www.club-d-a.at

Depressive in Bischofshofen
Mittwochtreff – Gemeinsame Wege aus Angst
und Depression
Alte Bundesstraße 60, 5500 Bischofshofen
Tel.: 06462/6947

Gesellschaft zur Förderung der Selbsthilfe
für Menschen mit Angststörungen und
Panikattacken
Raffaelgasse 30/11, 1200 Wien
Haus des Lebens
Tel. & Fax: 0512/572409

Semi-Selbsthilfe bei Depression, Angst und anderen seelischen Erkrankungen
Colingasse 9/IV, 6020 Innsbruck
Tel.: 05672/63 480
www.selbst-therapie.at

HPE-Wien
Tel.: 01/526 42 02

Hilfe für Angehörige psychisch Erkrankter
Bernardgasse 36/4/14, 1070 Wien
Fax: 01/526 78 54

IDEA Initiative bei Depressionen und Angst
Gerstnerstraße 3, 1150 Wien
Tel.: 01/406 57 15
dr.peter.mayer@chello.at

Leben mit Depression und Angst
Tel.: 06476/453

Selbsthilfegruppe für Betroffene und Angehörige
5580 Flatschach, Flatschach 33
www.shg-depression.at

SASH
Tel.: 0660/655 27 09

Salzburger Angst-Selbsthilfe
Vierthalerstraße 8, 5400 Hallein
Tel.: 0662/83 52 95

Selbsthilfe für Depressionen und Angstzuständen
Ortsplatz 1, 4594 Steinbach
Tel.: 0732/79 76 66

Selbsthilfegruppe Angst (Panikattacken)/Depressionen
Tel.: 04732/3193

Spittal an der Drau
Tel.: 04762/4857
9800 Spittal an der Drau

Selbsthilfegruppe Angst und Depression
Mayffredygasse 4, 8010 Graz
Tel.: 0316/383 21 31-12
Fax: 0316/38 21 31-15

Selbsthilfegruppe Angst und Depression – Mondsee
H. Odilostraße
5310 Mondsee
Tel.: 0732/79 76 66

Selbsthilfegruppe Angst und Depression Hall
Erlerstraße 2, 6060 Hall i.T.
Tel.: 05223/41 212
Mobil: 0664-47 77 400

APD
Selbsthilfegruppe Angst, Panik, Depressionen
Krems Nord
Gföhlerstraße 55a, 3552 Lengenfeld
Mobil: 0676-90 10 799

Selbsthilfegruppe Angst und Depressionen
9500 Villach
Tel & Fax: 04242/23 503

Selbsthilfegruppe Angst und Depressionen
9020 Klagenfurt
Tel.: 0463/50 48 71

Selbsthilfegruppe Angstbewältigung vor Operation
Rennbahnstraße 28, 3100 St. Pölten
Tel.: 02742/25 18 11
Tel. & Fax: 02742/257 1 85

Selbsthilfegruppe Angst-Panik
Kolumbahnstraße 3, 6900 Bregenz
Tel.: 05574/47639

Selbsthilfegruppe bei Depression und Angst
Obere Augartenstraße 26–28, 1020 Wien
Tel.: 0699-10884006

SDA – Selbsthilfegruppe Depression und
Angststörungen Mostviertel
Anzengruberstraße 4/27, 3300 Amstetten
Tel.: 07472/25131
Mobil: 0676-6469040 (mittags)

Selbsthilfegruppe für Betroffene mit
Angststörungen
Volksgartenstraße 18, 4020 Linz
Tel.: 0732/667026-6412
Fax: 0732/667026-6433

Selbsthilfegruppe für Depression und
Angststörung
Tel.: 07474/328 (vormittags und abends)

Verein NÖ Landesverband – HSSG Amstetten
Fax: DW 4
Mozartstraße 15, 3324 Euratsfeld
Mobil: 0664-4040546

Selbsthilfegruppe für Depressionen, Angst
und Panikattacken
St. Leonhard – Ruprechtshofen
Gasen 34, 3243 St. Leonhard
Mobil: 0664-4043770

Selbsthilfegruppe gegen Angst und Depression
Goethegasse 13/5, 2500 Baden
Tel. & Fax: 02252/24332

Selbsthilfegruppe Panik-Attacken
Wildbergstraße 10a, 4040 Linz
Tel.: 0732/719719

SHG/NZ 15
Selbsthilfegruppe Sozialphobie
Nachbarschaftszentrum 15
Kardinal-Rauscher-Platz 4, 1150 Wien

Selbsthilfegruppe zur positiven Bewältigung
von Krisen, Depressionen, Angst und
Einsamkeit
Lindestraße 3, 3390 Melk
Tel.: 02752/54564
Mobil: 0664-3205920

Verein Helfende Hände
Tel.: 02772/53432

Selbsthilfegruppe Psychosomatische
Beschwerden
Mazettistraße 201, 3040 Neulengbach
Mobil: 0664-5934584
Fax: 02772/53433

Soziale Phobie

SHG/NZ 15
Selbsthilfegruppe Sozialphobie
Nachbarschaftszentrum 15
Kardinal-Rauscher-Platz 4, 1150 Wien

Zwangsstörung

EA – Emotions Anonymous
Wickenburggasse 15, 1080 Wien
Tel.: 01/4039442

Selbsthilfegruppe für Zwangsstörungen
Obere Augartenstraße 26–28, 1020 Wien
Tel.: 01/3185938

Selbsthilfegruppe Leben mit Zwängen
Hauptstraße 33, 4040 Linz
Tel.: 0732/737052

Selbsthilfegruppe Zwangsstörungen
Faberstraße 19–23, 5020 Salzburg
Tel.: 0662/8889-258, Fax: DW 492

Z – aktiv
Angehörigengruppen von zwangskranken
Kindern und Jugendlichen
Eybnerstraße 5, 3100 St. Pölten
Treffen: Bildungshaus St. Hippolyt
Eybnerstraße 5, 3100 St. Pölten
Mobil: 0676-4323115 abends

HSSG
Hilfe zur Selbsthilfe für seelische Gesundheit
Landesverband NÖ
Bahnhofsplatz 10/2. Stock
3100 St. Pölten
Tel.: 02742/22966, F ax: DW 4
www.hssgnoe.at

Deutschland

Angststörung, Zwangsstörung

Soziale Phobie

Angst-Selbsthilfe e.V.
Sabine Zink-Zachas (1. Vorsitzende)
Tel.: 0160/92710301
Lortzingweg 11, 31785 Hameln
Tel.: 0176/21317057
www.angst-sos-hameln.de/

selbsthilfetreff.pfalz@t-online.de
www.kiss-pfalz.de
www.selbsthilfetreff-pfalz.de

SHG SUNSHINE
HASH Hagener Angstselbsthilfe (Hagen)
Tel./Fax: 07275/4874
Selbecker Straße 16

AWO-Zentrum „Schultenhof"
58091 Hagen – Eilpe
Tel. 02331/72053
(nur donnerstags während der Gruppenstunde
ab 19 Uhr)
www.hagener-angstselbsthilfe.de/

PANDA Selbsthilfegruppe in Kehl am Rhein
(Kehl) – Panik Angst Depression Anonymität
Info-Tel. 0173-4309196
www.pandakehl.de.vu/

Selbsthilfegruppe Angst Papenburg
(Papenburg)
Selbsthilfegruppe im Emsland für Betroffene
von Sozialer Phobie, Agoraphobie und
anderen Angstkrankheiten
Tel.: 04962/9959850

Soziale Phobie, Agoraphobie,
Zwänge und Angst, Panikattacken
www.shg-angst-papenburg.de.vu/

Selbsthilfegruppe Angst (Zwickau)
Tel.: 0375/83-5357 oder 83-5333
KISS im Verwaltungszentrum Zwickau,
Haus 4, Werdauer Straße 62,
08056 Zwickau
www.selbsthilfe-zwickau.de/angst/

Selbsthilfegruppe für Soziale Phobie
Osnabrück
Am Schölerberg 1, 49082 Osnabrück
Tel.: 0541/501-3128
www.de.geocities.com/shgspos/

Selbsthilfegruppe Soziale Ängste/Soziale
Phobie (Siegen)
Kontakt- und Informationsstelle für
Selbsthilfegruppen
Tel.: 0271/2502850
www.homepages.compuserve.de/sphobie

Selbsthilfegruppe Zwänge und Ängste
Osnabrück
Tel.: 05409/4838
E-mail: antoniusmers@gmx.de
www.zwaenge.de/./selbsthilfe/844.htm
www.zwaenge.de/./selbsthilfe/843.htm

SHG Soziale Phobie Osnabrück (Osnabrück) –
Selbsthilfegruppe
Am Schölerberg 1, 49082 Osnabrück
Tel. 0541/501-3128
www.shg-sp-os.de.vu/

Sopha Dortmunder Selbsthilfe für Menschen
mit sozialen Ängsten
Friedensplatz 8, 44135 Dortmund
Tel.: 0231/529097, Fax: 0231/52090
www.sozialphobie-do.de/

Sozialphobieforum Berlin – Forum der
Selbsthilfegruppe Soziale Ängste
„Berlin-Mitte"
Fehrbelliner Straße 92 in Mitte.
www.sozialphobieforum-berlin.de/

Stille Wasser in Kassel –
Selbsthilfegruppe
Wilhelmshöher Allee 32A, 34117 Kassel
Tel.: 0561/7875399, Fax: 7875211
E-mail: info@selbsthilfe-kassel.de
www.stille-wasser-in-kassel.de/

Soziale Phobie

Austausch mit Betroffenen im Internet

www.sozialeangst.de
Sozialphobie Homepage

www.funless.com
Sozialphobie Forum

Sophie-Land Forum
Sozialphobie Forum

Newsgroups unter groups.google.de
Newsgroup de.etc.selbsthilfe.angst

www.sozphobie.de

www.sozialphobie.de
SOPHA – Selbsthilfe für Menschen mit
sozialen Ängsten

www.sozialphobie-do.de
K.I.S.S. Dortmund
<Gruppe Sopha>
Friedensplatz 8, 44135 Dortmund
Tel.: 0231/529097, Fax: 0231/52090
E-mail: sophoshg@t-online.de
home.t-online.de/home/sophoshg/index.htm

www.sozialeangst.de
Sozialphobie-Homepage

www.psychic.de
Private Homepage zum Thema Sozialphobie
und Reizmagen

www.soziale-phobie.de
Informationen zum Thema soziale Phobie der
Firma Hoffmann-La Roche AG

www.sozialphobie-koeln.de.vu
Die Kölner Sozialphobie-Mailingliste

sozialphobieforum-berlin.de
Das Berliner Sozialphobie-Forum

www.angst-panik-berufstaetig.de.vu
Seite eines Betroffenen über Angst und Panik
und deren Behandlungsmöglichkeiten

www.erythrophobie.de

Nationale Kontakt- und Informationsstelle zur Anregung und Unterstützung von Selbsthilfegruppen – NAKOS
Albrecht-Achilles-Straße 65, 10709 Berlin
Tel.: 030 / 8914019, Fax: 030 / 8934014
www.nakos.de

Selbsthilfegruppe „Soziale Phobie",
Dornheimerstraße 26, 99099 Erfurt
Tel.: 0361 / 4211276

www.selbsthilfenetz.de
Selbsthilfe in Nordrhein-Westfalen.

www.schuechterne.org
people.freenet.de/SozialePhobieWi
Wiesbaden
Selbsthilfe Sozialphbobie u.a. in Wiesbaden
Klarenthaler Straße 22a

www.sophie-hh.de
Selbsthilfe in Hamburg.
kontakt@sophie-hh.de

www.sekis-berlin.de
Selbsthilfe-Kontaktstelle in Berlin

www.sozialphobie-dd.de
shg@sozialphobie-dd.de
Selbsthilfegruppe Dresden

www.brubacher.de/sp-worms.htm
Sozialphobie-Selbsthilfe Worms
Die Treffen finden jeden Montag um
19:00 Uhr in einem Gebäude der
Stadt Worms Ludwigstraße 31, Ecke zur
Hagenstraße (ein Kindergarten) im Dachgeschoß statt.

sozialphobie-paderborn.de
Sozialphobie-Selbsthilfe Paderborn
E-mail: shg-sp@gmx.de

Selbsthilfekontaktstelle Paderborn
Rathenaustraße 28, 33102 Paderborn
Tel.: 05251 / 8782960
Fax: 05251 / 8782958
www.selbsthilfe-paderborn.de

www.sozialphobie-ma.de/
info@sozialphobie-ma.de
Sozialphobie-Selbsthilfe Mannheim
Tel.: 06243 / 907064
(auch für SMS geeignet)
Mobil: 0176 - 2887 1201

sophie-kiel.gmxhome.de/
Sozialphobie-Selbsthilfe Kiel
KIBIS Kiel
Tel.: 0431-672727
E-mail: sophie-kiel@gmx.de

www.shg-moers.de.vu
Sozialphobie-Selbsthilfe Moers
Selbsthilfegruppe für Sozialphobiker
Adresse: beim IKM, Kirschenallee 35,
47443 Moers-Meerbeck
E-mail: sozphobie-moers@gmx.de

SEKIS Selbsthilfe Kontakt- und
Informationsstelle BERLIN
Albrecht-Achilles-Straße 65
10709 Berlin
Tel. 030 / 892 6602
Fax: 030 / 890 285 40
E-mail sekis@sekis-berlin.de
Netz www.sekis-berlin.de

Angst und Panik, soziale Ängste –
Selbsthilfegruppe
c/o Selbsthilfekontaktstelle im Nachbarschaftshaus am Lietzensee
Herbartstraße 25
14057 Berlin Charlottenburg

Tel.: 30 30 65 12, Fax: 30 30 65 13
E-mail: selbsthilfe@nachbarschaftshaus-am-lietzensee.de
www.nachbarschaftshaus-am-lietzensee.de

Selbsthilfegruppe Zwangserkrankung
c/o Selbsthilfe-Treffpunkt Friedrichshain –
Kreuzberg
Boxhagener Straße 89
10245 Berlin Friedrichshain
Tel.: 29 18 34 8
Fax: 29 04 96 62
E-mail: info@selbsthilfe-treffpunkt.de
www.selbsthilfe-treffpunkt.de

Lichtenberg
Im Bezirk Lichtenberg gibt es zwei
Kontaktstellen
die Selbsthilfe Kontakt- und Beratungsstelle
Lichtenberg in Hohenschönhausen und
Synapse – die Selbsthilfekontaktstelle des
Vereins Kiezspinne in Lichtenberg:
Selbsthilfe Kontakt- und Beratungsstelle
Lichtenberg
zuständig für die Altbezirke Hohenschön-hausen, Lichtenberg und Weißensee
Ahrenshooper Straße 5, 13051 Berlin
Tel./Fax: 962 10 33
E-mail:
selbsthilfe-hohenschoenhausen@freenet.de
www.selbsthilfe-hohenschoenhausen.de

Marzahn-Hellersdorf
zuständig für die Altbezirke Marzahn und
Hellersdorf
Selbsthilfe-, Kontakt- und Beratungsstelle
Marzahn-Hellersdorf
Alt Marzahn 59a, 12685 Berlin
Tel. 030-54 25 103
Fax: 030-54 06 88 5
E-mail: selbsthilfe@wuhletal.de
www.wuhletal.de

Soziale Ängste (Übungsgruppe)
Selbsthilfe-, Kontakt- und Beratungsstelle
Perleberger Straße 44
10559 Berlin Tiergarten
Tel.: 39 46 36 4
Fax: 39 46 48 5
E-mail: kontakt@stadtrand-berlin.de
www.stadtrand-berlin.de

1. Selbsthilfezentrum Neukölln-Nord
Hertzbergsstraße 22,
12055 Berlin
Tel.: 030 / 681 60 64
Fax: 030 / 681 60 68
E-mail: info@selbsthilfe-neukoelln.de
Internet: www.selbsthilfe-neukoelln.de

KIS – Kontakt- und Informationsstelle für
Selbsthilfe in Pankow-Prenzlauer Berg
Fehrbelliner Straße 92,
10119 Berlin
Tel.: 443 43 17
Fax: 44 34 04 78
E-mail: kisberlin@hvd-berlin.de
www.KISBerlin.de

Selbsthilfe- und Stadtteilzentrum
Reinickendorf
Günter-Zemla-Haus
Eichhorster Weg 32, 13435 Berlin
Tel.: 416 48 42
Fax: 41 74 57 53
E-mail: selbsthilfezentrum@uhw-berlin.de
Internet: www.unionhilfswerk.de

Selbsthilfetreffpunkt Siemensstadt
zuständig für die Altbezirke Siemensstadt und
Spandau
Hefnersteig 1, 13629 Berlin
Tel.: 38 17 05 7
Tel./Fax: 38 24 03 0
E-mail: shtsiemensstadt@arcor.de

Steglitz-Zehlendorf
Selbsthilfekontaktstelle im Nachbarschafts-
heim Mittelhof
Königstraße 42/43, 14163 Berlin
Tel.: 80 19 75 14
Fax: 80 19 75 46
E-mail: shk@nachbarschaftsheim-mittelhof.de

Selbsthilfetreffpunkt Schöneberg
Holsteinische Straße 30, 12161 Berlin
Tel.: 85 99 51-30/-33
Fax: 85 99 51 11
E-mail: selbsthilfe@nachbarschaftsheim-
schoeneberg.de
www.nachbarschaftsheim-schoeneberg.de

Selbsthilfezentrum Treptow-Köpenick
Fennstraße 31, 12439 Berlin-Treptow
Tel./Fax: 63 10 98 5
E-mail: eigeninitiative@ajb-berlin.de
www.eigeninitiative-berlin.de

Schweiz

Aargau

SelbsthilfeZentrum Aargau
Rütistrasse 3A, 5400 Baden
Tel.: 056/203 00 20
selbsthilfe.ag@frauenzentrale.ch
www.frauenzentrale.ch/ag

Bern

SelbsthilfeZentrum Kanton Bern
Marktgasse 17, 3600 Thun
Tel.: 033/221 75 76
Fax: 033/221 75 74
sh@selbsthilfe-kanton-bern.ch
www.selbsthilfe-kanton-bern.ch

Basel

Zentrum Selbsthilfe
Feldbergstrasse 55, 4057 Basel
Tel.: 061/689 90 90
Fax: 061/689 90 99
mail@zentrumselbsthilfe.ch
www.zentrumselbsthilfe.ch

Fribourg

Info-Selbsthilfe Freiburg/
Info-Entraide Fribourg
Bd Pérolles 32, 1700 Fribourg
Tel.: 026/321 39 75
entraide.fribourg@kosch.ch
selbsthilfe.freiburg@kosch.ch
www.selbsthilfe-freiburg.ch

Fürstentum Liechtenstein

Kontaktstelle SHG
Postfach 1, FL-9494 Schaan
Tel.: 079/419 18 02
info.shg@asd.llv.li
www.kose.li

Graubünden

Team Selbsthilfe Graubünden
Kontaktstelle
Oberalpstrasse 29, 7000 Chur
Tel.: 081/353 65 15
kontakt@teamselbsthilfe.ch
www.teamselbsthilfe.ch

Luzern und Region

info selbsthilfegruppen luzern
Winkelriedstrasse 56, 6003 Luzern
Tel.: 041/210 34 44

Fax: 041 / 210 34 46
mail@info-shg-luzern.ch
www.info-shg-luzern.ch

St. Gallen – Appenzell

Kontaktstelle für Selbsthilfegruppen
Lämmlisbrunnenstraße 55
9000 St. Gallen
Tel.: 071 / 222 22 63
Fax: 071 / 222 63 27
selbsthilfe@fzsg.ch
www.selbsthilfe-gruppen.ch

Solothurn

Kontaktstelle für Selbsthilfegruppen
Tannwaldstrasse 62, Postfach, 4601 Olten
Tel.: 062 / 296 93 91
Fax: 062 / 296 61 16
kontaktstelle-ktso@bluewin.ch
www.selbsthilfe-so.ch

Schwyz

Kontaktstelle Selbsthilfe
c/o Sozialpsychiatrischer Dienst
Rigistraße 11, 6410 Goldau
Tel.: 041 / 859 17 17, 055 451 27 17
Fax: 041 / 859 17 19
www.spd.ch

Thurgau

Team Selbsthilfe Thurgau
Freiestrasse 4, Postfach, 8570 Weinfelden
Tel.: 071 / 620 10 00
info@selbsthilfe-tg.ch
www.selbsthilfe-tg.ch

Ticino

Conferenza del volontariato sociale
Via alla Campagna 9, 6900 Lugano
Tel.: 091 / 970 20 11
Fax: 091 / 970 20 12
info@volontariato-sociale.ch
www.kosch.ch/italiano.html

Vaud

L'ASSOCIATION avec
Av. Ruchonnet 1, 1003 Lausanne
Tel.: 021 / 646 21 96
Fax: 021 / 646 18 97
info@benevolat.ch
www.kosch.ch/francais.html

Winterthur

SelbsthilfeZentrum
Region Winterthur
Holderplatz 4, 8400 Winterthur
Tel.: 052 / 213 80 60
Fax: 052 / 213 80 61
info@selbst-hilfe.ch
www.selbst-hilfe.ch

Zürich

Selbsthilfezentrum Offene Tür Zürich
Jupiterstrasse 42, 8032 Zürich
Tel.: 043 / 288 88 88
selbsthilfe@offenetuer-zh.ch
www.offenetuer-zh.ch

Zürcher Oberland

Selbsthilfezentrum Zürcher Oberland
Im Werk 1, 8610 Uster
Tel.: 044/941 71 00
Fax: 044/941 71 40
info@selbsthilfezentrum-zo.ch
www.selbsthilfezentrum-zo.ch

Zug

Kontaktstelle Selbsthilfe Zug
Frauenzentrale Zug
Tirolerweg 8, 6300 Zug
Tel.: 041/725 26 15
Fax: 041/725 26 01
sh@frauenzentralezug.ch
www.zug.ch/frauenzentrale

Stationäre Behandlungsmöglichkeiten

Österreich

Steiermark

Klinik Bad Aussee für Psychosomatik und
Psychotherapie an der Medizinischen
Universität Graz
Sommersbergseestraße 395,
8990 Bad Aussee

Universitätsklinik für Kinder- und
Jugendheilkunde
Department für Allgemeinpädiatrie,
Abteilung für pädiatrische Psychosomatik
und Psychotherapie
Auenbruggerplatz 30,
8036 Graz

LSF Graz
Wagner Jauregg Platz 1
8053 Graz

Landeskrankenhaus Leoben-Eisenerz
Abteilung für Kinder und Jugendliche,
Psychosomatische Station
Vordernbergerstraße 42,
8700 Leoben

Oberösterreich

Klinikum Wels-Grieskirchen
Abteilung für Innere Medizin IV
Schwerpunkt Kardiologie und
Psychosomatik
Wagnleithnerstraße 27,
4710 Grieskirchen

Zentrum für Innere Medizin und
Psychosomatik Enns
Abteilung für Psychosomatik
Bahnhofweg 7, 4470 Enns

Tirol

Medizinische Universität Innsbruck
Klinische Abteilung für Psychosomatische
Medizin und Psychosoziale Psychiatrie
Christoph-Probst-Platz, Innrain 52,
6020 Innsbruck

Kärnten

Gesundheitszentrum Diakonie
Krankenhaus Waiern, Department für
Psychosomatik und Psychotherapie
Martin Lutherstraße 14,
9560 Feldkirchen

Landeskrankenhaus Villach
Abteilung für Neurologie, Psychiatrie und
Psychosomatik
Nikolaigasse 43, 9500 Villach

Niederösterreich

Psychosomatisches Zentrum Waldviertel
Fachklinik für stationäre Psychosomatik und
Psychotherapie
Grafenbergerstraße 2, 3730 Eggenburg

Thermenklinikum Baden
Station für Integrierte Psychosomatik
Wimmergasse 19, 2500 Baden bei Wien

Landesklinikum Mostviertel Amstetten-Mauer
Psychosomatik und Psychiatrie
3362 Mauer/Amstetten

Wien

Wilhelminenspital/Kinderklinik Glanzing
Psychosomatik für Kinder/Jugendliche
Montleartstraße 37, 1160 Wien

Hanusch Krankenhaus
Psychosomatik-Schwerpunkt,
2. Medizinische Abteilung (Kardiologie)
Heinrich-Collin-Straße 30, 1140 Wien

Krankenhaus Göttlicher Heiland
Klinische Psychotherapie, Psychosomatik und
Psychologie
Dornbacher Straße 20–28, 1170 Wien

Krankenhaus Barmherzigen Schwestern Wien
III. med. Abteilung für Innere Medizin und
Psychosomatik
Stumpergasse 13, 1060 Wien

Deutschland

00000

Universitätsklinikum Carl Gustav Carus
Dresden an der TU Dresden
Psychosomatik
Malerstraße 31, 01326 Dresden

Sächsisches Krankenhaus
Psychotherapie
Hufelandstraße 15, 01477 Arnsdorf

Klinik Schwedenstein
Fachklinik für Psychosomatische
Medizin Abteilung I–V
Obersteinauer Weg, 01896 Pulsnitz
Tel.: 035955/47-0
Fax: 035955/47-631
info@klinik-schwedenstein.de
www.klinik-schwedenstein.de

Städtisches Klinikum Görlitz gGmbH
Klinik für Psychosmatische und
Psychotherapeutische Medizin
Girbigsdorfer Straße 1-3, 02826 Görlitz

Elbe-Elster Klinikum GmbH Elsterwerda
Psychosomatik
Finsterwalde Herzberg
Kirchhainer Straße 38a, 03238 Finsterwalde

Klinik und Poliklinik für Psychotherapie und
Psychosomatische Medizin des Universitäts-
klinikums Leipzig
Karl-Tauchnitz Straße 25, 04103 Leipzig
Tel.: 0341/9718850, Fax: 0341/18859
www.psychotherapie@medizin.uni-leipzig.de
www.uni-leipzig.de

Klinik und Poliklinik für Psychiatrie,
Psychotherapie und Psychosomatik des
Kindes- und Jugendalters
Wundtstraße 9, 04275 Leipzig

Waldkrankenhaus Bad Düben
Klinikum der Med. Fakultät Univ.-Klinik und
Poliklinik für Psychiatrie und Psychotherapie
06097 Halle

Klinikum der Med. Fakultät Univ.-Klinik und
Poliklinik für Psychotherapie und Psycho-
somatik
Julius-Kühn-Straße 7, 06097 Halle

Krankenhaus St. Elisabeth
und St. Barbara Haus
Psychotherapie/Psychosomatik
Mauerstraße 5, 06110 Halle

Diakoniekrankenhaus Halle Psychotherapie/
Psychosomatik Lafontainestraße 15
06114 Halle

Klinikum Dorothea Christiane Erxleben
Quedlinburg gGmbH
Allgemeine Psychiatrie/Schwerpunkt
Psychosomatik
An den Lohden 4, 06493 Ballenstedt

Neinstedter Anstalten E5. Krankenhaus für
Psychiatrie/Psychotherapie
Hildegard von Bingen
Suder der Straße 11, 06502 Neinstedt

St. Joseph-Krankenhaus Dessau
Psychotherapeutische Medizin
Köthenerstraße 93, 06847 Dessau
Friedrich-Schiller-Universität
Internistische Psychotherapie
Erlanger Allee 101

Asklepios Fachklinikum Stadtroda
Psychosomatik/Psychotherapie
Bahnhofstraße 1a, 07646 Stadtroda

Heinrich-Braun-Krankenhaus Zwickau
Städtisches Klinikum
Allgemeine Psychiatrie/Schwerpunkt
Psychosomatik, Psychotherapie
Karl-Keil-Straße 35, 08060 Zwickau

Asklepios Fachklinikum Wiesen
Psychotherapie
Kirchberger Straße 2, 08121 Wiesenburg

Fachkrankenhaus Marienstift Schwarzenberg
Psychotherapie
Clara-Zetkin-Straße 72, 08340 Schwarzenberg

Kliniken Erlabrunn gGmbH
Klinik für Psychotherapie und Psychosomatik
Am Märzenberg 1A
08359 Breitenbrunn/OT Erlabrunn
Tel.: 03773 / 62300
Fax: 03773 / 62306
h.roehrborn@erlabrunn.de www.erlabrunn.de

Klinikum Chemnitz gGmbH
Krankenhaus Dresdner Straße
Psychosomatik
Dresdner Straße 178, 09131 Chemnitz

EKA Erzgebirgsklinikum Annaberg gGmbH
Allgemeine Psychiatrie/Schwerpunkt
Neurologie, Psychosomatik/Psychotherapie
Chemnitzer Straße 15
09456 Annaberg-Buchholz

10000

Bundeswehrkrankenhaus
Allgemeine Psychiatrie/Psychosomatik
Scharnhorststraße 13, 10115 Berlin

Charite, Campus Mitte
Med. Klinik mit Schwerpunkt Psychosomatik
Schumannstraße 20/21, 10117 Berlin

Fliedner Klinik Berlin
Allgem. Psychiatrie/Schwerpunkt Psycho-
somatik/Psychotherapie
Charlottenstraße 65, 10117 Berlin

Vivantes Klinikum Am Urban
Psychotherapie
Dieffenbachstraße 1, 10967 Berlin

Vivantes Wenckebach-Klinikum
Klinik für Psychiatrie – Psychotherapie
Wenckebachstraße 23, 12099 Berlin

Charite, Campus Benjamin Franklin Klinik
und Hochschulambulanz
Hindenburgdamm 30, 12200 Berlin

Krankenhaus Hedwigshöhe
Psychotherapie
Buntzelstraße 36, 12526 Berlin

Virchow Klinikum der Charite
Abtl. Psychosomatik und Psychotherapie
Augustenburgerplatz 1, 13353 Berlin

Schlosspark-Klinik
Heubnerweg 2, 14059 Berlin

Gemeinschaftskrankenhaus Havelhöhe
Abteilung Psychosomatische Medizin/
Psychotherapie
Selbitzer Straße 62, 14089 Berlin

Kliniken im Theodor-Wenzel-Werk
Potsdamer Chaussee 69, 14129 Berlin
Tel.: 030/8109-2601
Fax: 030/8109-2602
kellerw@tww-berlin.de
www.tww-berlin.de

HELIOS Klinikum Emil von Behring
Standort Behring Krankenhaus
Walterhöferstraße 11, 14165 Berlin

DRK Kliniken Berlin
Wiegmann-Klinik
Höhmannstraße 2, 14193 Berlin

Landesklinik Brandenburg
Allgemeine Psychiatrie/Schwerpunkt
Psychosomatik
Anton-Saefkow-Allee 2, 14772 Brandenburg

Klinikum Frankfurt (Oder) GmbH
Allgemeine Psychiatrie und Psychosomatik
Müllroser Chaussee 7, 15236 Frankfurt

Landesklinik Teupitz
Abteilung Psychotherapie
Buchholzer Straße 21, 15755 Teupitz

Oberbergklinik
Am Großen Glubigsee 46
15864 Wendisch Rietz
Tel.: 033679/64100, Fax: 033679/64200
info@oberbergkliniken.de
www.oberbergkliniken.de

Landesklinik Lübben
Abteilung Psychotherapie
Luckauer Straße 17, 15907 Lübben

Asklepios Klinik Birkenwerder
Psychotherapie
Hubertusstraße 12, 16547 Birkenwerder

Universität Rostock Zentrum für Nervenheil-
kunde
Abteilung für Psychosomatik/Psychotherapie
Gehlsheimerstraße 20, 18147 Rostock

Klinikum der Hansestadt Stralsund GmbH
Allgemeine Psychiatrie/Schwerpunkt
Psychosomatik, Psychotherapie
Große Parower Straße 47–53,
18435 Stralsund

Carl-Friedrich-Flemming-Klinik
Klinik für Psychosomatische Medizin und
Psychotherapie
Wismarsche Straße 393, 19055 Schwerin

20000

Universitätsklinikum Hamburg-Eppendorf
Abteilung Psychotherapie, Psychosomatik
Martinistraße 52, 20246 Hamburg

Universitätsklinikum Hamburg-Eppendorf
Zentrum für Frauen-, Kinder- und Jugend-
medizin
Martinistraße 52, 20246 Hamburg

E5. Stiftung Krankenhaus Ginsterhof e.5.
Metzendorfer Weg 21, 21224 Rosengarten
Tel.: 04108/593-0
Fax: 04103/593-234
info@ginsterhof.de
www.ginsterhof.de

Albertinen-Krankenhaus
Psychotherapie
Süntelstraße 11A, 22457 Hamburg

Asklepios Westklinikum Hamburg
Abteilung Psychosomatische Medizin und
Psychotherapie
Suurheid 20, 22559 Hamburg

Universitätsklinikum Schleswig-Holstein
Campus Lübeck
Klinik für Psychiatrie und Psychotherapie
Ratzeburger Allee 160, 23538 Lübeck

Klinikum Itzehoe
Psychosomatische Medizin
Roberf-Koch-Straße 2, 25524 Itzehoe

Vorwerker Fachklinik
Psychotherapie
Triftstraße 139, 23554 Lübeck

Curtius Klinik
Neue Kampstraße 2
23714 Bad Malente-Gremsmühlen
Tel.: 04523 / 407-0, Fax: 04523 / 407-436
curtius-klinik@t-online de
www.curtius-klinik.de

Psychiatrium GRUPPE
Klinik für Psychiatrie, Psychotherapie und
Neurologie Heiligenhafen
Friedrich-Ebert-Straße 100
23774 Heiligenhafen

Segeberger Kliniken GmbH
Psychosomatische Medizin
Am Kurpark 1, 23795 Bad Segeberg

Universitätsklinikum Schleswig-Holstein
Campus Kiel
Klinik für Psychotherapie und Psychosomatik
Niemannsweg 147, 24105 Kiel

FEK – Friedrich-Ebert-Krankenhaus
Neumünster GmbH
Psychosomatik
Friesenstraße 11, 24534 Neumünster

Medizinisch-Psychosomatische Klinik Bad
Bramstedt
Birkenweg 10, 24576 Bad Bramstedt

Niederschlesisches Landeskrankenhaus
Wehnen
Psychotherapie
Hermann-Ehlers-Straße 7
26160 Bad Zwischenahn

Reinhard-Nieter-Krankenhaus
Städtische Kliniken gGmbH
Psychotherapie
Friedrich-Paffrath-Straße 100
26389 Wilhelmshaven

Ubbo-Emmius-Klinik
Ostfriesisches Krankenhaus Betriebsstätte
Norden
Allgemeine Psychotherapie/Schwerpunkt
Psychosomatik, Psychotherapie
Osterstraße 110, 26506 Norden

Hans-Susemihl-Krankenhaus
Städtisches Krankenhaus
Allgemeine Psychotherapie/Schwerpunkt
Psychosomatik, Psychotherapie
Bolardusstraße 20, 26721 Emden

Krankenhaus St.-Annen-Stift
Allgemeine Psychiatrie/Schwerpunkt
Psychosomatik, Psychotherapie
St.-Annen-Straße 15, 27239 Twistringen

Diakoniekrankenhaus Rotenburg (W) gGmbH
Allgemeine Psychiatrie/Schwerpunkt
Psychosomatik, Psychotherapie
Elise-Averdieck-Straße 17, 27356 Rotenburg

Klinik für Kinder- und Jugendpsychiatrie,
Psychotherapie
Oldenburger Straße, 27777 Ganderkesee

Klinikum Bremen-Ost gGmbH
Klinik für psychotherapeutische Medizin und
Psychosomatik
Züricher Straße 40, 28325 Bremen

Caduceus Klinik
Niendorfer Weg 5, 29549 Bad Bevensen
Tel.: 05821/1333, Fax: 05821/1310
klinik@caduceus.de, www.caduceus de

30000

Henriettenstiftung
Schwehmannstraße 19, 30559 Hannover
Tel.: 0511/289-3131, Fax: 0511/289-3064
Psychosomatik@henriettenstiftung.de
www.henriettenstiftung.de

Medizinische Hochschule Hannover
Zentrum Psychologische Medizin
Carl-Neuberg-Straße 1, 30625 Hannover

Klinikum Hannover
Klinik für Psychiatrie und Psychotherapie
Rohdehof 3, 30853 Langenhagen

Klinikum Wahrendorff GmbH
Psychosomatik/Psychotherapie
Rudolf-Wahrendorff-Straße 22, 31319 Sehnde

Burghof-Klinik
Allgemeine Psychiatrie/Schwerpunkt
Psychosomatik Psychotherapie
Ritterstraße 19, 31737 Rinteln

Westf. Klinik Schloß Haldem
Psychotherapie
Haldemer Straße 79, 32351 Stemwede

Oberbergklinik Weserbergland
Brede 29, 33699 Extertal-Laßbruch
Tel.: 05754/870, Fax: 05754/87233
info@oberbergkliniken.de
www.oberbergkliniken.de

Westfälisches Zentrum für Psychiatrie und
Psychotherapie
Agathastraße 1, 33098 Paderborn

Westfälische Klinik, Psychosomatik
Hermann-Simon-Straße 7, 33334 Gütersloh

Evangelisches Krankenhaus Bielefeld
Klinik für psychotherapeutische und
psychosomatische Medizin
Kantensiek 19, 33617 Bielefeld

Klinikum Kassel GmbH
Psychotherapie
Mönchebergstraße 41–43, 34125 Kassel

Zentrum für Soziale Psychiatrie Kurhessen
Klinik für Psychiatrie und Psychotherapie
Merxhausen
34308 Bad Emstal

Tinnitus-Klinik Große Allee AG
Allgemeine Psychiatrie/Schwerpunkt
Psychosomatik, Psychotherapie
Große Allee 1–3, 34454 Bad Arolsen

Hardtwaldklinik 1
Psychosomatik
Hardtstraße 3, 34596 Bad Zwesten

Universitäts-Klinikum
Klinik für Psychosomatische Medizin
Baldingerstraße 4, 35043 Marburg

Klinik für Psychosomatik und Psychotherapie
des Universitätsklinikum
Friedrichstraße 33, 35392 Gießen

Klinik für Psychiatrie und Psychotherapie
Austraße 40, 35745 Herborn

Kliniken der Universität Göttingen
Zentrum Psychosoziale Medizin
von-Siebold-Straße 5, 37075 Göttingen

Niedersächsisches Landeskrankenhaus
Tiefenbrunn
37124 Rosdorf
Tel.: 0551 / 5005-0, Fax: 0551 / 5005-300
Poststelle@NLKH-Tiefenbrunn.Niedersachsen.
de
www.tiefenbrunn.niedersachsen.de

Niedersächsisches Landeskrankenhaus
Psychosomatik
Vor dem Kaiserdom 10, 38154 Königslutter

Paracelsus Roswitha-Klinik
Fachklinik für Psychotherapie, Psychosomatik
und Verhaltensmedizin, Rehabilitationsklinik
Hildesheimerstraße 6, 37581 Bad Gandersheim
Tel.: 05382 / 740
Fax: 05382 / 74473
Roswitha-klinik@pk-mx.de
www.paracelsus-kliniken.de/raswitha-klinik

Universitätsklinikum Otto von Guericke
Universität Magdeburg
Psychosomatik, Psychotherapie
Leipziger Straße 44, 39120 Magdeburg

Fachkrankenhaus für Psychiatrie, Neurologie
und Psychosomatische Medizin
Jerichow
Joh-Lange-Straße 20, 39319 Jerichow

SALUS gGmbH
Fachkrankenhaus für Psychiatrie und
Neurologie Uchtspringe
Kraepelinstraße 6, 39599 Uchtspringe

40000

Rheinische Kliniken Düsseldorf
Kliniken der Heinrich-Heine-Universität
Düsseldorf
Bergische Landstraße 2, 40629 Düsseldorf

Fliedner Krankenhaus
Psychosomatik, Psychotherapie
Thunesweg 58, 40885 Ratingen

St. Josef-Krankenhaus Psychotherapie
Augustinusstraße 23, 41464 Neuss

Evangelisches Krankenhaus Lütgendortmund
Abteilung für Psychiatrie und Psychotherapie
Volksgartenstraße 40, 44388 Dortmund
Tel.: 0231 / 6188-231
Fax: 0231 / 6183-712
psychiatrie@evk-luedo.de
www.evk-luedo de

Westfälische Klinik Dortmund
Abteilung Psychosomatik und Psychotherapie
Marsbruchstraße 179, 44287 Dortmund

Westfälisches Zentrum für Psychiatrie und
Psychotherapie
Alexandrinenstraße 1, 44791 Bochum

Rheinische Kliniken Essen Klinik für
Psychotherapie und Psychosomatik
Virchowstraße 174, 45147 Essen

E5. Kliniken Gelsenkirchen GmbH
Klinik für Psychiatrie, Psychotherapie und
Psychosomatik
Munckelstraße 27, 45879 Gelsenkirchen

Kinderklinik Gelsenkirchen
Allgemeine Psychiatrie/Psychosomatik
Westerholterstraße 142, 45892 Gelsenkirchen

St.-Antonius-Krankenhaus Kirchhellen
Psychotherapie
Gartenstraße 77, 46244 Bottrop

Schlossklinik Pröbsting
Psychiatrie/Psychotherapie
Pröbstinger Allee 14, 46325 Borken

Klinikum Duisburg Bertha-Krankenhaus
Rheinhausen
Klinik für Psychiatrie/Psychosomatik,
Psychotherapie
Maiblumenstraße 5, 47229 Duisburg

Alexianer-Krankenhaus
Allgemeine Psychiatrie/Schwerpunkt
Psychosomatik, Psychotherapie
Oberdießemer Straße 136, 47805 Krefeld

Klinik für Psychosomatik und Psychotherapie
Domagkstraße 22, 48129 Münster

Christoph-Dornier-Klinik für Psychotherapie
Tibusstraße 7-11, 48143 Münster

Westfälische Klinik für Psychiatrie und
Psychotherapie
Friedrich-Wilhelm-Weber-Straße 30
48147 Münster

Alexianer-Krankenhaus
Psychotherapie
Alexianerweg 9, 48163 Münster

Gesundheitszentrum Rheine
Betriebsstätte Jakobi-Krankenhaus
Psychosomatik/Psychotherapie
Hörsteberg 12, 48431 Rheine

Grafschafter Klinikum gGmbH
Allgemeine Psychiatrie/Psychosomatik
Albert-Schweitzer-Straße 10, 48527 Nordhorn

Marienhospital Steinfurt
Psychosomatik und Psychotherapie
Mauritiusstraße 5, 48565 Steinfurt

Westfälische Klinik für Psychiatrie und
Psychotherapie
Parkallee 10, 49525 Lengerich

Christliches Krankenhaus
Psychosomatik/Psychotherapie
Danziger Straße, 49610 Quakenbrück

50000

Somnia Privatklinik Hürth
Psychosomatik, Psychotherapie
Friedrich-Ebert-Straße 11a, 50354 Hürth

St. Agatha-Krankenhaus
Feldgartenstraße 97, 50735 Köln
Tel.: 0221/7175-0
Fax: 0221/7175-252
Psychosomatik@st-agatha-krankenhaus.de
www. st-agatha-krankenhaus.de

Klinik und Poliklinik
der Universität zu Köln
Institut für Psychosomatik und Psychotherapie
Joseph-Stelzmann-Straße 9, 50937 Köln

Klinik Prof. Kahle
Allgemeine Psychiatrie/Schwerpunkt
Psychosomatik
Bergisch Gladbacher Straße 120, 51069 Köln

Alexianer Krankenhaus Köln
Psychotherapie
Kölner Straße 64, 51149 Köln

Alxianer-Krankenhaus
Alexianergraben 33, 52062 Aachen

Klinik für Psychosomatik und Psychotherapeutische Medizin des Universitätsklinikums
Pauwelsstraße 30, 52074 Aachen

Röher Parkklinik
Allgemeine Psychiatrie/Schwerpunkt
Psychosomatik
Röher Straße 53, 52249 Eschweiler

Rheinische Kliniken Düren
Psychotherapie
Meckerstraße 15, 52353 Düren

Krankenhaus Maria Hilf
Psychotherapie
Bruchstraße 6, 52538 Gangelt

Dr. Martin Stolgenburg
Marien-Hospital, Psychotherapie
Gottfried-Disse-Straße 40, 53879 Euskirchen

Zentrum für Nervenheilkunde
Universitätsklinikum Bonn
Psychotherapie
Sigmund-Freud-Straße 25, 53105 Bonn
St. Marien-Hospital

Allgemeine Psychiatrie/Schwerpunkt
Psychosomatik
Robert-Koch-Straße 1, 53115 Bonn

DRK Fachklinik Bad Neuenahr für Kinder-
und Jugendpsychiatrie
Psychotherapie/Psychosomatik
Lindenstraße 3–4
53474 Bad Neuenahr-Ahrweiler

Rhein-Klinik
Luisenstraße 3, 53604 Bad Honnef
Tel.: 02224 / 185-0, Fax: 02224 / 185-138
Weisenfels.Rhein-Klinik@Johanneswerk.de
www.Rhein-Klinik de

Klinik und Poliklinik für Psychosomatische
Medizin und Psychotherapie der Johannes
Gutenberg-Universität
Untere Zahlbacher Straße 8, 55131 Mainz
Prof. Dr. med. Manfred E. Beutel
Tel.: 06131 / 17-2841, Fax: 06131 / 17-6638
www.klinik.uni-mainz.de/Psychosomatik

Hunsrück Klinik Kreuznacher Diakonie
Psychotherapie/Psychosomatik
Holzbacher Straße 1, 55469 Simmern

Krankenhaus Lahnhöhe
Überregionales Zentrum für Psychosomatische Medizin und Ganzheitliche Heilkunde
Am Kurpark 1, 56112 Lahnstein
Tel.: 02621 / 915-0
Fax: 02621 / 9155-75
info@lahnhoehe-psychosomatik.de
www.lahnhoehe-psychosomatik.de

Stiftungsklinikum Mittelrhein
Gesundheitszentrum zum Heiligen Geist
gGmbH
Boppard
Psychosomatik
Hospitalgasse 2, 56154 Boppard

Fachklinik Katzenelnbogen für Psychiatrie
und Psychotherapie
Aarstraße 17, 56368 Katzenelnbogen

Marienhaus Klinikum
St. Antonius Krankenhaus
Psychotherapie
Margaretha-Flesch-Straße 4
56588 Waldbreitbach

Rhein-Mosel-Fachklinik Andernach Zentrum
für Psychiatrie, Psychotherapie und
Neurologie
Vulkanstraße 58, 56626 Andernach

Stationäre Behandlungsmöglichkeiten

Klinik Wittgenstein
Sählingstraße 60, 57319 Bad Berleburg
Tel.: 02751/810
Fax: 02751/81275
Klwi-sekr-janta@johanneswerk.de
www.johanneswerk.de

Rothaarklinik Fachklinik für Psychosomatische Medizin
Am Spielacker 5, 57319 Bad Berleburg
Tel.: 02751/83-0
Fax: 02751/83-685
info@rothaarklinik.de
www.rothaarklinik.de

St. Martinus-Hospital
Allgemeine Psychiatrie/Schwerpunkt
Psychosomatik
Hospital weg 6, 57462 Olpe

Evangelisches Krankenhaus Hagen-Haspe
GmbH
Psychosomatik, Psychotherapie
Brusebrinkstraße 20, 58135 Hagen

Gemeinschaftskrankenhaus Herdecke
Abteilung Psychosomatische und Psychotherapeutische Medizin
Gerhard-Kienle-Weg 4, 58313 Herdecke

Märkische Kliniken GmbH Klinikum
Lüdenscheid
Paulmannshöher Straße 14, 58515 Lüdenscheid
Tel.: 02351/462730, Fax: 02351/462735
gerhard.hildenbrand®
klinikum-luedenscheid.de
www.klinikum-luedenscheid.de

Hans-Prinzhorn-Klinik
Westfälische Klinik Hemer
Psychotherapie
Froensberger Straße 71, 58675 Hemer

St. Marien-Hospital Hamm gem. GmbH
Klinik für Psychiatrie und Psychotherapie
Klinik der Universität Witten/Herdecke
Knappenstraße 19, 59071 Hamm

Salus Klinik Ansberg
Psychosomatik
Oeventroper Straße 65–69, 59823 Arnsberg
Günter Mainusch

Klinik Brilon-Wald
Psychotherapie
Friedrich-Köster-Weg 2, 59929 Brilon

60000

Hospital zum heiligen Geist
Psychosomatische Klinik
Lange Straße 4–6, 60311 Frankfurt

Zentrum der Psychiatrie – Psychosomatik des
Universitäts-Klinikums
Heinrich-Hoffmann Straße 10, 60528 Frankfurt

Kliniken des Wetteraukreises Friedberg-
Schotten-Gedern gGmbH
Bürgerhospital Friedberg
Allgemeine Psychiatrie/Schwerpunkt
Psychosomatik, Psychotherapie
Ockstädter Straße 3–5, 61169 Friedberg

Burghof-Klinik
Psychotherapie
Burgallee 22, 61231 Bad Nauheim

HELIOS William Harvey Klinik
Psychotherapie
Am Kaiserberg 6, 61231 Bad Nauheim

Klinik Hohe Mark
Psychotherapie
Friedländerstraße 2, 61440 Oberursel

Klinikum Stadt Hanau
Psychotherapie
Leimenstraße 20, 63450 Hanau

Kinzigtal-Klinik Pitzer GmbH & CO KG
Psychosomatik
Parkstraße 7–9, 63628 Bad Soden-Salmünster
Tel.: 06056/737-0, Fax: DW 654
info@pitzer-kliniken.de
www.pitzer-kliniken.de

Klinik für Psychiatrie und Psychotherapie des
Kindes- und Jugendalters Riedstadt
64560 Riedstadt

Rheingau-Taunus-Klinik
Pitzer GmbH & Co. KG
Klinik für Innere Medizin, Psychosomatik und
Psychotherapie, Gynäkologie, Medizinische
Rehabilitation, Anschlussheilbehandlung
Abteilung Psychosomatik und Psychotherapie
Genthstraße 7–9, 65307 Bad Schwalbach
Tel.: 06124/509770, Fax: 06124/509716
rheingau-taunus@pitzer-kliniken.de
www.pitzer-kliniken.de

Hohenfeld-Kliniken Pitzer GmbH und Co. KG
Fachklinik für Psychosomatik und Psychotherapeutische Medizin
Hohenfeldstraße 12–14, 65520 Bad Camberg
Tel.: 06434/29-0, Fax: 06434/298784
info@pitzer-kliniken.de
www.hohenfeld-kliniken.de

Zentrum für Soziale Psychiatrie
Am Mönchberg
Klinik für Psychiatrie und Psychotherapie
Mönchberg 8, 65589 Hadamar

Caritasklinik St. Theresia
Psychosomatik und Psychotherapie
Rheinstraße 2, 66113 Saarbrücken

Klinikum Saarbrücken gGmbH
Med. Klinik I/Schwerpunkt Psychosomatik
Winterberg 1, 66119 Saarbrücken

Universität des Saarlandes
Institut für Psychoanalyse und Psychotherapie, Psychosomatische. Medizin
Universitätsklinikum Haus 2
66421 Homburg/Saar

Marienkrankenhaus
Allgemeine Psychiatrie/Psychosomatik
Am Hirschberg, 66606 St. Wendel

Städt. Krankenhaus Pirmasens gGmbH
Psychotherapie
Pettenkoferstraße 22, 66955 Pirmasens

Felsenland Klinik Dahn, Psychotherapie
Ingbert-Naab-Straße 6–8, 66994 Dahn

Krankenhaus zum Guten Hirten
Psychotherapie
Semmelweisstraße 7, 67071 Ludwigshafen

Evang. Krankenhaus
Akutpsychosomatik
Dr.-Kaufmann-Straße 2, 67098 Bad Dürkheim

Rhein-Haardt-Klinik
Fachklinik für Abhängigkeitserkrankungen
und Psychosomatik
Sonnenwendstraße 86, 67098 Bad Dürkheim

Westpfalz-Klinikum GmbH
Psychosomatische Klinik
Hellmut-Hartert-Straße 1
67655 Kaiserslautern

Klinik für Psychiatrie und Psychotherapie
Rockenhausen
Krankenhausstraße 10, 67806 Rockenhausen

Zentralinstitut für Seelische Gesundheit
Psychosomatik
J5, 68159 Mannheim

ATOS Praxisklinik GmbH & Co. KG
Psychosomatik
Bismarckstraße 9–15, 69115 Heidelberg

Universitätsklinikum Heidelberg
Medizinische Klinik
Im Neuenheimer Feld 410, 69120 Heidelberg

Psychiatrisches Zentrum Nordbaden
Allgemeine Psychiatrie/Schwerpunkt
Psychosomatik
Heidelberger Straße 1a, 69168 Wiesloch

Psychosomatische Klinik
Schloß Waldleiningen, 69427 Mudau

Fachklinik am Hardberg
Psychosomatische Erkrankungen
Außerhalb 5, 69483 Wald-Michelbach

70000

Diakonie-Klinikum Stuttgart gGmbH
Klinik für Psychotherapie und Psychosomatik
Rosenbergstraße 38, 70176 Stuttgart

Klinikum Stuttgart Bürgerhospital
Med. Klinik II
Funzhofer Straße 14-16, 70191 Stuttgart

Klinik für Psychiatrie, Psychotherapie und
Psychosomatik
Rudolf-Sophien-Stift
Leonberger Straße 220, 70199 Stuttgart

Sonnenberg Klinik gGmbH
Fachklinik für analytische Psychotherapie
Christian-Belser-Straße 79, 70597 Stuttgart

Filderklinikum Psychosomatik
Haberschlai 7, 70794 Filderstadt

Kreiskrankenhaus Freudenstadt
Psychotherapeutische Medizin
Karl-von-Hahn-Straße 120
72250 Freudenstadt

Eberhards-Karl-Universität
Psychotherapie und Psychosomatik
Neckargasse 7, 72070 Tübingen

Med. Universitätsklinik
Psychosomatische Medizin und
Psychotherapie
Silcherstraße 5, 72076 Tübingen

Wendelstein Klinik
Psychosomatik
Reutlinger Straße 20, 72501 Gammertingen

Christophsbad GmbH & Co.
Klinik für Psychosomatik
Faurndauer Straße 16, 73035 Göppingen

Ostalb-Klinikum
Im Kälblesrain 1, 73430 Aalen
Tel.: 07361/551801, Fax: 07361/551803
askan.hendrischke@ostalb-klinikum de
www.psychosomatik-aalen.de
www.ostalb-klinikum.de
www.schmerzklinik-aalen.de

Städtische Kliniken
Klinik für Psychosomatik und psychothera-
peutische Medizin
Hirschlandstraße 97, 73730 Esslingen

Kliniken Ludwigsburg-Bietigheim gGmbH
Krankenhaus Bietigheim, Psychosomatik und
Psychotherapeutische Medizin
Riedstraße 12, 74321 Bietigheim-Bissingen

E5. Diakoniekrankenhaus
Psychosomatische Medizin und Psycho-
therapie
Am Mutterhaus 1, 74523 Schwäbisch Hall

Krankenhaus St. Trudpert
Klinik für Psychosomatik und Psychothera-
peutische Medizin
Wolfsbergallee 50, 75177 Pforzheim

Klinik Reinerzau
Psychosomatische Fachklinik
Dr.-Schröder-Weg 12, 75328 Schömberg
Tel.: 07084/50-600, Fax: 07084/50-889
info@klinik-reinerzau.de www.klinik-
reinerzau.de

Klinik Schömberg
Fachklinik für Psychosomatische und
Psychotherapeutische Medizin
Dr.-Schröder-Weg 12, 75328 Schömberg
Tel.: 07084/50-0, Fax: 07084/50-135
info@klinik-schoemberg.de
www.klinik-schoemberg.de

Klinik Dr. Römer
Altburger Weg 2, 75365 Calw-Hirsau
Tel.: 07051/588-0
Fax: 07051/588-255
info@klinik-dr-roemer.de
www.klinik-dr-roemer.de

Klinik Bad Herrenalb
Kurpromenade 42, 76332 Bad Herrenalb
Tel.: 07083/509-0, Fax: 07083/509-606
info@klinik-bad-herrenalb.de
www.klinik-bad-herrenalb.de

SANIMA Klinik am Mayenberg GmbH
Allgemeine Psychiatrie/Schwerpunkt
Psychosomatik, Psychotherapie
Alte Dobler-Straße 8, 76332 Bad Herrenalb

Fachkrankenhaus Gunzenbachhof
Psychosomatik/Psychotherapie
Gunzenbachstraße 6,
76530 Baden-Baden

Privatklinik Bad Gleisweiler
Psychosomatik/Psychotherapie
Badstraße 28, 76835 Gleisweiler

Pfalzinstitut für Kinder- und Jugendpsychiatrie, Psychosomatik und Psychotherapie
Weinst. 100, 76889 Klingenmünster

Klinikum Offenburg
Psychosomatik und Psychotherapeutische
Medizin
Ebertplatz 12, 77654 Offenburg

Klinik Kinzigtal
Fachklinik für Psychosomatische und
Psychotherapeutische Medizin
Wolfsweg 12, 77723 Gengenbach
Tel.: 07803/808-0, Fax: 07803/1651
info@klinik-kinzigtal.de
www.klinik-kinzigtal.de

Klinik Ortenau
Fachklinik für psychogene Erkrankungen
Wiesenwaldstraße 34
77736 Zell am Harmersbach
Tel.:. 07835/785-0, Fax: 07835/5338
info@klinik-ortenau.de
www.klinik-ortenau.de

Franz Alexander Klinikum
Psychotherapie
Dorf 44, 77787 Nordrach
Fachkrankenhaus Achertal-Klinik
Psychotherapie
Markgraf-Bernhard-Straße 2
77883 Oltenhöfen

Klinikum Lahr-Ettenheim
Klinikum Lahr
Psychosomatik und Psychotherapeutische
Medizin
Klostenstraße 19, 77933 Lahr

Luisenklinik
Abteilung für Psychotherapeutische Medizin
Luisenstraße 56, 78073 Bad Dürrheim

Michael-Balint-Klinik
Psychosomatik
Hermann-Volan-Straße 10, 73126 Königsfeld

Oberbergklinik
Oberberg 1, 78132 Hornberg
Tel.: 07833 / 7920, Fax: 07833 / 792825
info@oberbergklinken.de
www.oberbergkliniken de

Vinzenz von Paul Hospital gGmbH
Klinik für Psychiatrie, Psychotherapie,
Gerontopsychiatrie und Neurologie
Schwenninger Straße 55, 78628 Rottweil
Tel.: 0741 / 241-0
Fax: 0741 / 241-2266
info-Psychiatrie@VvPH.de
www.VvPH.de

Zentrum für Psychiatrie Reichenau
Psychotherapeutische Medizin
Feursteinstraße 55, 78479 Reichenau

Universitätsklinik für Psychiatrie und
Psychosomatik
Hauptstraße 5, 79104 Freiburg

Werner-Schwidder-Klinik
Psychosomatische Medizin und
Psychotherapie
Herbert-Hellmann-Allee 38
79189 Bad Krozingen

Zentrum für Psychiatrie Emmendingen
Psychiatrie und Psychotherapie II
Neubronnstraße 25, 79312 Emmendingen

Penta-Klinikum
Penta-Zentrum
Schneckenhalde 9-13, 79713 Bad Säckingen
Tel.: 07761 / 5536556, Fax: 07761 / 5600-703
info@zentrum-fuer-akutmedizin.de
www.zentrum-fuer-akutmedizin.de

Hans Carossa Klinik
Psychosomatik/Psychotherapie
Hauptstraße 19, 79780 Stühlingen

Klinik Haus Vogt GmbH
Psychotherapie/Psychosomatik
Dennenbergstraße 5, 79822 Titisee-Neustadt

Kohlwald Klinik, Fachklinik für Psychosomatik und Psychotherapie
Johann-Rothmeier-Straße 10, 79837 St. Blasien

Hochschwarzwald Klinik
Psychosomatik
Albtalstraße 32, 79837 St. Blasien

Klinik in der Zarten GmbH
Psychosomatik, Psychotherapeutische Medizin
Erlenbrucker Straße 14, 79856 Hinterzarten

Höhenklinik
Allgemeine Psychiatrie/Schwerpunkt
Psychosomatik, Psychotherapie
Sebastian-Kneipp-Straße 5
79862 Höchenschwand

80000

Institut und Poliklinik für Kinder- und
Jugendpsychiatrie und Psychotherapie
Nußbaumstraße 7, 80336 München

Städt. Klinikum München GmbH
Krankenhaus München-Harlaching
Abteilung für Psychosomatische Medizin und
Psychotherapie
Sanatoriumsplatz 2,
81545 München

Dynamisch Psychiatrische Klinik
Menterschwaige
Geiselgasteigstraße 203, 81545 München

Klinikum rechts der Isar und Poliklinik für
Psychosomatische Medizin, Psychotherapie
und Med. Psychologie
Langerstraße 3/1, 81675 München

Fachklinik für Psychiatrie und
Psychotherapie
Robert-Koch-Allee 6, 82131 Gauting

Interne Klinik Dr. Argirov Kempfenhausen
Psychosomatik, Psychotherapie
82335 Berg

Klinik Hochried
Fachklinik für Kinder- und Jugendmedizin
Allgem. Psychiatrie/Schwerpunkt
Psychosomatik, Psychotherapie
82418 Murnau

Medizinisch-Psychosomatische Klinik
Roseneck
Am Roseneck 6,
83209 Prien am Chiemsee
Tel.: 08051/68-0
Fax: 08051/68-3532
klinikroseneck@schoen-kliniken.de
www.klinik-roseneck.de

Klinik St. Irmingard
Medizinische/Psychosomatische Abteilung
Osternacher Straße 103, 83209 Prien

Klinik Alpenland
Psychotherapie
Xenostraße 9, 83435 Bad Reichenhall

Bezirksklinikum Gabersee
Psychotherapie
Gabersee 7, 83512 Wasserburg

Klinik Dr. Schlemmer GmbH
Psychosomatik, Psychotherapie
Klingbergstraße 53, 83707 Bad Wiessee

Klinik des Bezirks Oberbayern am Kranken-
haus Agatharied
Fachkrankenhaus für Psychiatrie und
Psychotherapie
St.-Agatha-Straße 1, 83734 Hausham

Bezirkskrankenhaus Landshut
Psychotherapie
Prof.-Buchner-Straße 22, 84034 Landshut

Inntalklinik Simbach
Fachklinik für integrierte Psychosomatik
und Ganzheitsmedizin
Jakob-Weindler-Straße 1
84359 Simbach am Inn

Kreiskrankenhaus für Ganzheitsmedizin
Simbach am Inn
Psychosomatische Abteilung
Plinganserstraße 10
84359 Simbach am Inn
Tel.: 08571/980281
Fax: 08571/980284
psychosomatik@khsim.de
www.kreiskrankenhaeuser-rottal-inn.de

Donau-Ries-Klinik
Allgemeine Psychotherapie/Schwerpunkt
Psychosomatik
Neudegger Allee 6, 86609 Donauwörth

Psychosomatische Klinik Windach
Fachklinik für Verhaltenstherapie
Psychosomatik, Psychotherapie
Schützenstraße 16, 86949 Windach

Fachklinik Römerhaus Jodbad Sulzbrunn
Psychotherapie
87477 Sulzberg

Stillachhaus Privatklinik
Fachklinik für Psychosomatik
Alte Walserstraße 15, 87561 Oberstdorf

Bezirkskrankenhaus Kaufbeuren
Psychotherapie
Kemnater Straße 16, 87600 Kaufbeuren

Klinik für Psychosomatische Medizin
Sebastian-Kneipp-Allee 3a-5
87730 Bad Grönenbach
Tel.: 08334/981-100, Fax: 08334/981-299
info@kliniken-groenenbach.de
www.kliniken-groenenbach.de

Hochgrat Klinik Wolfsried
Psychosomatik/Psychotherapie
Wolfsried 10, 88167 Stiefenhofen

Panorama Fachklinik Scheidegg/Allgäu
Fachklinik für Psychosomatik, Psychothera-
peutische Therapie
Kurstraße 22, 888175 Scheidegg/Allgäu

Die Weissenau
Zentrum für Psychiatrie
Allgemeine Psychiatrie/Schwerpunkt
Psychosomatik, Psychotherapie
Weingartshofer Straße 2, 88214 Ravensburg

Klinik Wollmarshöhe
Allgemeine Psychiatrie/Schwerpunkt
Psychosomatik
Wollmarshofen 14, 88285 Bodnegg

Waldburg-Zeil Kliniken
Klinik Alpenblick
Fachklinik für Psychotherapeutische Medizin
und Psychosomatik
Kurweg 9, 88316 Isny-Neutrauchburg
Tel.: 07562/711411
Fax: 07562/711495
info@klinik-alpenblick.de
www klinik-alpenblick.de

Schussental Klinik
Internistische Psychosomatik und Psycho-
therapie
Parkstraße 1, 88326 Aulendorf

Klinik „Am schönen Moos"
Fachklinik für Psychosomatische Medizin und
Psychotherapie
Am schönen Moos 7,
88348 Bad Saulgau
Tel.: 07581/507-275
Fax: 07531/507-375
info@klinik-a-s-moos.de
www.klinik-a-s-moos.de

NaturaMed Vitalclinic
Psychosomatik
Badstraße 31c, 88339 Bad Waldsee

Zentrum für Psychiatrie Bad Schussenried
Psychotherapie
Pfarrer-Leube-Straße 29
88427 Bad Schussenried

Universitätsklinik für Psychosomatische
Medizin und Psychotherapie
Am Hochsträß 8, 89081 Ulm

Bezirkskrankenhaus Günzburg
Psychotherapeutische Medizin, Psychosomatik
Ludwig-Heilmeyer-Straße 2,
89312 Günzburg

Kliniken des Landkreises Heidenheim
Klinikum Heidenheim
Klinik für Psychiatrie, Psychotherapie/
Psychosomatik
Schloßhaustraße 100,
89522 Heidenheim

90000

Klinikum Nord
Klinikum für Psychosomatik und
Psychotherapie
Prof.-Ernst-Nathan-Straße 1,
90340 Nürnberg

EuromedClinic
Abteilung Psychotherapie
Europa-Alle 1, 90763 Fürth

Universitätsklinikum Erlangen
Psychosomatische und Psychotherapeutische
Ableitung
Schwabachanlage 6,
91054 Erlangen

Klinikum am Europakanal
Psychiatrie/Schwerpunkt Psychosomatik
Am Europakanal 71,
91056 Erlangen

Frankenalb-Klinik Engelthal
Allgemeine Psychiatrie/Schwerpunkt
Psychosomatik
Reschenbergstraße 20, 91238 Engelthal

Bezirksklinikum Ansbach
Psychosomatik
Feuchtwangerstraße 38, 91522 Ansbach

Bezirkskrankenhaus Wöllershof
Psychosomatik/Psychotherapie
Wöllershof 1, 92721 Störnstein

Klinik und Poliklinik für Innere Medizin II
am Klinikum der Universität
Psychosomatische Medizin
Franz-Josef-Strauß-Allee 11
93053 Regensburg

Kinderklinik Dritter Orden
Psychotherapie
Bischof-Altmann-Straße 9,
94032 Passau

Kliniken gGmbH Freyung
Abteilung für Psychosomatik und Psycho-
therapeutische Medizin
Krankenhausstraße 6, 94078 Freyung
Tel.: 08551/977-152
Fax: 08551/977-151
www.psychosomatik-freyung.de

Fachklinik Schlehreut
Psychosomatik
94110 Wegscheid

Bezirksklinikum Mainkofen
Psychosomatik, Psychotherapie
94469 Deggendorf

Klinik Angermühle GmbH
Psychosomatik, Psychotherapie
Angermühle 8 a/b, 94469 Deggendorf

Privatklinik Wirsberg
Psychotherapie
Goldene Adlerhütte 2-9, 95339 Wirsberg

Schmerzklinik am Arkauwald
Psychotherapie
Arkau-Straße, 97980 Bad Mergentheim

Psychotherapeutisches Zentrum
Kitzberg-Klinik
Erlenbachweg 24, 97980 Bad Mergentheim

Sophien- und Hufeland Klinikum gGmbH
Klinik für Psychosomatik
Henry-van-de-Vehlde Straße 2, 99425 Weimar

Südharz-Krankenhaus Nordhausen gGmbH
Psychotherapie
Dr.-Robert-Koch-Straße 39,
99734 Nordhausen

Schweiz

Barmelweid

Psychosomatische Abteilung Klinik
Barmelweid
5017 Barmelweid
Tel.: 064 / 362252

Basel

Psychosomatische Abteilung, Kantonsspital
4013 Basel
Tel.: 061 / 252525

Bern

Medizinische Abteilung, C. L.-Lory-Haus,
Inselspital
3010 Bern
Tel.: 031 / 642019

Medizinische Poliklinik der Universität,
Inselspital
3010 Bern
Tel.: 0311 / 643184

Genf (Geneve)

Division de medicine psychosomatique et
psychosociale
Boulevard de la Cluse 51, 12205 Geneve
Tel.: 022 / 208047

Lausanne

Policlinique psych, universitäre,
Centre de Psychologie medicale du CHUV,
1011 Lausanne
Tel.: 021 / 442480

St. Gallen

Psychosomatischer Dienst, Kantonsspital
9007 St. Gallen
Tel.: 071 / 261111

Zürich

Abteilung für psychosoziale Medizin,
Psychiatrische Poliklinik, Univ.-Spital
Culmannstraße 8, 8091 Zürich
Tel.: 01 / 2555127

Sachverzeichnis

SpringerPsychotherapie

Ludwig Grepmair, Marius Nickel

Achtsamkeit des Psychotherapeuten

2008. X, 174 S. 4 Abb.

Geb., **EUR 39,95**, sFr 65,50

ISBN 978-3-211-72056-1

Edition Ärztewoche

Unter Achtsamkeit wird eine besondere Form der Aufmerksamkeitslenkung verstanden. Achtsamkeitsbasierte Interventionen greifen auf alte kontemplative und meditative Verfahren zurück und fanden bereits Zugang in die psychotherapeutische Praxis. Im allgemeinen Teil werden Basisinformationen zu Achtsamkeit, ZEN, Erlebniszuständen des Menschen sowie der psychotherapeutischen Arbeit in Verbindung mit dem Geisteszustand des Psychotherapeuten gegeben. Erstmals zeigt dieses Buch die Auswirkungen der Achtsamkeit der Person des Psychotherapeuten auf bessere Behandlungsergebnisse bei den Patienten auf. Die Patienten von Psychotherapeuten, die an einem Zen Kurs teilnahmen, zeigten in einer Doppelblindstudie signifikant positive Effekte bei den Behandlungsergebnissen. Die Autoren stellen diese Studienergebnisse in einen größeren Zusammenhang und setzen sich mit der aktuell vorherrschenden wissenschaftlichen Psychotherapie kritisch auseinander, um das Modell einer ganzheitlichen Psychotherapie zu entwerfen.

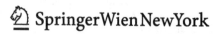 SpringerWienNewYork

P.O. Box 89, Sachsenplatz 4–6, 1201 Wien, Österreich, Fax +43.1.330 24 26, books@springer.at, **springer.at**
Haberstraße 7, 69126 Heidelberg, Deutschland, Fax +49.6221.345-4229, SDC-bookorder@springer.com, springer.com
P.O. Box 2485, Secaucus, NJ 07096-2485, USA, Fax +1.201.348-4505, service@springer-ny.com, springer.com
Preisänderungen und Irrtümer vorbehalten.

SpringerPsychotherapie

Hans Morschitzky

Somatoforme Störungen

Diagnostik, Konzepte und Therapie bei
Körpersymptomen ohne Organbefund

2. erw. Aufl.

2007. XVI, 401 S.

Brosch., **EUR 39,95**, sFr 65,50
ISBN 978-3-211-48637-5

„Sie haben nichts", „Seien Sie froh, dass Sie nicht wirklich krank sind",
„Anderen geht es auch nicht immer gut, die klagen aber nicht so viel
wie Sie' – jeder vierte bis fünfte Patient geht zum Arzt mit körperlichen Beschwerden, die keine oder keine hinreichende organische
Ursache haben. Im international verbindlichen Diagnoseschema
ICD-10 werden diese Beschwerden als ‚Somatoforme Störungen'
bezeichnet. Somatoforme Störungen erfordern eine interdisziplinäre
Zusammenarbeit von Hausärzten, Fachärzten, Psychologen und
Psychotherapeuten. Das Buch beschreibt die somatoformen und dissoziativen Störungen mit ihren wichtigsten Beschwerdebildern und bietet
eine allgemein verständliche Zusammenfassung der theoretischen und
therapeutischen Konzepte für einen größeren Leserkreis, der über die
spezielle Zielgruppe von Psychotherapeuten, Psychologen, Ärzten und
übrigem medizinischem Personal hinausgeht. In der 2., überarbeiteten
und erweiterten Auflage wird die neueste Literatur berücksichtigt, vor
allem jedoch werden therapeutische Konzepte für die klinische Praxis
ausführlicher als bisher dargestellt. Ein neu erstellter Selbsthilfe-Teil soll
Betroffenen eine erste Orientierung ermöglichen, kann aber auch von
Fachleuten im Sinne einer Arbeitserleichterung an die Patienten weiter-
gegeben werden.

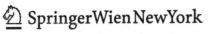 Springer Wien New York

P.O. Box 89, Sachsenplatz 4–6, 1201 Wien, Österreich, Fax +43.1.330 24 26, books@springer.at, **springer.at**
Haberstraße 7, 69126 Heidelberg, Deutschland, Fax +49.6221.345-4229, SDC-bookorder@springer.com, springer.com
P.O. Box 2485, Secaucus, NJ 07096-2485, USA, Fax +1.201.348-4505, service@springer-ny.com, springer.com
Preisänderungen und Irrtümer vorbehalten.

SpringerPsychiatrie

Hans-Bernd Rothenhäusler,
Karl-Ludwig Täschner

Kompendium Praktische Psychiatrie

2007. XI, 558 S. 1 Abb. in Farbe.
Brosch., **EUR 34,95**, sFr 57,–
ISBN 978-3-211-48641-2

Das kurz gefasste Lehrbuch ‚Kompendium Praktische Psychiatrie‘, stellt eine
übersichtlich gegliederte, tabellarisch aufbereitete und schlagwortartig prä-
zisierte Einführung in die Psychiatrie dar. Einer ausführlichen Darstellung des
Arbeitsfelds der Psychiatrie, der psychopathologischen Befunderhebung,
der diagnostischen und therapeutischen Prinzipien folgt eine prägnante
Beschreibung der psychiatrischen Krankheitsbilder. Darüber hinaus werden
spezielle Aspekte der Notfallpsychiatrie, der Kinder- und Jugendpsychiatrie
sowie der Konsiliarpsychiatrie behandelt. Von besonderem Interesse ist,
dass das Kompendium die österreichische Perspektive gleichberechtigt
mitberücksichtigt. Dieses handliche Kompendium vermittelt nicht nur für
Medizinstudierende das für die Prüfungen im Fach Psychiatrie unbedingt
erforderliche Grundwissen, sondern ist gleichzeitig auch ein informativer
Leitfaden für Ärzte in psychiatrischer Praxis und Klinik.

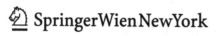
SpringerWienNewYork

P.O. Box 89, Sachsenplatz 4–6, 1201 Wien, Österreich, Fax +43.1.330 24 26, books@springer.at, **springer.at**
Haberstraße 7, 69126 Heidelberg, Deutschland, Fax +49.6221.345-4229, SDC-bookorder@springer.com, springer.com
P.O. Box 2485, Secaucus, NJ 07096-2485, USA, Fax +1.201.348-4505, service@springer-ny.com, springer.com
Preisänderungen und Irrtümer vorbehalten.